高等职业教育课程改革创新教材

顾　问　常唐喜

护理实用人体学

（第二版）

主　　编　唐成和　杨留才
副 主 编　钱春野　李玉华
　　　　　成秀梅　郑向红
编写人员 （按姓氏笔画为序）
　　　　　王树树　田　郡　成秀梅
　　　　　成海龙　李玉华　陈鹤林
　　　　　邹叶青　郑向红　杨留才
　　　　　郝　玲　唐成和　徐红涛
　　　　　韩中保

U0360293

南京大学出版社

内容简介

"护理实用人体学"是护理专业一门重要的基础课程。本书根据精简、实用的原则,将传统的人体解剖学、组织与胚胎学、生理学和生物化学四门课程的内容进行合理取舍、有机整合,使之互相渗透、融为一体。内容力求适教、适学、够用、适用,并密切联系临床实际。本书文字简练、图文并茂、重点突出、通俗易懂。

本书可作为高职高专护理、助产及其他医学相关专业学生的教材,也可供成人教育学生和在职医护人员学习参考。

图书在版编目(CIP)数据

护理实用人体学/唐成和,杨留才主编. —2 版
. —南京:南京大学出版社,2012.9(2016.9 重印)
高等职业教育课程改革创新教材
ISBN 978－7－305－04905－7

Ⅰ. ①护… Ⅱ. ①唐… ②杨… Ⅲ. ①人体学—高等
职业教育—教材 Ⅳ. ①R32

中国版本图书馆 CIP 数据核字(2012)第 208362 号

出版发行	南京大学出版社
社　　址	南京市汉口路 22 号　　邮　编 210093
出 版 人	金鑫荣

丛 书 名	高等职业教育课程改革创新教材
书　　名	护理实用人体学(第二版)
主　　编	唐成和　杨留才
责任编辑	孟庆生　　　　　　编辑热线　025－83686722

照　　排	南京理工大学资产经营有限公司
印　　刷	盐城市华光印刷厂
开　　本	787×1 092　1/16　印张 22.5　字数 486 千
版　　次	2012 年 9 月第 2 版　2016 年 9 月第 3 次印刷
ISBN	978－7－305－04905－7
定　　价	48.00 元

网　　址	http://www.njupco.com
官方微博	http://weibo.com/njupco
官方微信	njupress
销售咨询	(025)83594756

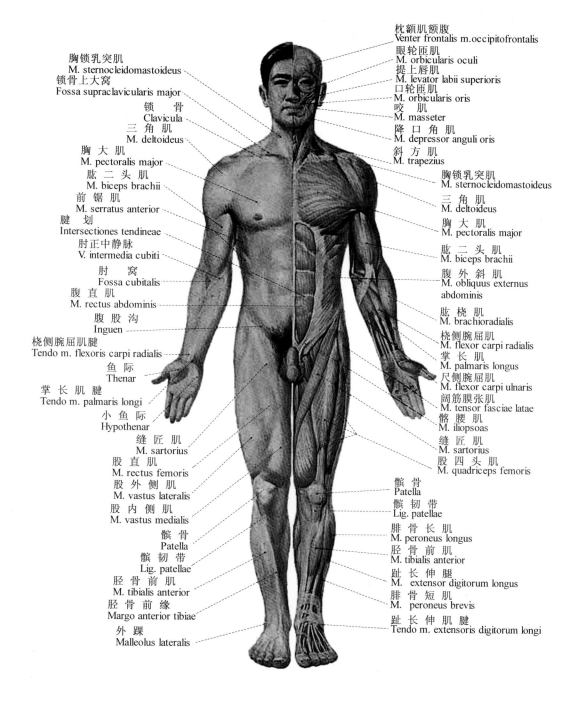

枕额肌额腹
Venter frontalis m.occipitofrontalis
眼轮匝肌
M. orbicularis oculi
提上唇肌
M. levator labii superioris
口轮匝肌
M. orbicularis oris
咬 肌
M. masseter
降口角肌
M. depressor anguli oris
斜 方 肌
M. trapezius

胸锁乳突肌
M. sternocleidomastoideus
三 角 肌
M. deltoideus
胸 大 肌
M. pectoralis major
肱 二 头 肌
M. biceps brachii
腹 外 斜 肌
M. obliquus externus
abdominis
肱 桡 肌
M. brachioradialis
桡侧腕屈肌
M. flexor carpi radialis
掌 长 肌
M. palmaris longus
尺侧腕屈肌
M. flexor carpi ulnaris
阔筋膜张肌
M. tensor fasciae latae
髂 腰 肌
M. iliopsoas
缝 匠 肌
M. sartorius
股 四 头 肌
M. quadriceps femoris

髌 骨
Patella
髌 韧 带
Lig. patellae
腓 骨 长 肌
M. peroneus longus
胫 骨 前 肌
M. tibialis anterior
趾 长 伸 腿
M. extensor digitorum longus
腓 骨 短 肌
M. peroneus brevis
趾 长 伸 肌 腱
Tendo m. extensoris digitorum longi

胸锁乳突肌
M. sternocleidomastoideus
锁骨上大窝
Fossa supraclavicularis major
锁 骨
Clavicula
三 角 肌
M. deltoideus
胸 大 肌
M. pectoralis major
肱 二 头 肌
M. biceps brachii
前 锯 肌
M. serratus anterior
腱 划
Intersectiones tendineae
肘正中静脉
V. intermedia cubiti
肘 窝
Fossa cubitalis
腹 直 肌
M. rectus abdominis
腹 股 沟
Inguen
桡侧腕屈肌腱
Tendo m. flexoris carpi radialis
鱼 际
Thenar
掌 长 肌 腱
Tendo m. palmaris longi
小 鱼 际
Hypothenar
缝 匠 肌
M. sartorius
股 直 肌
M. rectus femoris
股 外 侧 肌
M. vastus lateralis
股 内 侧 肌
M. vastus medialis
髌 骨
Patella
髌 韧 带
Lig. patellae
胫 骨 前 肌
M. tibialis anterior
胫 骨 前 缘
Margo anterior tibiae
外 踝
Malleolus lateralis

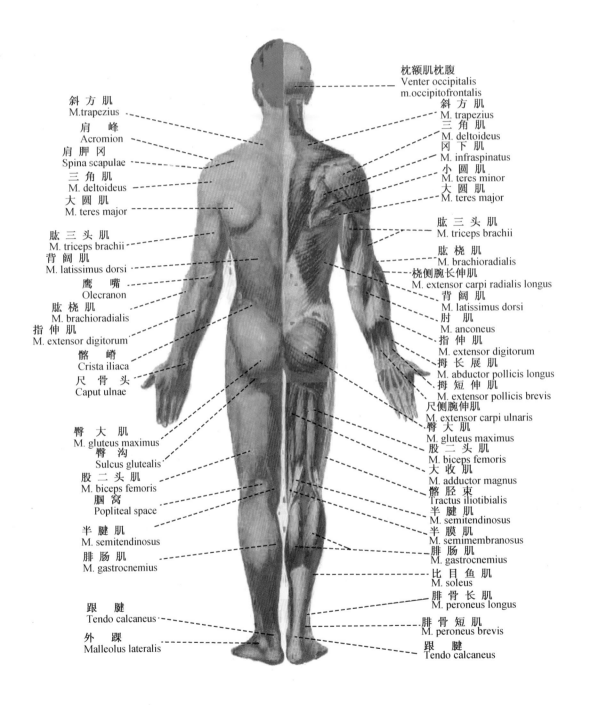

枕额肌枕腹
Venter occipitalis
m.occipitofrontalis

斜方肌
M.trapezius

肩 峰
Acromion

肩胛冈
Spina scapulae

三角肌
M. deltoideus

大圆肌
M. teres major

肱三头肌
M. triceps brachii

背阔肌
M. latissimus dorsi

鹰 嘴
Olecranon

肱桡肌
M. brachioradialis

指伸肌
M. extensor digitorum

髂 嵴
Crista iliaca

尺骨头
Caput ulnae

臀 大 肌
M. gluteus maximus

臀 沟
Sulcus glutealis

股二头肌
M. biceps femoris

腘 窝
Popliteal space

半腱肌
M. semitendinosus

腓肠肌
M. gastrocnemius

跟 腱
Tendo calcaneus

外 踝
Malleolus lateralis

斜 方 肌
M. trapezius

三 角 肌
M. deltoideus

冈下肌
M. infraspinatus

小圆肌
M. teres minor

大圆肌
M. teres major

肱三头肌
M. triceps brachii

肱桡肌
M. brachioradialis

桡侧腕长伸肌
M. extensor carpi radialis longus

背阔肌
M. latissimus dorsi

肘 肌
M. anconeus

指伸肌
M. extensor digitorum

拇长展肌
M. abductor pollicis longus

拇短伸肌
M. extensor pollicis brevis

尺侧腕伸肌
M. extensor carpi ulnaris

臀 大 肌
M. gluteus maximus

股 二 头 肌
M. biceps femoris

大收肌
M. adductor magnus

髂胫束
Tractus iliotibialis

半腱肌
M. semitendinosus

半膜肌
M. semimembranosus

腓肠肌
M. gastrocnemius

比目鱼肌
M. soleus

腓骨长肌
M. peroneus longus

腓骨短肌
M. peroneus brevis

跟 腱
Tendo calcaneus

再 版 前 言

　　《护理实用人体学》是在高职高专护理专业课程改革基础上,以护理专业人才岗位实际需要为重点,以培养提高护生职业能力为目标,以护理临床"必需、够用"为原则,以优化整合教学内容为核心而编写的一本实用性综合性基础医学教材。教材定位于少而精和实用性,突破了传统学科型教材程式,适应现代护理教育的特点,体现了科学的高职课程观。自 2008 年出版以来,已作为部分高职院校护理、助产专业学生的教材。经过使用,师生普遍反映本教材难易适中,重点突出,图文并茂,通俗易懂。2009 年被遴选为江苏省高等学校立项建设精品教材。

　　在使用教材过程中,教师不但注重提高教学效果,而且积极搜集反馈信息,进一步研究教材的合理性、实用性和可读性,特别是内容整合的量以及深广度是否切合护理专业培养目标,广泛听取了学生的意见,并征求护理专业教师和护理行业专家的建议,在此基础上,进行积累和总结,组织编者对第一版教材进行修订并再版。第二版教材具有以下特点:

　　(1) 教材力求体现现代护理教育的特点,坚持把实践性、应用性和服务性内容贯穿整个教材中,使教材内容更适合护理专业能力培养目标的要求。

　　(2) 基本理论和基本知识以"必需、够用"为度,进行适当扩展补充,增加一些必要的内容,如对代谢方面的知识内容进行精简提炼并重组,单列一章(第十一章),更方便于教学。

　　(3) 新增一些直观性、启发性、概括性比较强的图表,文字经修饰后更加准确、精练、流畅。教材图文并茂,有利于学生自学。

　　(4) 在"知识应用"专栏中新增了一些护理技能操作的知识要点,进一步将知识延伸到岗位的实际应用,有利于提高学生的职业技能。

　　(5) 为加强实验教学,提高学生实践动手能力,实践指导部分的实验项目由原 33 项增加到 42 项。通过强化实验训练,进一步培养学生的职业素质和提高岗位职业技能。

　　本教材编写是对护理教育课程综合化改革的尝试,对多门课程进行优化整合有较大的难度,我们虽然作出了努力,但限于水平和认识上的差距,本教材仍有不妥和差错之处,恳请读者在使用过程中不吝指正,以便今后修订和改进。

编　者

2012 年 3 月

前　　言

　　《护理实用人体学》是为了适应现代护理教育的特点,以高职高专护理专业培养目标和岗位实际需要为依据,将传统的人体解剖学、组织与胚胎学、生理学和生物化学融为一体,打破传统学科界限,使多学科繁多的知识有机结合、密切联系、精简优化及减少重复内容和教学时数,有利于教师把握和控制教学内容,从而提高学生学习的有效性。

　　三年制护理专业具有起点高、学制短、课时少、教程快等特点,特别是基础课教学时数大幅度减少。因此,教材编写以"少而精"和"实用性"为定位,以"科学整合、合理编排"为原则,以"必需、够用、实用"为尺度,在知识编排上以"结构与功能"为主线,将人体知识进行删繁就简、削枝强干、合理取舍、有机整合,使之相互渗透、密切联系。

　　教材内容编排共分为10章。主要调整和取舍的内容有:细胞学和组织学知识大幅度删减后,更加简明扼要,编排于绪论中;血液与循环系统整合为"血液循环";消化系统和三大物质代谢整合为"物质的消化与代谢";泌尿系统融入水盐平衡和酸碱平衡,整合为"肾的排泄与稳态";生殖系统与胚胎学整合为"生殖与人体发育"。经取舍和整合后,相互联系的知识相对集中、紧密衔接,既保持知识体系的完整性,又达到精简实用的目的。每章编写分学习目标、基本理论和基本知识、知识运用、复习思考题四部分。编写体例新颖,使教材贴近专业、贴近临床,突出高职特色,满足护理专业实用型人才培养的需求。

　　本教材力求切合护理专业培养目标,坚持基础课内容服务于专业课的原则,强调实用性。教材文字简练、图文并茂、循序渐进、重点突出,内容自然衔接、前后呼应、通俗易懂;既方便教师授课,又方便学生学习。教材还注意与中学"生物"教学内容衔接,全日制高级中学"生物"所涉及的有关人体学知识,一般不再重复编写或仅作扼要归纳。另外,作为配套的"护理实用人体学实验指导"也编入了本教材,共安排了33个实验。学生通过实验训练,可以更好地掌握所学的知识,提高实践能力和创新意识。

本教材专业英语词汇由盐城卫生职业技术学院副教授邵荣审阅,在此表示感谢!

本教材供高职高专三年制护理、助产及其他医学相关专业学生使用,也可供五年制高职医学相关专业学生使用。

本教材独特的方式是一种改革尝试,因涉及的学科及知识繁多,整合的难度较大,加上编者水平有限,内容取舍和编排不尽合理,不妥和差错在所难免。为此,我们真诚希望专家和同行不吝赐教,提出宝贵意见和改进措施,以便修订和改进,使之更趋完善。

编　者
2008 年 4 月

目　　录

第一章

绪　论

学习目标

　　掌握：护理实用人体学的研究内容和任务；新陈代谢、兴奋性、内环境与稳态的概念；人体的基本结构；器官与系统的构成；人体功能活动的调节方式。

　　熟悉：解剖学姿势和方位术语；细胞的基本结构；细胞膜对物质转运的方式；静息电位和动作电位的概念及其产生的基本原理；反馈控制系统和正、负反馈的概念；神经冲动、突触的概念。

　　了解：学习护理实用人体学的基本观点；四类基本组织的分类、一般特点及主要功能。

第一节　概　述

一、护理实用人体学的研究内容和任务

　　护理实用人体学（nursing practical somatology）是研究人体形态结构和功能活动规律的一门综合性学科。为适应现代护理人才培养和岗位实际的需要，护理实用人体学融合了传统课程的人体解剖学、组织胚胎学、生理学以及生物化学等内容，是护理教育中一门重要的基础课程。其任务主要是阐明人体的发生发育过程，各器官系统的组成、形态结构和功能活动的规律，以及体内主要物质代谢的过程，从而使学生对人体有一个比较完整而明确的认识和掌握必要的基本理论、基本知识，为学习后续课程奠定坚实的基础，为从事临床护理工作提供科学的理论指导。

二、学习护理实用人体学的基本观点和方法

　　学习护理实用人体学的基本观点是：① 结构与功能联系的观点。结构和功能是整个人体相互联系的两个方面，形态结构是功能活动的物质基础，而功能活动则是形态结构的运动形式。一旦形态结构发生变化，则可导致功能活动的改变，而长期功能改变，又可逐渐引起形态结构发生变化。② 进化发展的观点。人类是由动物进化发展而来的，是种系发生的结果，而人的个体发生反映了种系发生。从种系发生或个体发生的过程来探讨，常可发现其返祖现象（如多乳、毛人等）或胚胎发育异常（如缺肾、无肢等）。人在出生

后也在不断地生长发育。不同的年龄,不同的社会生活、劳动条件等,均可影响人体的形态发展。③ 局部与整体统一的观点。人体各个器官有其自身的结构和功能,而这些各自不同的功能,并不是孤立的局部活动,而是整体活动的组成部分。各器官系统的活动都是互相联系、互相制约、互相影响的,并在神经、体液的调节下,成为统一的整体而进行有规律地活动。④ 人体与环境统一的观点。人体生活于外环境之中,并通过不断地与外环境进行物质交换而生存。因而,外环境的变化常常直接或间接地影响着人体。人体通过神经、体液的调节,不断地统一功能活动,并适应环境,进而改造环境,使之符合人类的需要。

学习护理实用人体学应强调实际应用,并坚持理论联系实际。学生在学习的过程中既要重视基本理论知识的学习,又要重视基本技能的训练、科学态度的培养,积极参与实验实习,把书本知识与标本、模型、图谱、多媒体课件等相结合,注重活体的观察、触摸和定位,结合自身生理功能的指标,进行对比分析,遵循记忆规律,增强记忆效果,提高学习成效,以达到正确全面认识人体结构与功能的目的。

第二节 护理实用人体学的常用术语

一、解剖学姿势

人体直立,两眼向前平视,上肢下垂,下肢并拢,手掌和足尖向前的姿势,称为解剖学姿势(anatomical position)(图1-1)。在描述人体各部结构的相互位置关系时,不论标本或模型以何种方位放置,都仍应以解剖学姿势为标准。

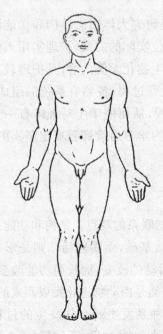

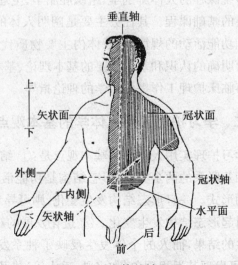

图1-1 解剖学姿势

图1-2 人体的轴和面

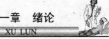
二、方位术语

以解剖学姿势为标准,规定了 6 组方位术语:① 近头者为上(superior),近足者为下(inferior)。② 近腹者为前(anterior),又称腹侧;近背者为后(postcrior),又称背侧。③ 以身体正中面为准,距正中面近者为内侧(medial),远者为外侧(lateral)。在四肢,前臂的内侧叫尺侧,外侧叫桡侧;小腿的内侧叫胫侧,外侧叫腓侧。④ 对空腔器官而言,在腔内者为内(interior),腔外者为外(external)。⑤ 以体表为准,近表面者为浅(superficial),距表面远者为深(deep, profound)。⑥ 在四肢,根据距离躯干的远近,靠近躯干者为近侧(proximal),远离躯干者为远侧(distal)。

三、轴和面术语

在解剖学姿势条件下,人体有 3 种互相垂直的轴和面(图 1 - 2)。

轴有:① 垂直轴(vertical axis)。呈上、下方向垂直于水平面,与人体长轴平行的轴。② 矢状轴(sagittal axis)。呈前、后方向与水平面平行,与人体长轴相垂直的轴。③ 冠状轴(coronal axis)。呈左、右方向与水平面平行,与人体长轴相垂直的轴。

面有:① 矢状面(sagittal plane),是指沿前、后方向,将人体或局部分为左、右两部分的纵切面。经过人体或局部正中的矢状面称为正中矢状面。② 冠状面(coronal plane),又称额状面(frontal plane),是指沿左、右方向,将人体或局部分成前、后两部分的纵切面。③ 水平面(horizontal plane),又称横切面,是指与水平面平行将人体或局部分成上、下两部分的横切面。

四、新陈代谢

生命物质或机体与其周围环境之间所进行的物质交换和能量转换的自我更新过程,称为新陈代谢(metabolism)。它包括物质代谢和能量代谢两个方面,物质代谢包括同化作用(合成代谢)和异化作用(分解代谢)两个方面。新陈代谢是机体与环境联系的基本方式,也是一切生物体生命活动的基本特征,在此基础上表现出生长、发育、生殖和运动等多种多样的生命活动。如果新陈代谢停止,生命也就停止。

五、兴奋性

兴奋性(excitability)是指机体或组织感受刺激发生反应的能力或特性。活的机体或组织细胞都具有兴奋性。机体生活在不断变化着的环境中,能引起机体发生反应的各种环境变化统称为刺激(stimulus)。刺激按其性质的不同分为物理性刺激(如光、电、温度等),化学性刺激(如酸、碱、盐)等,生物性刺激(如细菌、病毒等),社会心理性刺激(如灾害、战争、情绪波动等)。机体或组织接受刺激后所发生的一切变化称为反应(reaction)。反应有两种表现形式,即兴奋和抑制。兴奋(excitation)是指机体或组织接受刺激后由相对静止状态转变为活动状态或活动状态加强。抑制(inhibition)是指机体或组织接受刺激后由活动状态转变为相对静止状态或活动状态减弱。刺激根据其强度大小可分为:

① 阈刺激,是指引起组织细胞发生反应的最小刺激,其强度称为阈强度,简称阈值(threshold)。② 阈上刺激,是指强度大于阈值的刺激。③ 阈下刺激,是指强度小于阈值的刺激。

各种组织或细胞兴奋性的高低是不同的,因此,把阈值作为衡量组织、细胞兴奋性高低的客观指标。阈值的大小与组织兴奋性的高低呈反变关系,即

$$兴奋性 \propto \frac{1}{阈强度}$$

阈值愈大说明组织的兴奋性愈低,相反,阈值愈小说明组织的兴奋性愈高。兴奋性是一切生物体所具有的特性。各种刺激只有作用于有兴奋性的活体上,才能发生反应,说明兴奋性是反应产生的基础。

六、适应性

自然界的许多因素,如气温、气压、湿度、光照等变化,都可构成对机体的刺激而影响生命活动,但机体能够随环境条件的变化,不断地调整各部分功能和相互关系,使机体与环境取得平衡统一,保证生命活动的正常进行。机体这种按外部情况来调整内部关系的生理特性,称为适应性(adaptability)。机体的适应能力随生物的进化而不断加强和完善。例如,热带动物无法在寒带生存,而人却可从赤道迁居南极。

七、内环境与稳态

人体结构与功能的最基本单位是细胞(cell)。绝大多数细胞不直接与外界自然环境接触,而是生活于细胞外液之中。细胞外液是体液的一部分。体液(body fluid)是体内液体的总称,成人体液约占体重的60%,其中约2/3存在于细胞内,称为细胞内液;约1/3存在于细胞外,称为细胞外液(主要包括血浆、组织液等)。细胞外液为细胞提供营养物质和必要的理化条件,并接受来自细胞的代谢产物(图1-3),因此,细胞外液是细胞直接生活的体内环境,称为机体的内环境(internal environment)。内环境的化学成分及理化性质在不断转换中达到相对平衡状态,即动态平衡,称为稳态(homeostasis),是生命存在的必要条件。当机体稳态遭受破坏时,可引起相应的功能和代谢障碍而发生疾病。

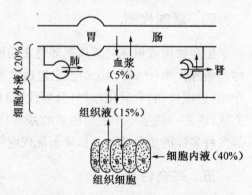

图1-3　体液分布及物质交换示意图

八、生殖

生物体生长发育到一定阶段后,能够产生与自己相似的子体后代的功能称为生殖(reproduction)。一切生物都是通过自我复制延续种系。人类生殖是指人体发育到一定阶段后,男性和女性发育成熟的生殖细胞相互结合产生子代个体的功能。生殖是人类繁衍后

代,种族延续的基本生命特征之一。

第三节 人体的基本结构及其功能

人体的基本结构包括细胞、组织、器官和系统,它们互相联系、有机结合,共同组成一个完整统一的人体。

一、细胞

细胞(cell)是人体形态结构和生命活动的基本单位。人体由大量结构与功能不同的细胞组成各种组织、器官和系统,并各有其独特的功能。人体的一切功能活动和生化反应都是在细胞功能的基础上进行的。细胞的形态和大小因其功能不同而有差异(图1-4)。例如,具有突起的神经细胞能接受刺激和传导冲动;呈球形的血细胞便于流动;呈梭形和圆柱状的肌细胞能进行收缩,大多数细胞肉眼不可见。

(一)细胞的基本结构

细胞由细胞膜、细胞质和细胞核三部分组成,其基本结构概括为:

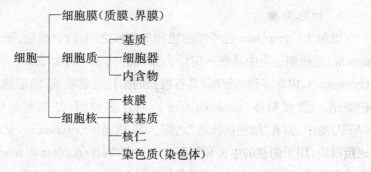

细胞 ┬ 细胞膜(质膜、界膜)
　　　├ 细胞质 ┬ 基质
　　　│　　　　├ 细胞器
　　　│　　　　└ 内含物
　　　└ 细胞核 ┬ 核膜
　　　　　　　　├ 核基质
　　　　　　　　├ 核仁
　　　　　　　　└ 染色质(染色体)

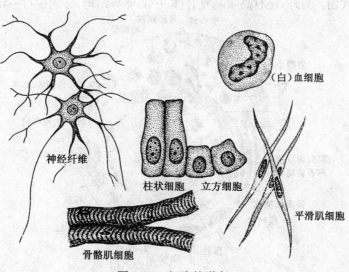

神经纤维

(白)血细胞

柱状细胞　立方细胞

平滑肌细胞

骨骼肌细胞

图1-4 细胞的形态

1. 细胞膜

细胞膜(cell membrane)是一种具有特殊结构和功能的脂质膜。细胞膜是细胞与外界环境联系的通道,是物质转运、能量传递的枢纽,对维持和调节细胞正常生理活动有重要作用,同时与细胞识别、细胞免疫等有关。膜不仅存在于细胞表面,同样也存在于细胞核和其他细胞器表面,称为内膜,细胞膜和内膜总称为生物膜。所有生物膜均呈三层结构,主要由类脂、蛋白质和糖类组成。目前认为,生物膜的分子结构是一种"液态镶嵌模型"(fluid mosaic model),其基本内容是:膜的分子结构以液态的类脂双分子层为基架,其中镶嵌着各种功能不同的球状蛋白质(图1-5)。

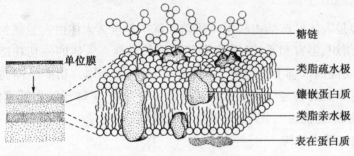

图1-5 液态镶嵌模型

2. 细胞质

细胞质(cytoplasm)位于细胞膜和细胞核之间,内含基质、细胞器和内含物。细胞器(organelle)是指细胞质中具有一定形态结构和功能的小器官(图1-6),主要包括:① 溶酶体(lysosome),内含多种水解酶,具有极强的消化分解功能,能清除细胞内异物或残余物,以保护细胞。② 线粒体(mitochondrion),内含多种酶,是细胞生物氧化和产生三磷酸腺苷(ATP)的中心,有"细胞供能站"之称。③ 核糖体(ribosome),又称核蛋白体,主要作用是合成蛋白质,用于细胞的生长和更新。④ 内质网(endoplasmic reticulum),参与蛋白质、脂肪的合成和糖原的代谢。另外,还有高尔基复合体、中心体等结构,分别执行一定的生理功能。

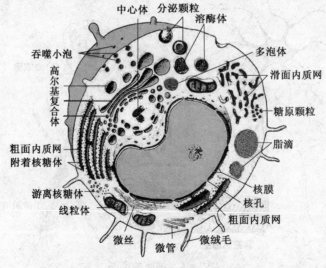

图1-6 细胞电镜结构

３．细胞核

细胞核(nucleus)是细胞遗传、代谢、生长及繁殖的控制中心。细胞核由核膜、核仁、染色质或染色体、核基质四部分组成。人体内的细胞除成熟的红细胞外都有细胞核。细胞核在形态上是核物质的集中区域,在功能上是遗传信息传递的中枢、细胞内合成蛋白质的控制台。

(二)细胞的基本功能

机体各种功能活动都是在细胞基础上进行的,细胞的功能变化可影响整体活动。细胞功能涉及多方面,下面仅简述细胞膜的物质转运功能、细胞膜的受体功能和细胞的生物电现象。

１．细胞膜的物质转运功能

细胞膜介于细胞内液与细胞外液之间,是细胞与其周围环境之间的屏障。细胞内外的物质交换,都必须通过细胞膜的转运。膜对物质转运,基本可分为被动转运与主动转运以及出胞与入胞等形式。

(1)被动转运(passive transport)——扩散:细胞内液与细胞外液之间溶质分子从高浓度区向低浓度区做顺浓度梯度移动,这种现象称为扩散(diffusion)。浓度差和电位差是扩散的动力,扩散过程不需消耗能量。① 单纯扩散:某些脂溶性小分子物质,从膜的高浓度一侧向低浓度一侧扩散的过程,称为单纯扩散(simple diffusion)。由于细胞膜的基架是由类脂双分子层所组成,因此只有脂溶性的物质才能借助单纯扩散通过细胞膜。事实上,能够借助单纯扩散通过细胞膜的物质较少,比较肯定的是 O_2,CO_2,N_2 和尿素、乙醇等物质。② 易化扩散:某些难溶于脂质的物质,如葡萄糖、无机离子等,通过膜时依赖一个中间物质即膜蛋白的携带从高浓度一侧向低浓度一侧扩散,这种形式的扩散称为易化扩散(facilitated diffusion)。根据膜蛋白作用特点,易化扩散可分为两种类型,即载体蛋白质参加的载体扩散和通道蛋白质参加的通道扩散。载体扩散主要转运葡萄糖、氨基酸等物质;通道扩散主要转运 Na^+,K^+,Cl^-,Ca^{2+} 等离子(图 1-7)。

载体扩散的特点:① 特异性,即一种载体一般只能转运某种具有特定化学结构的分子。如葡萄糖载体只能转运葡萄糖,氨基酸载体只能转运氨基酸。② 饱和(saturation)现象,是指一种载体只能转运一定数量的某种物质。因为载体的数量以及其载体上物质结合位点的数量有限,故当被转运的物质达到一定限度时,转运量不能再随之增加,即出现饱和现象。③ 竞争性抑制,是指两种结构相似的物质竞争性地与同一载体上的位点结合,从而出现的相互竞争现象,表现为一种物质扩散量增多时,另一种物质的扩散量就会减少,这也与载体和结合位点数量有限有关。

通道扩散的特点:① 选择性。每种通道只对一种或几种离子有较高的通透性,而对其他离子的通透性很小或不通透。根据离子选择性,通道可分为 Na^+ 通道、K^+ 通道、Cl^- 通道、Ca^{2+} 通道等,它们可分别让不同的离子通过。② 门控(gating)性。大部分通道蛋白分子内有一些可移动的结构或化学基团,在通道内起"闸门"作用,许多因素可刺激闸门运动,导致通道的开放或关闭,当通道蛋白的"闸门"开放时,离子顺电-化学梯度通过通道;当"闸门"关闭时,即使细胞膜两侧存在较大浓度差或电位差,离子也不能通过。根据引起"闸门"开关的因素不同,通道可分为电压门控通道(由膜两侧电位差变化引起闸门开闭)、化学门控通道(由化学物质引起闸门开闭)和机械门控通道(由机械刺激如牵拉等引起闸门开闭)等类型。

(2) 主动转运:主动转运(active transport)与被动转运不同,是逆化学梯度或电位梯度而进行的跨膜转运过程。例如,细胞内 K^+ 浓度高于细胞外(约 39 倍),而细胞外 Na^+ 浓度高于细胞内(约 12 倍);但有时需将细胞外 K^+ 逆浓度转移至细胞内,将细胞内 Na^+ 逆浓度转移至细胞外。这种转运与前述扩散不同,是一种耗能的主动过程,故称为主动转运。主动转运过程,是依靠细胞膜中一种叫做"泵蛋白"的作用去完成的。它是膜中一种特殊的蛋白质,按其转运的物质不同可分为钠钾泵(简称钠泵)、钙泵、氢泵、碘泵等。目前研究较为清楚的是钠泵(sodium pump)对 Na^+,K^+ 离子的主动转运(图 1-7)。

钠泵实际上是一种 Na^+-K^+ 依赖式 ATP 酶。它除了有转运 Na^+,K^+ 的功能外,还具有 ATP 酶的活性。当细胞内 Na^+ 浓度升高或细胞外 K^+ 浓度升高时,钠泵即被激活,分解 ATP 释放能量,进行 Na^+,K^+ 的逆电-化学梯度转运,从而维持细胞膜两侧 Na^+,K^+ 的浓度梯度。钠泵活动的生理意义是:① 钠泵活动建立的细胞膜内外 Na^+,K^+ 的浓度势能是继发性主动转运的动力;② 钠泵活动造成的膜内外 Na^+,K^+ 的浓度差,是细胞生物电产生的基础;③ 钠泵将漏入细胞内的 Na^+ 不断转运出细胞外,以稳定细胞质的渗透压,维持细胞正常形态;④ 钠泵活动造成细胞内高浓度的 K^+ 是细胞质内许多代谢反应所必需。

主动转运可分为原发性主动转运和继发性主动转运两种。一般所说的主动转运是指原发性主动转运。

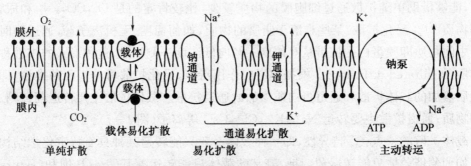

图 1-7　细胞膜物质转运的三种形式示意图

(3) 入胞和出胞:一些大分子物质或团块,通过细胞膜复杂的变化而进入或排出细胞的过程,称为入胞(endocytosis)和出胞(exocytosis)。① 入胞:包括吞噬和吞饮,如中性粒细胞吞噬侵入人体的细菌[图 1-8(a)];液体物质的入胞称吞饮,如小肠黏膜细胞吞饮吸收肠腔的营养物质。② 出胞:主要见于细胞的分泌活动,如腺细胞的分泌过程,神经末梢分泌化学递质的过程等[图 1-8(b)]。

细胞膜的物质转运可概括为:

```
                              ┌─ 单纯扩散
              ┌─ 小分子、离子物质的转运 ─┼─ 易化扩散 ─┬─ 通道扩散
物质转运 ─┤                    │           └─ 载体扩散
              │                    └─ 主动转运
              │
              └─ 大分子、团块物质的转运 ─┬─ 入胞
                                    └─ 出胞
```

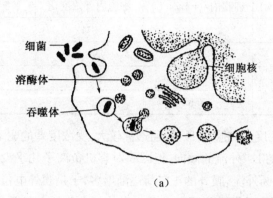
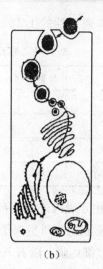

细菌
细胞核
溶酶体
吞噬体

(a) (b)

图1-8 入胞与出胞示意图
(a) 入胞;(b) 出胞

2. 细胞膜的受体功能

受体(receptor)是指细胞膜上或细胞内的一类特殊分子,它能选择性地与激素等化学物质结合而产生一定的生理效应。受体的化学本质是蛋白质,按其存在的部位,可分为细胞膜受体、胞浆受体和核受体,其中细胞膜受体占绝大多数。因此,受体功能是细胞膜功能的一个重要内容。受体的主要功能是:① 识别激素、神经递质等化学物质,并与它们特异性结合;② 转发化学信息,引起细胞产生生物效应。

3. 细胞的生物电现象

机体一切活的细胞无论处于静息状态还是活动状态都伴随有电现象,称为生物电(bioelectricity)。它是生命活动中一种普遍的又是十分重要的现象。临床上心电图、脑电图及肌电图等都与相应细胞的生物电有关,对于疾病的诊断及监护具有重要的辅助作用。生物电主要有两种形式:静息电位和动作电位。

(1) 静息电位:细胞在安静(未受到刺激)状态下,膜两侧存在的电位差,称为静息电位(resting potential,RP)。它是动作电位产生的基础。静息电位表现为膜外相对为正而膜内相对为负。静息时,膜两侧电位保持内负外正的稳定状态称为极化(polarization)。静息电位与极化是一个现象的两种表达方式,它们都是细胞处于静息状态的标志。静息电位的减小即细胞内负值的减小(如由-70 mV 变为-50 mV)称为去极化(depolarization);静息电位的增大即细胞内负值的增大(如由-70 mV 变为-90 mV)称为超极化(hyperpolarization);细胞膜去极化后再向静息电位方向的恢复,称为复极化(repolarization)。膜电位发生翻转,由静息时的内负外正变成内正外负,称为反极化。从生物电来看,细胞的兴奋和抑制都是以极化为基础,细胞去极化时表现为兴奋,超极化时则表现为抑制。

静息电位的产生机制用离子流学说来解释,该学说认为生物电的产生有两个前提条件:① 细胞膜内外某些离子的分布和浓度不均衡,如表1-1所示。② 在不同生理状态下细胞膜对离子的通透性不同。细胞处于静息状态时,对K^+的通透性较大,对Na^+的通

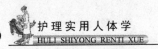
透性仅为 K^+ 通透性的 $1/100 \sim 1/50$，对细胞内的有机负离子几乎没有通透性。

表1-1 哺乳动物骨骼肌细胞内、外离子浓度和平衡电位比较

离子	细胞外/(mmol/L)	细胞内/(mmol/L)	细胞内外浓度比	平衡电位/mV
Na^+	145	12	1∶12	+65
K^+	4	155	39∶1	−95
Cl^-	120	3.8	1∶32	−90
有机负离子		155		

静息时由于膜内外 K^+ 存在浓度差和膜对 K^+ 的通透性较大，受浓度差的驱动就会出现 K^+ 外流；虽然膜内有机负离子有随 K^+ 外流的倾向，但因膜对有机负离子几乎没有通透，不能随 K^+ 通过细胞膜。随着 K^+ 不断外流，膜外的正电荷逐渐增多，于是膜外电位上升，膜内因负电荷增多而电位下降，这样便使紧靠膜的两侧出现一个外正内负的电位差。这种电位差的存在，使 K^+ 的继续外流受到膜外正电场的排斥和膜内负电场的吸引，以致限制了 K^+ 的外流。随着电位差的增大，K^+ 的外流的阻力也随之增大。最后，当促使 K^+ 外流的力量与电位差形成的阻止 K^+ 外流的力量达到平衡时，K^+ 的跨膜净移动就会等于零，此时跨膜电位差不再发生变化而稳定于某一数值即 K^+ 电-化学平衡电位，简称 K^+ 平衡电位。

综上所述，静息电位的产生主要是 K^+ 外流形成的电-化学平衡电位，另外，钠泵的活动也参与了静息电位的形成。因此，影响这些方面的因素都可影响到细胞的静息电位。

(2) 动作电位：细胞受到刺激时，在静息电位的基础上爆发一次快速、可逆、可扩布性的电位变化，称为动作电位(action potential，AP)。它是细胞兴奋的标志(兴奋是动作电位的同义语)，其记录曲线由两部分组成，即上升支和下降支(图1-9)。动作电位的产生机制与静息电位相似，也与细胞膜对离子的通透性及离子的跨膜转运有关。当细胞受到一个有效刺激时，首先引起受刺激部位细胞膜上少量的 Na^+ 通道开放，Na^+ 少量内流，使膜发生局部去极化；伴随着 Na^+ 内流增

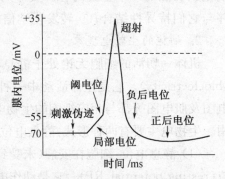

图1-9 动作电位示意图

多，去极化达到某一临界值时，细胞膜上 Na^+ 通道突然大量开放，细胞膜对 Na^+ 通透性迅速增加，Na^+ 在很强的电-化学驱动力作用下发生 Na^+ 内流，使细胞内电位急剧上升并向 Na^+ 平衡电位发展，于是膜发生迅速去极化和反极化，形成动作电位的上升支；随后由于 Na^+ 通道失活，细胞膜对 Na^+ 通透性迅速减小，而同时细胞膜上的 K^+ 通道开放，使得细胞膜对 K^+ 通透性增大，K^+ 在电-化学驱动力作用下发生 K^+ 外流，使膜出现迅速复极化，直至恢复到静息电位水平，构成动作电位的下降支。细胞膜在复极后，跨膜电位虽然恢复到静息水平，但膜内、外的离子分布尚未恢复，膜内 Na^+ 有所增多，而 K^+ 有所减少，这时便激活了细胞膜上的钠钾泵，通过 Na^+，K^+ 的主动转运，重新将它们调整到原来静息时的水平，以维持细胞的正常兴奋性。

总之,动作电位的上升支主要是由于 Na^+ 大量、快速内流所形成的电-化学平衡电位;动作电位的下降支则是 K^+ 通道激活后 K^+ 快速外流的结果。因此,改变 Na^+,K^+ 通道本身的特性或者改变细胞膜两侧两种离子的浓度差或膜两侧的电位差,均可影响动作电位。不同的离子通道可以被不同的药物所特异性阻断,如河豚毒(TTX)可特异性阻断 Na^+ 通道,四乙胺(TEA)可特异性阻断 K^+ 通道。临床上用普鲁卡因作为局部麻醉药,是因为普鲁卡因能够可逆性阻断神经纤维上引起动作电位的 Na^+ 通道。

刺激作用于可兴奋细胞时可引起动作电位,但不是任何刺激都能触发细胞产生动作电位,只有当刺激引起膜去极化达到某一临界电位数值使细胞膜上 Na^+ 通道突然大量开放时,Na^+ 大量内流,才能触发动作电位。将这个能触发动作电位的临界膜电位值称为阈电位(threshold potential,TP)。可见,膜电位去极化达到阈电位是产生动作电位的必要条件。阈电位的数值通常比静息电位小 $10 \sim 20$ mV,如神经纤维的静息电位为 -70 mV,其阈电位约为 -55 mV。

动作电位一旦在细胞膜的某一点产生,就会沿着细胞膜传遍整个细胞。动作电位在同一细胞上的传播称为传导。动作电位在神经纤维上的传导称为神经冲动(nerve impulse)。动作电位传导具有以下几个特点:① "全或无"现象,即动作电位要么不产生(无),一旦产生就达到最大值(全),其幅度不随刺激的强度增加而增大;② 不衰减性传导,即动作电位传导时,电位幅度不会因传导距离的增加而减小,从而保证了远程信息传导的准确性;③ 双向性传导,即刺激神经纤维的中段,产生的动作电位可从产生部位沿细胞膜向两端传导。

二、组织

组织(tissue)是构成人体各个器官的基本成分,由一些起源相同、类型相似的细胞和细胞间质所组成。人体的组织根据结构和功能特性,归纳成为四大类:上皮组织、结缔组织、肌组织和神经组织。这四类组织总称为基本组织。

(一)上皮组织

上皮组织(epithelial tissue)简称上皮(epithelium)。其特点是细胞多而密集,细胞间质很少;覆盖在身体表面或衬贴在有腔器官的腔面;其中的细胞呈极性分布,即细胞的一面朝向体表或腔面,称游离面,与游离面相对的面称基底面;组织内一般无血管,其所需营养通过基底面的基膜由深层结缔组织中的血管供给。

上皮组织除具有保护功能外,尚有分泌、吸收和排泄等功能。依据其分布和功能的不同,上皮组织可分为被覆上皮、腺上皮和特殊上皮三类。

被覆上皮(covering epithelium)覆盖于体表或衬在有腔器官的腔面,根据其细胞层数可分为单层和复层两大类。根据其细胞形态,单层又可分为扁平、立方、柱状和假复层纤毛柱状四类,复层也可分为扁平和变移两类(图 1-10)。

腺上皮(glandular epithelium)构成腺,根据腺分泌物排出的方式,将腺分为内分泌腺和外分泌腺两类(图 1-11)。内分泌腺(endocrine gland)无导管,又称无管腺,其分泌物经毛细血管和淋巴管进入血液循环,如甲状腺和肾上腺等;外分泌腺(exocrine gland)有导管,又称有管腺,其分泌物经导管排到体腔或体表,如唾液腺和汗腺等。

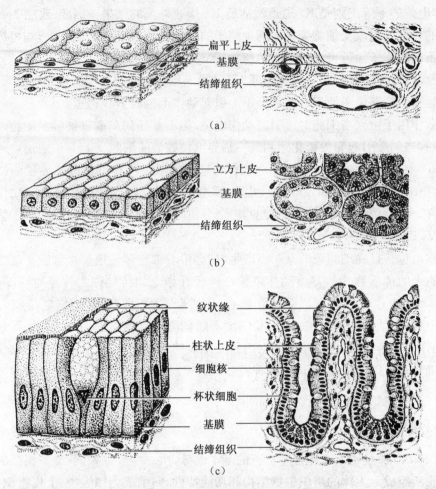

图 1-10　几种上皮立体模式图
（a）单层扁平上皮；（b）单层立方上皮；（c）单层柱状上皮

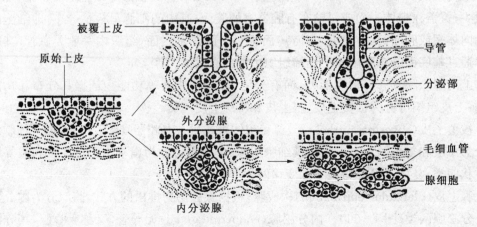

图 1-11　内分泌腺和外分泌腺

特殊上皮是具有特殊功能的上皮,包括能感受特殊刺激(光、声、味)的感觉上皮,和能产生生殖细胞的生殖上皮。

被覆上皮的分类及其主要分布:

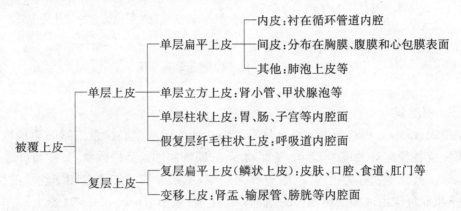

（二）结缔组织

结缔组织(connective tissue)与上皮组织比较,其特点是细胞少但种类多,细胞分散分布而无极性;细胞间质多,包含基质和纤维;结缔组织广泛分布于细胞之间、组织之间、器官之间,不直接与外界环境接触;结缔组织内有丰富的毛细血管。

结缔组织可分为固有结缔组织、软骨组织、骨组织和血液淋巴四类。一般所说的结缔组织是指固有结缔组织,根据其结构和功能不同又分为疏松结缔组织(图 1-12)、致密结缔组织、脂肪组织和网状组织。

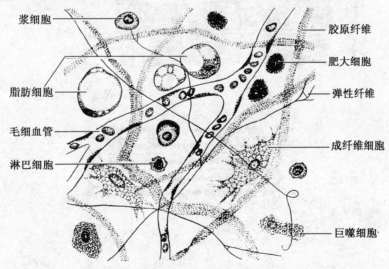

图 1-12　疏松结缔组织(铺片)

结缔组织主要有支持、连接、营养、保护和修复等功能。

结缔组织分类及主要功能归纳如下:

　　　　　　　　　　　　┌疏松结缔组织：连接、防御、营养和修复等功能
　　　　　　　　　　　　├致密结缔组织：支持、连接、保护等功能
　　　　固有结缔组织──┤
　　　　　　　　　　　　├脂肪组织：储存脂肪、支持、缓冲、保温等作用
　　　　　　　　　　　　└网状组织：为血细胞发生提供适宜的微环境
结缔组织──┼软骨组织：与软骨膜共同构成软骨
　　　　　　├骨组织：构成骨，具支持、保护和运动等作用
　　　　　　└血液：运输、维持稳态、防御与保护等功能

（三）肌组织

　　肌组织（muscle tissue）主要是由具有收缩功能的肌细胞和少量细胞间质构成的，收缩时可完成各种运动（如肢体运动、肠蠕动等）。肌细胞细长呈纤维状，又称肌纤维（muscle fiber）。其细胞膜称为肌膜，细胞质称为肌浆，肌浆含有肌红蛋白和细丝状的肌原纤维，每条肌原纤维由许多端端相连的"肌小节"组成；肌小节（sarcomere）（图 1 – 13）由粗、细两种肌丝构成，是肌细胞收缩和舒张的物质基础。根据肌组织形态和功能的特点，可分为骨骼肌、心肌和平滑肌三种（图 1 – 14）。

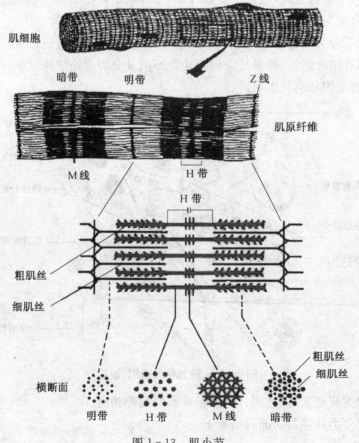

图 1 – 13　肌小节

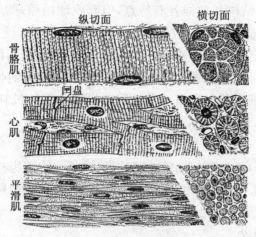

图1-14　三种肌组织纵、横切面

1. 骨骼肌

骨骼肌(skeletal muscle)呈细长的圆柱形,肌原纤维有多数明暗相间的横纹,故又称横纹肌。骨骼肌受人的意识支配,为随意肌,主要分布在头、躯干和四肢等部位,收缩迅速而有力。肌收缩形式有:① 等长收缩(isometric contraction)。表现为张力增加而无长度缩短的收缩,其主要生理意义是维持人体站立时对抗重力的位置和姿势。② 等张收缩(isotonic contraction)。表现为长度的缩短而无张力的变化,其主要生理意义是对抗所承受的负荷。一般情况下,正常人体内骨骼肌的收缩大多是混合式的。③ 单收缩(single twitch)。当肌肉受到一次刺激时,爆发一次动作电位,引起一次收缩,称为单收缩。④ 强直收缩(tetanus)。给肌肉连续刺激,肌肉处于持续收缩状态,产生收缩的复合称为强直收缩。由于刺激频率不同,强直收缩可分为不完全强直收缩和完全强直收缩两种(图1-15)。正常体内骨骼肌收缩都属于强直收缩。

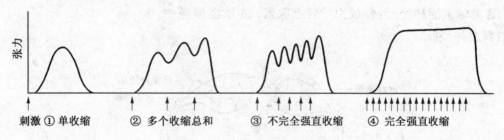

图1-15　肌肉收缩的形式

2. 心肌

心肌(cardiac muscle)细胞呈短柱状,有许多分支互相连成网状。因此,兴奋可在肌纤维之间相互传播。肌纤维也有横纹。心肌构成心壁,收缩具有自律性,缓慢而持久,不易疲劳,但不受意识支配。

3. 平滑肌

平滑肌(smooth muscle)肌纤维呈长梭形,长短不一,成层排列,主要分布在内脏器官和血管壁内。平滑肌收缩缓慢而持久,有较大的伸展性,也不受意识支配。

尽管各种肌组织的结构和功能各有特点,但其收缩的原理基本相似。以骨骼肌为例,肌细胞收缩原理可简单解释为:收缩的基本单位是肌小节。肌细胞兴奋(动作电位)沿肌膜传入胞内,引起胞质内 Ca^{2+} 浓度升高,触发了"肌丝滑行",即肌小节内细丝向粗丝的中线滑行,使肌小节缩短,肌原纤维亦缩短,从而实现了肌肉的收缩。肌丝滑行过程需由 ATP 分解供能。肌细胞的电兴奋引发了肌肉机械收缩的机制,称为兴奋-收缩耦联(excitiation-contraction coupling),其耦联因子是 Ca^{2+}。

（四）神经组织

神经组织(nervous tissue)主要由神经细胞和神经胶质细胞构成。神经细胞又称神经元(neuron),是神经系统的结构和功能单位。神经元可以接受刺激、传导冲动,有一些神经元具有一定的内分泌功能。

1. 神经元的一般结构

神经元一般由胞体和突起两部分构成(图1-16)。① 胞体大小不一,形态各异,是神经元的代谢和营养中心,能合成酶、神经递质等;② 突起分为树突和轴突。树突的功能是接受刺激,将冲动传向胞体;轴突细而长,每个神经元只有一个,其功能是将冲动从胞体传出。

2. 神经元的分类

根据功能的不同分为三种。① 感觉神经元(传入神经元):能接受各种刺激,将冲动传向中枢;② 运动神经元(传出神经元):能将冲动传给肌肉和腺体;③ 联络神经元(中间神经元):介于感觉和运动神经元之间,起到联络作用(图1-17)。另可根据神经元释放神经递质不同也分为两种。① 胆碱能神经元:释放乙酰胆碱;② 肾上腺素能神经元:释放去甲肾上腺素;③ 肽能神经元:释放神经肽。

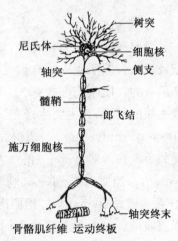

图1-16　神经元模式图

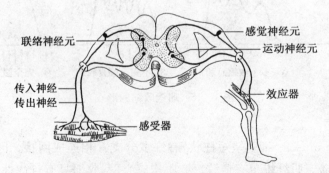

图1-17　几种不同功能的神经元

3. 神经纤维

神经纤维(nerve fiber)是由神经元长突起以及包绕在它外面的神经胶质细胞构成的,通常分为传导速度快的有髓神经纤维和传导速度慢的无髓神经纤维两类。神经纤维常集合成束,在中枢部称为传导束,在周围部称为神经。神经纤维具有高度传导兴奋(动作电位)的能力,兴奋传导实质上就是冲动的传导,任何因素使神经纤维的结构和功能完整性受到影响,则兴奋传导受阻。

4. 神经末梢

神经末梢(never ending)是周围神经纤维的终末部分,按功能不同分为感觉神经末梢和运动神经末梢两大类。① 感觉神经末梢:是指感觉神经纤维的终末部分,能感受刺激,传导冲动,又称感受器;② 运动神经末梢:是指运动神经纤维的终末部分,又称效应器,支配肌肉的收缩和腺体的分泌。

5. 突触

突触(synapses)是神经元与神经元之间或神经元与效应器细胞之间的特殊连接结构。突触的功能是实现细胞之间的信息传递。突触可分为化学性突触和电突触两类,在人体内大多为化学性突触,其结构由突触前膜、突触后膜和突触间隙组成(图 1-18)。

6. 神经胶质细胞

神经胶质细胞(neuroglia cell)又称神经胶质,也是一种多突起细胞(图 1-19),但无树突和轴突之分,无传导冲动的功能。此种细胞数量较多,分布在神经元之间,具有支持、保护、营养和绝缘作用。

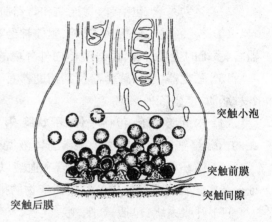

图 1-18 突触及其结构模式图

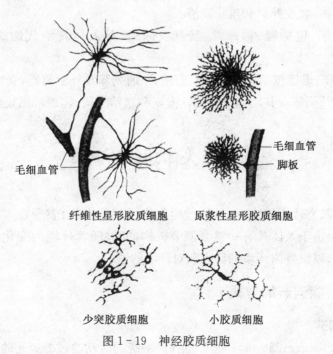

图 1-19 神经胶质细胞

三、器官与系统

在人体，由几种不同的组织有机结合起来，构成具有一定形态和功能的器官（organ），如脑、心、肺、肝、胃、肾等。一系列在结构和功能上具有密切联系的器官组合起来，共同完成某一方面生理功能，构成系统（system）。人体可分为九大系统，即运动系统、神经系统、感觉器、内分泌系统、循环系统、呼吸系统、消化系统、泌尿系统、生殖系统。人体各器官、系统虽都有其特定的功能，但在神经和体液的调节下，相互联系、紧密配合，共同构成一个完整统一的人体。

现将人体各系统的组成及其主要功能简述如下。

（1）运动系统：包括骨、骨连结和骨骼肌等，具有支持、保护和运动的作用。

（2）神经系统：包括脑、脊髓、躯体神经和内脏神经等。神经系统全面调节着人体各器官、系统的生理过程，以适应体内外环境的变化，维持生命活动的正常进行。

（3）感觉器：包括感受器及其辅助器官，如眼、耳、舌、鼻和皮肤等。主要功能是感受各种刺激，产生各种感觉。

（4）内分泌系统：包括垂体、甲状腺、甲状旁腺、肾上腺、胰岛、性腺等内分泌腺及散在的内分泌细胞。主要功能是参与体液调节，调节生长、发育、代谢、生殖等生命活动。

（5）循环系统：包括心脏、血管和血液以及淋巴管、淋巴结等。其功能是运输物质，保证全身组织器官养料的供应和代谢产物的排泄。

（6）呼吸系统：包括鼻、咽、喉、气管、支气管和肺等。其主要功能是完成人体与环境之间的气体交换，即吸进氧，呼出二氧化碳。

（7）消化系统：包括口腔、咽、食管、胃、小肠、大肠等消化管及其附属的消化腺等。主要功能是消化食物、吸收养料和排除残渣。

（8）泌尿系统：包括肾、输尿管、膀胱及尿道，是人体排泄代谢终产物的最重要途径。

（9）生殖系统：男性包括睾丸、附睾、输精管、前列腺及外生殖器，女性包括卵巢、输卵管、子宫、阴道及外阴等。其功能是分泌性激素和繁殖后代，实现种系延续。

第四节　人体功能的调节

人类对环境具有适应能力，而且远远地超出了其他生物，表现在人类能够主动地改造客观世界；这是由于人体具有一整套调节机构，能够随着环境的变化不断地调节机体功能活动的水平，以维持内环境的稳态和对环境的适应。

一、人体功能调节的方式

（一）神经调节

神经调节（neuroregulation）是指中枢神经系统的活动通过神经元的联系对人体的功

能活动进行的调节。它是人体最主要的调节方式。神经调节的基本方式是反射(reflex)。反射是指在中枢神经系统参与下,人体对刺激做出的规律性的适应性反应。例如,食物进入口腔引起唾液分泌,伤害性刺激引起局部肢体回缩等。反射的结构基础是反射弧(reflex arc),由感受器、传入神经、神经中枢、传出神经和效应器5个部分组成(图1-20)。任何一个反射活动的完成,都必须基于反射弧结构的完整,其中任何一个环节发生障碍或遭到破坏,反射活动就不能完成。

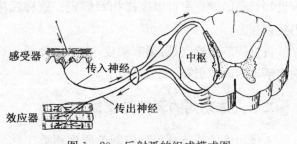

图1-20 反射弧的组成模式图

按反射形成的过程和条件不同,可分为非条件反射和条件反射两大类。① 非条件反射:是种族共有的、生来就具备一些有着固定反射弧的反射活动。例如,食物进入口腔引起唾液分泌,物体触及角膜引起眼睑闭合等,即是非条件反射(unconditioned reflex)。非条件反射对于个体的生存和种族繁衍都具有重要意义。② 条件反射:是个体特有的,是在后天生活过程中根据个体所处的生活条件,在非条件反射的基础上所建立的一种特定的反射活动。例如,"望梅止渴"就是一种后天获得的条件反射(conditioned reflex)。条件反射的刺激与反应之间的关系不是固定的,而是灵活可变的,且具有预见性。条件反射能使人体对复杂多变的环境变化做出精确而完善的反应,从而大大增强人体对环境的适应能力。

神经调节的特点是:反应迅速、准确,作用局限而短暂。

(二)体液调节

体液调节(humoral regulation)是指存在于血液循环或其他体液的一些化学物质对人体功能活动进行的调节。这些化学物质被称为体液因素,主要是内分泌细胞所分泌的激素(hormone),其次是组织细胞产生的某些化学物质或代谢产物。例如,甲状腺分泌的甲状腺激素,经过血液运输到各组织器官,促进组织代谢,增加产热量,促进生长发育等。

体液调节的特点是:反应速度较慢,作用广泛而持久,对调节机体的新陈代谢、生长发育和生殖等生理过程有重要意义。

神经调节和体液调节是密切联系、相辅相成的。总的来说,神经调节处于主导地位,这不仅是由于神经调节能直接发挥调控作用,而且还由于大多数内分泌细胞直接或间接地受中枢神经系统的调节。在这种情况下,体液调节就成了神经调节的组成部分,相当于反射弧上传出通路的一个延长部分,这种形式的调节,称为神经-体液调节(图1-21)。

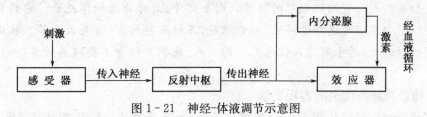

图1-21 神经-体液调节示意图

（三）自身调节

自身调节（autoregulation）是指内外环境改变时，器官、组织、细胞不依赖神经或体液调节，其本身所呈现出的一种适应性反应。例如，平均动脉压在一定范围内变动时，肾血流量和肾小球滤过率可以保持相对恒定。这种反应在去除神经和体液因素的影响以后仍然存在。

自身调节的特点是：调节幅度小、灵敏度低，只能在局部范围内发挥作用，但对人体功能活动的调节仍有一定意义。

二、人体功能的调节与反馈

人体功能的调节过程与控制论原理相类似，具有自动控制的性质。因而可把人体功能调节系统看做是一个自动控制系统。正常人体的功能活动经常受环境变化因素的干扰而发生改变，而功能活动的改变状态通过反馈联系向控制部分发送反馈信息，以调整受控部分的功能活动，使之增强或减弱（图1-22）。这种受控部分通过反馈信息影响控制部分活动的过程，称为反馈（feedback）。

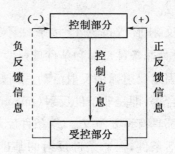

图1-22　反馈环路和正、负反馈示意图
（一）表示抑制；（十）表示兴奋

（一）负反馈

受控部分的反馈信息，使控制部分的调控作用减弱，称为负反馈（negative feedback）。负反馈控制对维持人体某些生理功能的稳定具有重要意义。例如，当因体位改变而使血压突然升高时，通过负反馈控制使血压回降至正常水平。

（二）正反馈

受控部分的反馈信息，使控制部分的调控作用加强，称为正反馈（positive feedback）。它的作用是使某一生理过程逐步加强直至完成。例如，排尿反射、分娩过程、血液凝固等均有正反馈作用。

知识运用

一、新陈代谢与生物学死亡

死亡是生命的终结。在临床上当病人的呼吸、心跳等重要生命体征消失后，称为临床死亡。但从新陈代谢的角度分析，当病人进入临床死亡时，机体内新陈代谢还没有立即停止。如果病人所有组织细胞的新陈代谢全部停止，称为生物学死亡。它的判定标准主要是：呼吸、心跳不可逆转的停止，脑电沉默，各种反射消失，瞳孔放大等。临床死亡是一个可逆性的过程，对于刚进入临床死亡的病人，医护工作者不要轻易放弃，而应尽全力去抢救。

二、稳态是新陈代谢的客观要求

内环境（细胞外液）的化学成分及理化性质，如离子浓度、温度、酸碱度及渗透压等，在正常情况下,变动范围很小,保持着相对稳定状态,称稳态。例如,人体每日产生大量的酸,但正常人血液 pH 值仅变动在 7.35～7.45 之间。这是人体通过一系列缓冲功能,并通过肾、肺等器官的排泄作用而实现的。稳态是新陈代谢的客观要求,因为新陈代谢的各个过程都是酶促反应,而酶只有在理化条件保持在一个狭小范围内,才能发挥其催化作用,使新陈代谢得以实现,机体一切生命活动才能正常进行。如果内环境稳态遭到破坏,人体就会发生疾病,甚至危及生命。

三、上皮的特点与损伤

上皮主要被覆在人体体表和体内各种管、腔、囊的内表面或器官表面。上皮内有丰富的感觉神经末梢但没有血管,再生能力很强。据此特点,临床工作中应注意:① 注射操作时,进针或拔针的动作要快,推液要慢,以减少病人的痛苦;② 长期卧床的患者,某些部位皮肤长时间受压,致表皮缺血,易发生"褥疮"。为预防褥疮的发生,应经常帮助患者翻身和按摩,以恢复受压部位血供;③ 皮肤损伤严重(如烧伤、外伤等),上皮损伤面积大,则由上皮下结缔组织中的纤维组织增生,形成了疤痕;④ 在腹部手术中应注意不要伤及器官表面上皮,否则,纤维组织增生会使器官之间互相粘连,导致手术后遗症的发生。

四、肌内注射为何要"两快一慢"

刺激要引起机体产生反应必须具备三个条件,即刺激强度、刺激持续时间和强度-时间变化率。临床上,给病人进行肌内注射时,遵循"两快一慢"的原则,即进针快、出针快、推药慢。因进针快、出针快能缩短了刺激的作用时间,推药慢能减弱强度-时间变化率,由于刺激的作用时间缩短,强度-时间变化率降低,因而减轻病人的疼痛。

复习思考题

一、名词解释

解剖学姿势　　新陈代谢　　兴奋性　　内环境与稳态　　易化扩散　　主动转运　　静息电位　　动作电位　　神经冲动　　上皮　　突触　　反射　　正反馈与负反馈

二、问答题

1. 以解剖学姿势为标准,说出人体常用的方位和面的术语。

2. 稳态的生理意义是什么?

3. 简述细胞膜对物质转运的常见形式及其转运意义。

4. 简述静息电位和动作电位产生的原理。

5. 人体有哪几种基本组织?各种组织的主要特点及其功能是什么?

6. 人体功能活动的调节方式有哪些?从概念、特点和意义等方面进行比较。

7. 比较正反馈与负反馈的生理意义有何不同。

（唐成和）

第二章
支持与运动

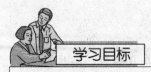

学习目标

掌握：运动系统的组成和功能；骨的形态、分类；全身骨的名称；全身常用的骨性标志；骨连结的概念，关节的构造；骨盆的组成、分部，女性骨盆的特点；全身常用的肌性标志。

熟悉：椎骨间的连接、脊柱和胸廓的整体观；肩关节、肘关节；髋关节、膝关节；躯干和四肢浅层肌的名称、位置及主要功能；肌间结构。

了解：骨的构造、理化特性；肋的连接；上肢骨的连接；下肢骨的连接、颞下颌关节；颅的整体观和新生儿颅的特性；肌的形态、构造、起止、配布规律、辅助结构；头肌的组成。

运动系统（locomotor system）由骨、骨连结和骨骼肌组成。骨通过骨连结构成骨骼，成为人体的支架，骨骼肌附于骨骼上。运动系统具有支持、保护和运动的功能。

第一节　骨

一、概述

骨（bone）是一种器官，成人全身骨有 206 块（图 2-1），按其部位可分为躯干骨、颅骨和四肢骨。

（一）骨的形态分类

根据骨的形态，可将全身骨分为：① 长骨，呈长管状，两端膨大处有光滑的关节面，中为骨体，内有髓腔；② 短骨，呈近似四方形；③ 扁骨，呈板状；④ 不规则骨，形状不规则。

（二）骨的构造

骨由骨质（bone substance）、骨膜（periosteum）和骨髓（bone marrow）构成（图 2-2）。

1. 骨质

骨质包括骨密质和骨松质。骨密质致密，主要分布于长骨的骨干和其他骨的表面；骨松质较疏松，主要分布于长骨两端膨大处以及其他骨的内部。在颅盖骨，骨密质构成外板和内板；骨松质存在于内、外板之间，称板障。

2. 骨膜

骨膜包被在骨的表面,但关节面上无骨膜。骨膜对骨的生长、营养及损伤后的修复具有重要作用。

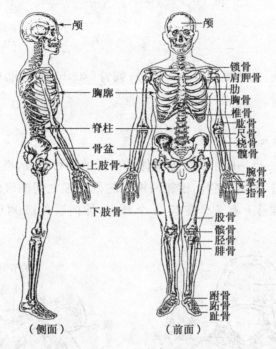

（侧面）　　　　　（前面）

图 2-1　全身骨骼

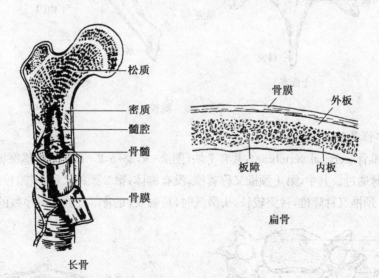

长骨　　　　　　　扁骨

图 2-2　骨的构造

3. 骨髓

骨髓充填在长骨的髓腔及所有骨松质中。骨髓分为红骨髓和黄骨髓,红骨髓能产生血细胞。6 岁前后长骨髓腔内骨髓因脂肪沉着而变黄,称黄骨髓,失去造血功能。髂骨、胸骨等处的红骨髓终身存在,临床多在此处抽取骨髓进行造血功能的检查。

（三）骨的化学成分和物理特性

骨由有机物和无机物构成。有机物使骨具有韧性和弹性,无机物使骨有硬度和脆性。小儿骨中有机物比例高,随着年龄增长,骨中无机物比例逐渐增高,所以,老年人易发生骨折。

二、躯干骨

躯干骨共有51块,包括椎骨(vertebrae)、胸骨(sternum)和肋(rib)。其中,椎骨26块,胸骨1块,肋12对。

（一）椎骨

1. 椎骨的一般形态

椎骨(图2-3,2-4)一般由前方的椎体和后方的椎弓组成,椎体与椎弓共同围成椎孔,所有椎孔连成椎管,容纳脊髓。相邻两椎骨的椎弓根之间围成的孔,称椎间孔,有脊神经、血管等通过。椎弓上有7个突起:1个棘突,伸向后方;1对横突,伸向两侧;还有上、下关节突各1对。

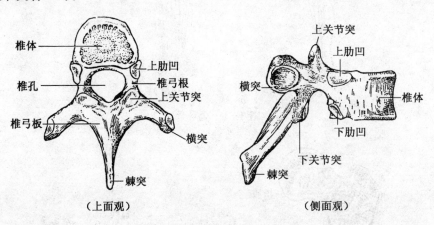

图2-3　胸椎

2. 各部椎骨的形态特征

（1）颈椎骨(cervical vertebrae):共有7块(图2-4,2-5,2-6,2-7),横突根部有横突孔,孔内有椎动脉通过。其中,第1颈椎又称寰椎,没有椎体;第2颈椎又称枢椎,椎体上有突向上的齿突;第7颈椎又称隆椎,棘突较长,头微低时,易触及,是背部计数椎骨序数的标志。

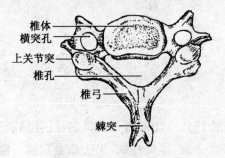

图2-4　颈椎上面观

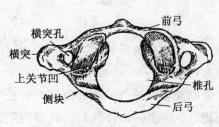

图2-5　寰椎上面观

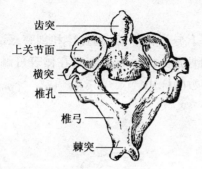

图2-6 枢椎上面观

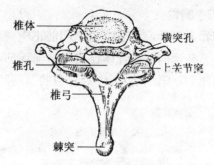

图2-7 第7颈椎上面观

（2）**胸椎骨**（thoracic vertebrae）：有12块（图2-3），椎体与横突上均有肋凹。

（3）**腰椎骨**（lumbar vertebrae）：有5块（图2-8,2-9），椎体较大，棘突呈板状水平位，棘突间缝隙较大。

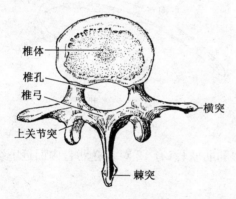

图2-8 腰椎上面观

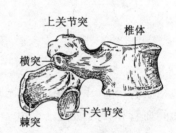

图2-9 腰椎侧面观

（4）**骶骨**（sacral bone）：有1块，由5块骶椎融合而成，呈三角形（图2-10,2-11）。底朝上，前缘中部向前隆突，称岬，是测量骨盆的标志。骶骨前面光滑凹陷，后面粗糙，内有骶管，骶管末端开放形成三角形的骶管裂孔；裂孔两侧向下的突起称骶角，在体表易触摸，是骶管麻醉的定位标志。

（5）**尾骨**（coccyx）：有1块，由3～4块退化的尾椎融合而成，略呈三角形（图2-10, 2-11）。

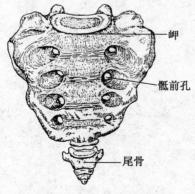

图2-10 骶骨和尾骨前面观

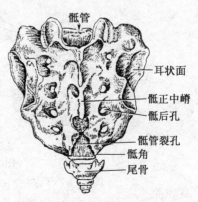

图2-11 骶骨和尾骨后面观

（二）胸骨

胸骨为扁骨，有 1 块，位于胸前正中，自上而下分为胸骨柄、胸骨体和剑突三部分（图 2-12）。胸骨柄和胸骨体连接处微向前凸，称胸骨角（sternal angle），在体表可触及。胸骨角两侧平对第 2 肋，可作为计数肋及肋间隙序数的标志。

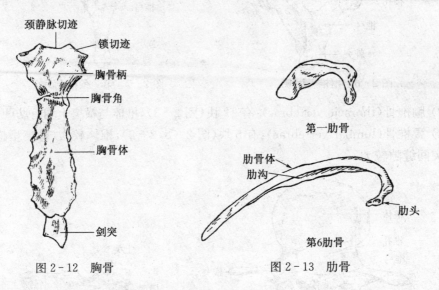

图 2-12 胸骨

图 2-13 肋骨

（三）肋

肋包括肋骨（costal bone）（图 2-13）和肋软骨，有 12 对。在肋骨内面近下缘有肋沟，沟内有肋间血管和神经通过。

三、四肢骨

四肢骨包括上肢骨（每侧 32 块）和下肢骨（每侧 31 块）。上肢骨细小，下肢骨粗大。

（一）上肢骨

1. 锁骨

锁骨（clavicle）细长，呈"～"形弯曲（图 2-14），属扁骨，全长都可摸到。

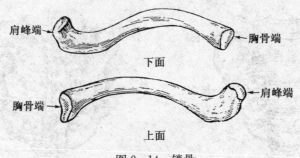

图 2-14 锁骨

2. 肩胛骨

肩胛骨（scapula）是三角形扁骨（图 2-15，2-16），位于背的外上方。肩胛骨前面微凹,后面有一向外上的高嵴,称肩胛冈,其外侧端称肩峰,是肩部的最高点。肩胛骨上角平对第 2 肋;下角平对第 7 肋;外侧角肥厚,上有微凹的关节盂。

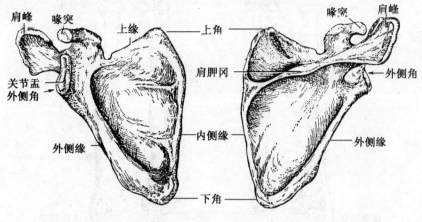

图 2-15　肩胛骨前面观　　　图 2-16　肩胛骨后面观

3. 肱骨

肱骨(humerus)位于臂部(图 2-17)。上端膨大,其内上部表面光滑呈半球形,称肱骨头,与肩胛骨的关节盂形成肩关节。上端移行于体处稍细称外科颈,此处易发生骨折。体的中部有一桡神经沟。下端扁平膨大,后面有鹰嘴窝,内外两侧的突起,分别称内上髁和外上髁。在内上髁的后下方有尺神经沟。

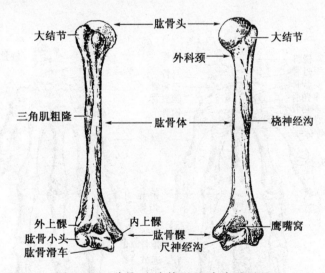

图 2-17　肱骨(左为前面观,右为后面观)

4. 尺骨、桡骨

位于前臂(图 2-18,2-19),尺骨(ulna)在内侧,桡骨(radius)在外侧。尺骨上端粗大,后上方的突起称鹰嘴,下端较细,后内侧有向下的突起称尺骨茎突。桡骨上端细小,下端外侧向下的突起,称桡骨茎突。

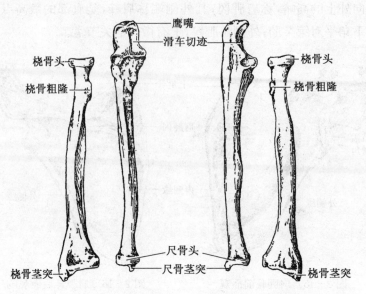

图 2-18 桡骨和尺骨前面观   图 2-19 桡骨和尺骨后面观

5. 手骨

手骨包括腕骨（carpus）、掌骨（metacarpal bones）和指骨（bones of fingers）（图 2-20）。腕骨排列成两列，每列 4 块。掌骨 5 块，从外侧向内侧依次为第 1～5 掌骨。指骨 14 节，拇指只有 2 节指骨，其余各指均为 3 节，称近节指骨、中节指骨、远节指骨。

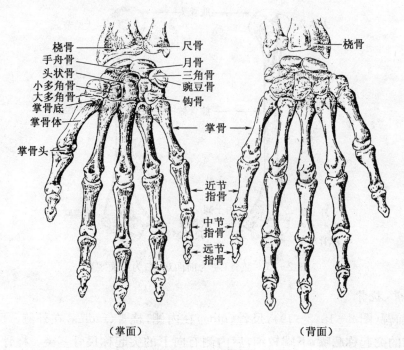

图 2-20 手骨

（二）下肢骨

1. 髋骨

髋骨（hip bone）位于盆部，由髂骨、坐骨和耻骨在髋臼处融合而成（图 2－21，2－22）。髂骨位于髋骨的上部，上缘厚钝，称髂嵴。两侧髂嵴最高点的连线平对第四腰椎棘突，是腰椎穿刺的定位标志。髂嵴前、后端及外侧的突出部，分别称髂前上棘、髂后上棘和髂结节。坐骨位于髋骨的后下部，分为体和支两部。坐骨体下部的粗糙面称坐骨结节，坐骨结节向前内上方延为坐骨支。耻骨位于髋骨的前下部，分为体、上支和下支。两支移行处的内侧粗糙面称耻骨联合面，上支前端有一突起称耻骨结节。耻骨和坐骨围成的大孔称闭孔。

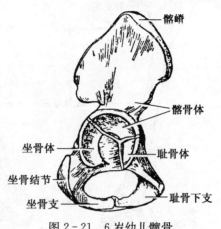

图 2－21 6 岁幼儿髋骨

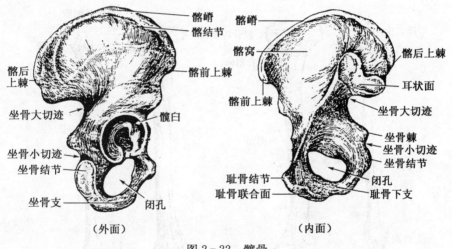

（外面） （内面）

图 2－22 髋骨

2. 股骨

股骨（femur）位于大腿（图 2－23）。上端朝向内上的球形膨大称股骨头，与髋臼形成髋关节。股骨头外下方较细的部分称股骨颈，易发生骨折。颈与体交界处的外上方较大的突起称大转子。

3. 髌骨

髌骨（patella）位于股骨下端的前方，是全身最大的籽骨（图 2－24）。

4. 胫骨、腓骨

位于小腿，胫骨（tibia）在内侧，腓骨（fibula）在外侧（图 2－25）。胫骨上端前面有粗糙的隆起称胫骨粗糙，下端向内下的突起称内踝。腓骨下端向外下的突起称外踝。

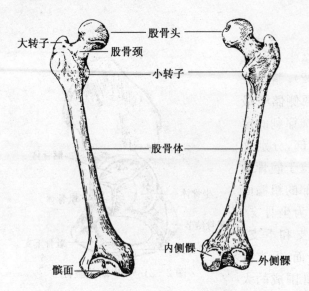

图 2 - 23　股骨(左为前面观,右为后面观)

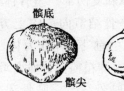

图 2 - 24　髌骨(左为前面观,右为后面观)

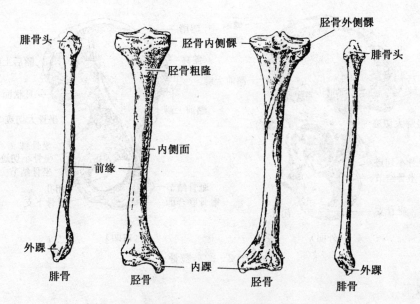

图 2 - 25　腓骨和胫骨(左为前面观,右为后面观)

5. 足骨

足骨包括跗骨(tarsus)、跖骨(metatarsal bones)、趾骨(bones of toes)(图 2 - 26)。跗骨有 7 块,其中构成足跟的为跟骨。跖骨有 5 块,由内侧向外侧依次为第 1～5 跖骨。趾骨有 14 块,其命名原则与指骨相同。

四、颅

颅(skull)位于脊柱上方,由 23 块颅骨(中耳内的 6 块听小骨未计入)互相连接而成,可分脑颅和面颅两部分。

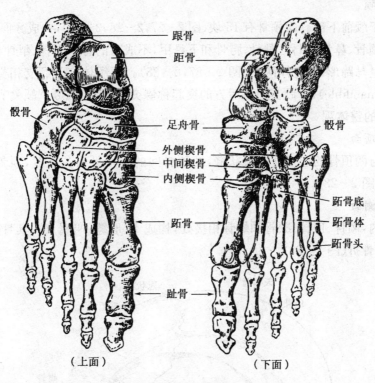

跟骨
距骨
骰骨
足舟骨
外侧楔骨
中间楔骨
内侧楔骨
跖骨底
跖骨体
跖骨头
骰骨
跖骨
趾骨

（上面）　　　　　　　　（下面）

图 2-26　足骨

（一）脑颅

脑颅位于颅后上方。脑颅骨有 8 块（图 2-27,2-28,2-29）。颅顶由前向后为 1 块额骨、2 块顶骨和 1 块枕骨；两侧各有 1 块颞骨；颅底的前部可见筛骨的一部分,中部有 1 块蝶骨。

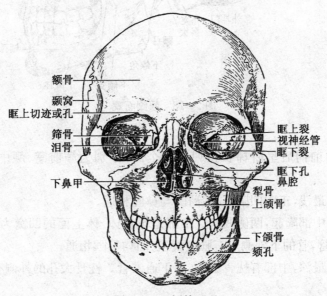

额骨
颞窝
眶上切迹或孔
筛骨
泪骨
下鼻甲
眶上裂
视神经管
眶下裂
眶下孔
鼻腔
犁骨
上颌骨
下颌骨
颏孔

图 2-27　颅前面观

（二）面颅

面颅位于颅前下部。面颅骨有15块（图2-27,2-28,2-30），构成颜面部分。其中，成对的有上颌骨、鼻骨、泪骨、颧骨、腭骨和下鼻甲，不成对的有下颌骨、犁骨和舌骨。

下颌骨呈马蹄形，分一体两支（图2-27,2-28）。下颌体与下颌支相交处构成下颌角（angle of mandible）；下颌支上端后方的突起称髁突，参与组成颞下颌关节。

（三）颅的整体观

1. 颅的顶面

在额骨与两顶骨的连接处有冠状缝，两顶骨间的连接处有矢状缝，顶骨与枕骨连接处有人字缝（图2-28）。

2. 颅的侧面

在颞窝内，额骨、顶骨、颞骨和蝶骨相接处，构成H形缝，叫翼点。其骨质较薄弱，受外力打击，易骨折（图2-28）。

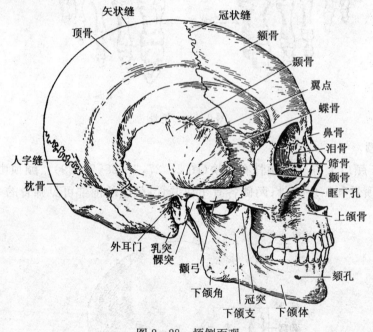

图2-28　颅侧面观

3. 颅底内面

凹凸不平，由前向后呈阶梯状排列着三个窝，分别为颅前窝、颅中窝和颅后窝（图2-29）。

（1）颅前窝：最浅，正中凹陷处有筛孔，与鼻腔相通。

（2）颅中窝：中部隆起，两侧凹陷。中部是蝶骨体，体上面的凹窝为垂体窝。窝的前外侧方有视神经管，管的下外侧方有眶上裂，它们均与眶相通。

（3）颅后窝：最深，中部有枕骨大孔，向下通椎管。枕骨大孔的外侧有颈静脉孔。

4. 颅底外面

颅底外面分前、后两部（图2-30）。前部是上颌骨形成的呈马蹄形的牙槽弓，容纳上颌牙。牙槽弓后内侧的骨板,称骨腭,构成骨性口腔的顶,即骨性鼻腔的底。后部有枕骨大孔、枕髁。

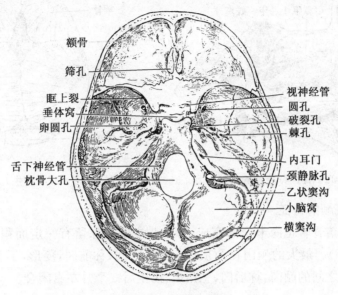

图 2-29 颅底内面观

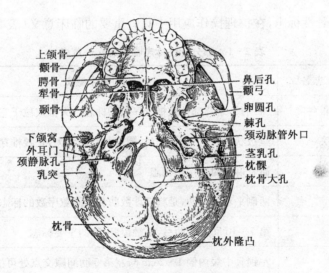

图 2-30 颅底外面观

5. 颅的前面

颅的前面可见眶、骨性鼻腔和骨性口腔(图2-27)。

(1) 眶(orbit):呈四棱锥体形,眶内侧壁前面的窝称泪囊窝,向下经鼻泪管通鼻腔。

(2) 骨性鼻腔(bony nasal cavity):位于面部的中央,被骨性鼻中隔分成左右两个鼻腔。鼻腔外侧壁(图2-31)附着有三片卷曲的骨片,分别称上鼻甲、中鼻甲和下鼻甲。每个鼻甲下方的空间,相应的称上鼻道、中鼻道和下鼻道。在鼻腔周围的蝶骨、筛骨、额骨和上颌骨内,存在有与鼻腔相通的含气腔,称蝶窦、筛窦、额窦和上颌窦,总称鼻旁窦,其中上颌窦最大。

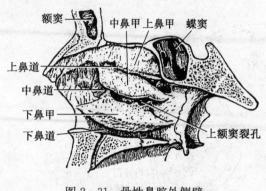

图 2-31 骨性鼻腔外侧壁

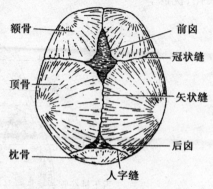

图 2-32 新生儿的颅（上面）

（四）新生儿颅的特征

新生儿的颅盖骨骨化尚未全部完成，骨与骨之间还保留有一定面积的结缔组织膜，称颅囟（图 2-32）。最大的颅囟在两顶骨与额骨之间，称前囟，菱形，于 1～2 岁时闭合；在两顶骨与枕骨之间的颅囟，称后囟，三角形，出生后 3 个月左右闭合。

五、骨性标志

全身有许多骨性标志，在护理操作应用中具有重要的临床意义（表 2-1）。

表 2-1　部分骨性标志临床意义一览表

部　位	骨性标志名称	临床意义
躯干骨	第七颈椎棘突	特别长，是背部计数椎骨序数的标志。大椎穴位于它的下方
	腰椎棘突	呈板状，矢状位水平向后，腰椎棘突间距大，是腰椎穿刺的部位
	骶　角	骶管麻醉时的定位标志
	胸骨角	两侧平对第 2 肋，是胸部计数肋和肋间隙序数的标志
	肋　弓	第 7～10 肋形成肋弓，是触摸肝、脾的重要标志
上肢骨	锁　骨	左锁骨中线内侧 1～2 cm 与左第 5 肋间隙交点处可扪及心尖的搏动
	肩胛冈	两侧肩胛冈内侧端的连线经过第 3 胸椎的棘突，是计数棘突的标志
	肩胛骨上、下角	上角平对第 2 肋；下角平对第 7 肋，是背部计数肋和肋间隙序数的标志
	肱骨内、外上髁	屈肘时，肱骨内、外上髁和尺骨鹰嘴三点成一等腰三角形
	尺骨鹰嘴	伸肘时，肱骨内、外上髁和尺骨鹰嘴三点成一直线
	桡骨茎突	前面内侧有桡动脉通过

（续表）

部　位	骨性标志名称	临床意义
下肢骨	髂　嵴	两侧髂嵴最高点的连线，平对第4腰椎棘突，是腰椎穿刺时的定位标志
	髂前上棘	脐与右髂前上棘连线的中外1/3交点处称麦氏点，是阑尾根部的体表投影点
	髂结节	临床常在此抽取红骨髓以检查其造血功能
	耻骨结节	耻骨结节与髂前上棘之间连有腹股沟韧带
	内、外踝	内、外踝连线的中点下方是足背动脉的压迫止血点
颅骨	下颌骨	在咬肌前缘绕下颌骨下缘处，可触及面动脉的搏动，也是面动脉的止血点
	下颌角	下颌角与锁骨上缘中点连线的上1/3处，为颈外静脉的穿刺点

第二节　骨连结

一、概述

骨与骨之间的连接结构，称骨连结（bone union）。分为直接连结和间接连结两种。

（一）直接连结

直接连结（图2-33）是骨与骨之间借致密结缔组织、软骨和骨直接相连，其间没有腔隙，连接较牢固，运动幅度较小或不能运动，如颅顶的缝、椎骨间的椎间盘和髋骨的骨性融合。

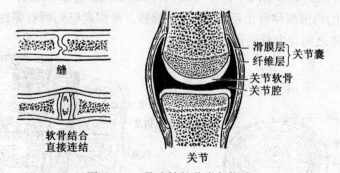

图2-33　骨连结的分类与构造

（二）间接连结

间接连结又称关节（joint），是骨与骨之间借膜性结缔组织囊相连，在相对的骨面之间有腔隙，能做不同程度的运动。

1. 关节的结构

（1）关节的基本结构：包括关节面（articular surface）、关节囊（articular capsule）和关节腔（articular cavity）三部分（图2-33）。

关节面是构成关节各骨的邻接面,并由一层光滑的关节软骨覆盖。关节软骨具有减少摩擦和缓冲外力冲击的作用。关节囊为结缔组织所构成的膜性囊,分为内、外两层,外层叫纤维层,厚而坚韧;内层叫滑膜层。关节腔是关节囊与关节软骨之间密闭的腔隙,腔内含有由滑膜层分泌的少量滑液。

(2) 关节的辅助结构:如韧带、关节盘或半月板等,可加强关节的稳固性和灵活性。

2. 关节的运动

(1) 屈和伸:是骨绕关节冠状轴进行的运动。两骨之间角度变小的动作为屈,角度变大的动作为伸。

(2) 内收和外展:是骨绕关节矢状轴进行的运动。骨向正中矢状面靠拢的动作称内收;远离正中矢状面的动作称外展。

(3) 旋转:是骨绕关节垂直轴进行的运动。骨的前面转向内侧的动作叫旋内,转向外侧的动作称旋外。

(4) 环转:屈、外展、伸和内收四种动作的连续运动,称环转。运动时,骨的近侧端在原位转动,远侧端做圆周运动。

二、躯干骨连结

躯干骨借骨连结构成脊柱和胸廓。

(一)脊柱

脊柱(vertebral column)由 24 块椎骨、1 块骶骨和 1 块尾骨构成,位于背部的正中。脊柱有保护脊髓、内脏和支持体重、运动的功能。

1. 椎骨连结

椎骨之间借椎间盘、韧带和关节等相连接。

(1) 椎间盘:位于相邻的两个椎体之间的纤维软骨盘,称椎间盘(intervertebral disc)(图 2-34)。它的周围部称纤维环,中央部称髓核。椎间盘坚韧而有弹性,既能牢固连接椎体,又容许椎体之间有少量的运动。

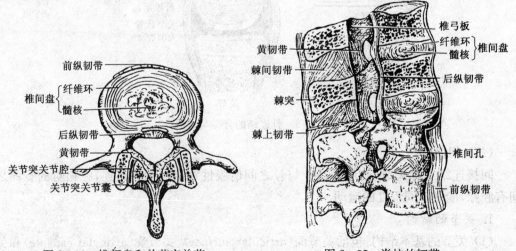

图 2-34　椎间盘和关节突关节　　　　图 2-35　脊柱的韧带

（2）韧带：连接椎骨的韧带（图 2-35）有长、短两类。长韧带有 3 条：前纵韧带和后纵韧带，分别位于椎体和椎间盘的前面和后面，对连接椎体、固定椎间盘都具有重要的作用；棘上韧带连于各个棘突的尖端，细长而坚韧。短韧带有 2 条：黄韧带厚而坚韧，连于相邻椎弓之间；棘间韧带较薄弱，连于相邻棘突之间。

腰椎穿刺时，穿刺针由浅入深依次经过棘上韧带、棘间韧带和黄韧带。

（3）关节：相邻两椎骨的下、上关节突构成关节突关节（图 2-34），运动幅度很小。

2. 脊柱整体观及运动

（1）前面观：脊柱自上而下，椎体由小变大，至骶部以下又变小。脊柱的这一形态变化，与其承受的重力递增及转移有关。

（2）后面观：棘突纵行排列成一条直线。颈椎的棘突近水平伸向后方；胸椎的棘突斜向后下方，呈叠瓦状，排列较紧密；腰椎的棘突近水平向后伸出，棘突间的距离也较大，适合做穿刺。

（3）侧面观：可见脊柱有四个生理弯曲（图 2-36），包括凸向前的颈曲和腰曲，凸向后的胸曲和骶曲。这些弯曲可维持人体重心的平衡，增大脊柱的弹性，运动时可减轻对脑和内脏器官的冲击与震荡。

脊柱能做前屈、后伸、侧屈、旋转和环转等运动。其运动幅度以下颈部和下腰部最大，故此两处损伤较多见。

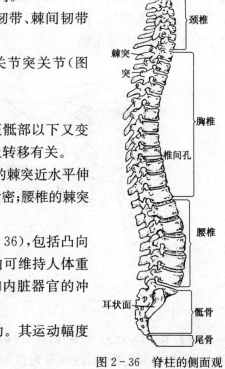

图 2-36　脊柱的侧面观

（二）胸廓

胸廓（thorax）由 12 块胸椎、12 对肋和 1 块胸骨连接而成（图 2-37）。肋的后端与胸椎构成关节。肋的前端，第 1～7 对肋软骨与胸骨直接相连；第 8～10 对肋软骨依次连于上位肋软骨的下缘，共同形成肋弓；第 11,12 对肋前端游离。胸廓呈扁圆形，上窄下宽。有上、下两口，上口小，由第 1 胸椎、第 1 对肋及胸骨柄上缘围成；下口大，由第 12 胸椎及第 11,12 对肋和左右肋弓及剑突共同围成。相邻两肋之间的间隙，称肋间隙。

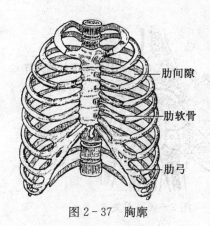

图 2-37　胸廓

胸廓具有保护胸腔和一部分腹腔脏器的功能。肋在呼吸肌牵引下可上提或下降，从而改变胸腔容积，参与呼吸运动。

三、四肢骨连结

四肢骨连结，可分上肢骨连结和下肢骨连结。由于功能不同，上肢骨连结较灵活，下肢骨连结较稳固。

（一）上肢骨连结

1. 肩关节

肩关节（shoulder joint）由肱骨头与肩胛骨的关节盂组成（图2-38）。其结构特点是：肱骨头大，关节盂小，关节囊薄而松弛；前、后、上壁有肌、肌腱加强；下壁较薄弱，是肩关节脱位的常见部位。肩关节是人体活动幅度最大、运动最灵活的关节，能做屈、伸、内收、外展、旋转和环转运动。

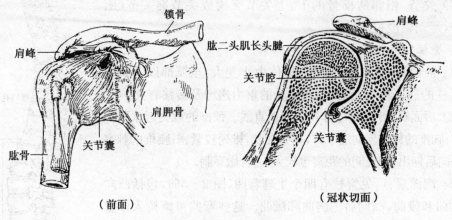

图2-38 肩关节

2. 肘关节

肘关节（elbow joint）由肱骨下端和尺、桡骨上端连接而成（图3-39）。关节囊的前、后壁都较薄而松弛，两侧有韧带加强，关节囊外下部有桡骨环状韧带环绕桡骨头。小儿的桡骨头发育不全，环状韧带松弛，如强烈提拉小儿前臂时，常可发生桡骨头半脱位。肘关节能做屈、伸运动。

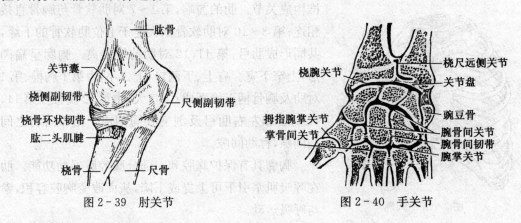

图2-39 肘关节　　　　　　　　图2-40 手关节

3. 手关节

手关节（joints of hand）包括桡腕关节、腕骨间关节、腕掌关节、掌指关节和指骨间关节（图2-40），各关节的名称均与构成关节各骨的名称相应。桡腕关节（腕关节）由桡骨下端的远侧面、尺骨头下方的关节盘和近侧列外侧的三块腕骨组成，可做屈、伸、内收、外展和环转运动。

（二）下肢骨连结

1. 骨盆

骨盆（pelvis）（图 2-41）由骶骨、尾骨和左、右髋骨连接而成，具有保护骨盆腔内的器官和传递重力等作用。骨盆借岬、弓状线、耻骨梳和耻骨联合上缘构成的界线，分上方的大骨盆和下方的小骨盆。两侧的坐骨支和耻骨下支连成耻骨弓，其间的夹角称耻骨下角。大骨盆的内腔是腹腔的一部分；小骨盆的内腔，称骨盆腔。从青春期开始，骨盆出现性别差异。女性骨盆的形态特点主要有：骨盆宽而短，上口圆形，下口宽大，盆腔圆桶状，耻骨下角 90°～100°。这些特点与妊娠和分娩有关。

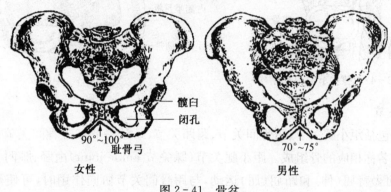

髋臼
闭孔
90°～100°
耻骨弓
女性

70°～75°
男性

图 2-41　骨盆

2. 髋关节

髋关节（hip joint）由髋臼和股骨头组成（图 2-42）。其结构特点是：关节囊厚而坚韧，囊的周围有韧带加强，囊内有股骨头韧带，连于股骨头与髋臼之间。髋关节运动形式与肩关节相同，但由于股骨头深藏于髋臼内，且受韧带的限制，囊又较厚韧，故运动幅度较肩关节小。

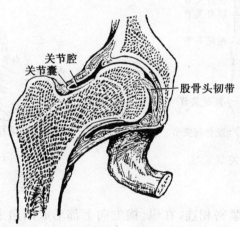

关节腔
关节囊
股骨头韧带

图 2-42　髋关节（冠状切面）

3. 膝关节

膝关节（knee joint）由股骨下端、髌骨及胫骨上端组成（图 2-43,2-44）。其结构特点是：关节囊前方有髌韧带加固，关节囊内有连于胫骨和股骨的前、后交叉韧带，防止胫骨过度前后移动。在股骨和胫骨之间垫有内侧半月板和外侧半月板，使两骨的关节面更为适应,从而加强了关节的稳固性和灵活性。膝关节主要做屈、伸运动。

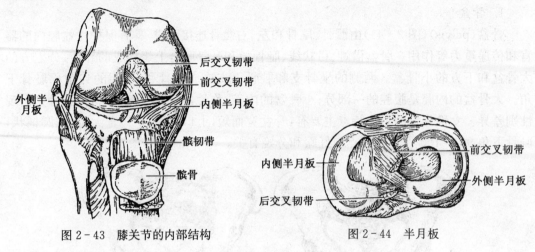

图2-43　膝关节的内部结构　　　　　图2-44　半月板

4. 足关节

足关节包括距小腿关节、跗骨间关节、跗跖关节、跖趾关节和趾骨间关节(图2-45),均由与关节名称相应的骨组成。距小腿关节(踝关节 ankle joint)由胫、腓两骨的下端和距骨组成,可做背屈(伸)和跖屈(屈)运动,与跗骨间关节协同作用时,可使足内翻和外翻。足底朝向内侧的运动称内翻,足底朝向外侧的运动称外翻。

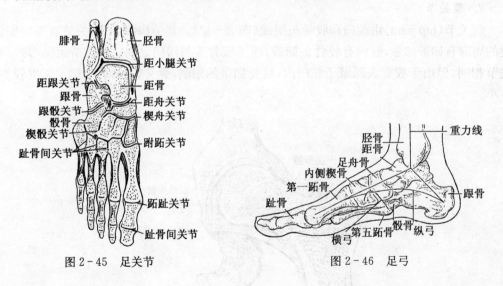

图2-45　足关节　　　　　　　　　图2-46　足弓

5. 足弓

足骨借关节和韧带紧密相连,在纵、横方向上都形成凸向上方的弓形结构,称足弓(arcus plantaris)(图2-46)。足弓具有弹性,在行走、跑跳和负重时,可缓冲地面对人体的冲击力,还可保护足底的血管、神经。

四、颅骨连结

颅骨之间多数以致密结缔组织或软骨直接相连,只有下颌骨与颞骨之间以颞下颌关节

（图2-47）相连。颞下颌关节（下颌关节）的关节囊较松弛,关节腔内有关节盘。两侧颞下颌关节必须同时运动,才可做下颌骨上提（闭口）、下降（张口）、前移、后退和侧方运动。

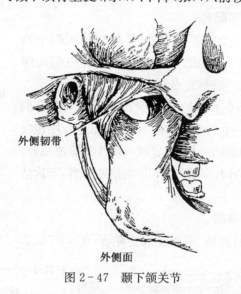

外侧面

图2-47　颞下颌关节

第三节　骨骼肌

一、概述

运动系统的肌均属骨骼肌（skeletal muscle）,每一块肌都有一定的形态、结构和功能,有丰富的血管、淋巴管,受一定的神经支配。

（一）骨骼肌的形态分类

根据肌的外形,可分为四种：① 长肌,呈长梭形或带状,多分布于四肢；② 短肌,短小,主要分布于躯干深部；③ 扁肌,扁薄宽阔,多分布于躯干浅部；④ 轮匝肌,呈环形,位于孔、裂的周围（图2-48）。

（二）骨骼肌的大体构造

骨骼肌由肌腹和肌腱构成（图2-48）。肌腹多位于肌的中部,由骨骼肌纤维构成,具

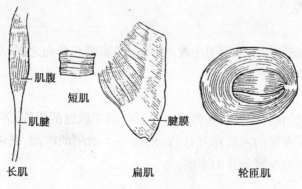

图2-48　肌的形态

有收缩性。肌腱位于肌的两端,附于骨骼上,由致密结缔组织构成,无收缩功能,起到力的传递作用。长肌的腱多呈条索状;扁肌的腱多薄而宽阔,又称腱膜。

(三) 骨骼肌的起止和配布

一般骨骼肌都越过一个或多个关节,其两端分别附于两块或两块以上骨面(图 2-49)。通常把位于躯干的内侧或四肢近侧的一端称起点,另一端称止点。

大多数肌都成群配布在关节的周围,其配布形式与关节的运动轴密切相关,即在每一个运动轴的两侧,都配布有作用相反的两群肌。配布在运动轴的同一侧,完成同一动作的肌或肌群,称协同肌;配布在运动轴两侧,作用完全相反的肌或肌群,互称拮抗肌。

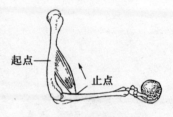

图 2-49 肌的起止点

(四) 骨骼肌的辅助结构

骨骼肌的辅助结构有筋膜、滑膜囊和腱鞘等(图 2-50,2-51)。

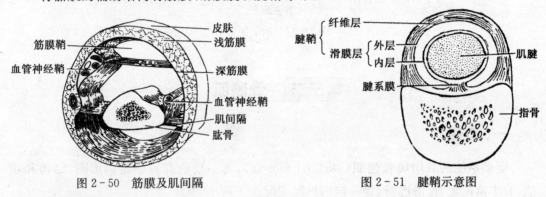

图 2-50 筋膜及肌间隔　　　　图 2-51 腱鞘示意图

1. 筋膜

筋膜分浅筋膜和深筋膜。

(1) 浅筋膜:是皮肤深面的疏松结缔组织,也称皮下筋膜(皮下组织),有血管、淋巴管及神经走行。

(2) 深筋膜:是位于浅筋膜深面的致密结缔组织,包裹每一块骨骼肌。四肢的深筋膜伸入肌群,并附着于骨面,形成厚而致密的肌间隔,以分隔肌群。深筋膜还包绕血管、神经,形成血管神经鞘。

2. 滑膜囊

滑膜囊为结缔组织构成的密闭小囊,多存在于肌腱与骨面之间,形扁壁薄,内含少量滑液,有减少摩擦的作用。

3. 腱鞘

腱鞘呈双层套管状,分为内、外两层。内层包绕于肌腱的周围,外层与周围的结缔组织相连。内、外两层在鞘的两端相互移行,形成一个封闭的腔隙,其内含有少量的滑液。当肌收缩时,腱鞘可减少腱与骨的摩擦。

二、全身骨骼肌

全身骨骼肌包括躯干肌、头肌和四肢肌,见书前彩图。

(一)躯干肌

躯十肌包括背肌、颈肌、胸肌、膈、腹肌和会阴肌。

1. 背肌

背肌位于躯干背面,主要有斜方肌、背阔肌和竖脊肌等(见书前彩图)。

(1)斜方肌(trapezius):位于背上部,为三角形扁肌,左、右侧相合成斜方形。整肌收缩,可使肩胛骨向脊柱靠拢,如肩胛骨固定,两侧同时收缩时,可使头后仰。

(2)背阔肌(lentissimo dorsi):位于背下部,肌束向外上方集中,止于肱骨体上部前面。该肌收缩,可使臂内收、旋内和后伸。

(3)竖脊肌(erector spinae):纵列于棘突两侧,收缩时使脊柱后伸并仰头。

2. 颈肌

颈肌位于颅和胸廓之间,主要有颈阔肌和胸锁乳突肌等(图2-52)。

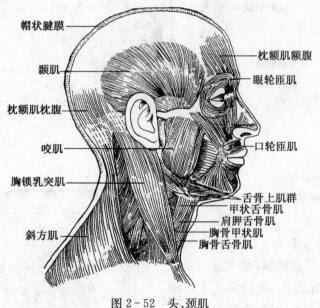

图2-52 头、颈肌

(1)颈阔肌:位于浅筋膜内,是一块非常薄的扁肌,属于皮肌,有紧张颈部皮肤和下拉口角等作用。

(2)胸锁乳突肌(sternocleidomastoid):位于颈的外侧部,起于胸骨柄和锁骨外侧端,肌纤维斜向后上,止于颞骨乳突。该肌一侧收缩,使头向同侧倾斜,面部转向对侧;两侧同时收缩,使头后仰。

3. 胸肌

胸肌参与构成胸壁,主要包括胸大肌、前锯肌和肋间肌等(图2-53)。

(1)胸大肌(pectoralis major):位于胸前壁的上部,收缩时可使臂内收和旋内;当上肢固定时,胸大肌收缩可上提躯干。

(2)前锯肌:位于胸廓的外侧,此肌收缩可拉肩胛骨向前。

(3)肋间肌:位于肋间隙内,分浅、深两层。浅层称肋间外肌,收缩时可提肋以助吸气;深层称肋间内肌,收缩时可降肋以助呼气。

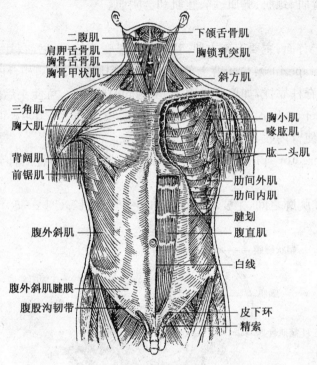

图2-53 躯干肌(前面)

4. 膈(diaphragm)

膈分隔胸腔和腹腔,为一块向上膨隆的扁肌(图2-54)。其周围部由肌束构成,附于胸廓下口及其附近的骨面;中央部为腱膜,称中心腱。膈上有主动脉裂孔、食管裂孔和腔静脉孔,分别有主动脉、食管和下腔静脉通过。

膈是重要的呼吸肌。膈收缩时,膨隆部下降,胸腔容积扩大,引起吸气;膈舒张时,膨隆部升复原位,胸腔容积缩小,引起呼气。

5. 腹肌

腹肌位于胸廓下部和骨盆上缘之间,包括腹前外侧壁的三块扁肌

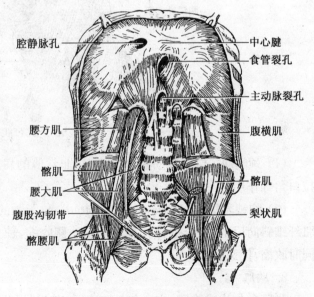

图2-54 膈和腹后壁肌

和腹直肌(图2-53),腹后壁的腰方肌。

(1)腹外斜肌:是腹前外侧壁最浅的扁肌,大部分肌束都斜向前下方,移行为广阔的腱膜。腱膜的下部增厚连于髂前上棘和耻骨结节之间,形成腹股沟韧带(inguinal ligament)。在耻骨结节的外上方,腱膜有一略呈三角形的裂孔,称腹股沟管浅环(皮下环)。

(2)腹内斜肌:位于腹外斜肌的深面,肌束自后向前呈扇形散开,大部分肌束在腹直肌的外侧缘附近移行为腱膜。

(3)腹横肌:位于腹内斜肌的深面,肌束横向内侧,在腹直肌外侧缘附近移行为腱膜。

(4)腹直肌:位于腹前壁正中线的两侧,周围包有上述三对扁肌腱膜形成的腹直肌鞘。腹直肌的肌束上下纵行,其前部有3~4条横行的腱性结构,称腱划。

(6)腰方肌:位于腹后壁脊柱的外侧(图2-54)。

腹肌的作用有保护腹腔器官;收缩时可降肋助呼气,使脊柱做前屈、侧屈和旋转运动;与膈共同收缩时,可增加腹压,有助于排便、排尿、呕吐和分娩。

6. 会阴肌

指封闭小骨盆下口的肌群。

(二)头肌

头肌(图2-52)可分面肌和咀嚼肌两部分。

1. 面肌

面肌(facial muscles)起于颅骨,止于皮肤,收缩时能牵动面部皮肤显示出种种表情,故又称表情肌。主要包括:① 面部的眼轮匝肌和口轮匝肌,分别有缩小睑裂和口裂的作用;② 颅顶的枕额肌,有两个肌腹,分别位于枕部和额部及两肌腹之间,以帽状腱膜相连。

2. 咀嚼肌

咀嚼肌(masticatory muscles)位于颞下颌关节的周围,主要有咬肌和颞肌。咬肌位于下颌骨的外面,颞肌位于颞窝内,都可在体表摸到。两肌收缩,都可上提下颌骨。

(三)四肢肌

四肢肌包括上肢肌和下肢肌。上肢肌数目多而细小,下肢肌数目少而粗壮,这形态上的差异,与它们的功能相适应。

1. 上肢肌

上肢肌按其所在部位,分为肩肌、臂肌、前臂肌和手肌(见书前彩图)。

(1)肩肌:主要有三角肌(deltoideus),收缩时可使肩关节外展。三角肌的外上1/3部,肌质丰厚,且无重要的血管、神经经过,是临床上肌内注射常选部位。

(2)臂肌:前有肱二头肌,能屈肘关节;后有肱三头肌,能伸肘关节,互为拮抗肌。

(3)前臂肌:数目较多,分前、后两群。

前群的作用是屈腕、屈指和旋前。屈腕时,前臂远端中部明显可见外侧的桡侧腕屈肌肌腱和内侧的掌长肌肌腱。

后群的作用是伸腕、伸指和旋后。

(4)手肌:外侧群较发达,共同形成的丰满隆起称鱼际。外侧群肌收缩可使拇指做内收、外展、屈和对掌运动(拇指指腹与其他各指指腹相对的动作称对掌);内侧群共同形成小鱼际,其主要作用是屈小指和使小指外展;中部群可使第2,3,4指做内收和外展运动。

2. 下肢肌

下肢肌按部位分为髋肌、大腿肌、小腿肌和足肌(见书前彩图)。

(1) 髋肌:分布于髋关节的周围,可分前、后两群。前群主要有髂腰肌(图2-54),由髂肌和腰大肌结合而成,收缩时可使髋关节前屈和旋外。下肢固定时,可前屈躯干。后群位于臀部。浅层有臀大肌(gluteus maximus),收缩时可使大腿后伸并旋外。臀大肌位置表浅,略呈四边形,肌质厚实,外上1/4部无重要的神经和血管通过,为肌肉注射最常选部位。深层有臀中肌、臀小肌和梨状肌等。

(2) 大腿肌:前群有缝匠肌和股四头肌。缝匠肌可屈髋关节和膝关节。股四头肌主要作用是伸膝关节,其肌腱自髌骨下延成髌韧带。内侧群主要有长收肌等,可收髋关节;后群主要有股二头肌,能伸髋关节、屈膝关节。

(3) 小腿肌:主要有小腿三头肌,以强大的肌腱即跟腱止于跟骨。

(4) 足肌:主要位于足底。

三、肌间结构和肌性标志

(一)肌间结构

1. 腹直肌鞘

腹直肌鞘为包裹腹直肌的纤维性鞘,由腹前外侧三层扁肌的腱膜构成,分前、后两层。

2. 白线

白线(linea alba)由两侧腹直肌鞘的纤维在正中线交织而成(图2-53),自剑突直达耻骨联合。白线的上部较宽,下部极窄;白线结构坚韧,血管稀少。

3. 腹股沟管

腹股沟管(inguinal canal)(图2-55)位于腹股沟韧带内侧半的稍上方,是腹前壁下部一个斜行间隙,管的内口称腹股沟管深环(腹环),外口为腹股沟管浅环。管内男性有精索通过,女性有子宫圆韧带通过。腹股沟管是腹壁结构的薄弱区,在特殊情况下,腹腔内容物,可由此突出,形成腹股沟斜疝。

4. 腹股沟三角

腹股沟三角位于腹前壁的下部,内侧界是腹直肌的外侧缘,外侧界是腹壁下动脉,下界是腹股

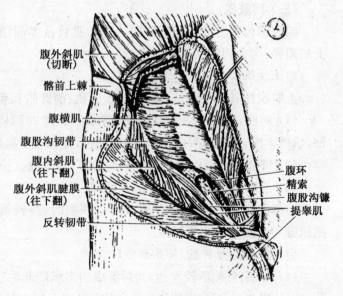

腹外斜肌(切断)
髂前上棘
腹横肌
腹股沟韧带
腹内斜肌(往下翻)
腹外斜肌腱膜(往下翻)
反转韧带
腹环
精索
腹股沟镰
提睾肌

图2-55 腹股沟管

沟韧带。腹股沟三角也是腹壁的薄弱区和疝的易发部位。

5. 腋窝

腋窝位于胸外侧壁和臂上部之间,是由肌围成的锥体形腔隙。腋窝内有神经、血管和淋巴结等。

6. 肘窝

肘窝是位于肘关节前方的三角形凹窝。窝内有血管、神经通过。

7. 股三角

股三角位于大腿前上部,是由腹股沟韧带、缝匠肌及长收肌围成的三角形区域。股三角内,由外向内依次排列着股神经、股动脉和股静脉。

8. 腘窝

腘窝是位于膝关节后面的一个菱形窝,较深,由脂肪组织填充,并且有血管、神经通过。

(二) 肌性标志

人体的肌性标志有竖脊肌、咬肌、胸锁乳突肌、腹股沟韧带、三角肌、肱二头肌、掌长肌肌腱、桡侧腕屈肌肌腱、臀大肌、股四头肌、髌韧带和跟腱等。

知识运用

一、颅囟穿刺术

前囟、后囟穿刺术:在诊治新生儿疾病中,常需经静脉采集血液以供检查。因在四肢、头皮及颈部的浅静脉穿刺不易成功,常在失败后改用前囟或后囟穿刺取血。此法适用于前、后囟未闭合婴儿。

前囟在临床上常做婴儿发育和颅内压变化的检查部位之一。前囟饱满见于各种颅内压增高者,是婴儿脑膜炎、脑炎的重要指征;囟门凹陷常见于脱水或极度消瘦的小儿。

二、椎间盘突出症与腰腿痛

正常椎间盘的弹性很大,能抵抗巨大压力而不会破裂。随着年龄的增大以及经常受挤压、扭转等外力的作用,椎间盘逐渐发生退行性变,失去弹性,可因脊柱猛然屈转而引起周围环破裂,髓核膨出,称椎间盘突出症。

纤维环前厚后薄,故髓核容易向后外脱出,突入椎管和椎间孔,产生压迫神经的症状。由于腰部的活动度较大,故此病多发生于腰部,而出现腰腿痛。

三、颅顶层次与头皮

颅顶层次由浅入深可分为皮肤、皮下组织、帽状腱膜、腱膜下疏松组织、颅骨外膜等五层。前三层紧密相连,不易分开。当头皮撕裂时,此三层可一并撕脱,因此临床上把这三层视为一层,称头皮。头皮深面是腱膜下疏松组织,较疏松,又称腱膜下间隙,间隙内有通向颅内的导血管。头皮的感染,可扩散到全部颅顶,也可经导血管向颅内扩散,因而把腱膜下间隙称颅顶的"危险区"。

四、肌内注射的部位

临床上进行肌肉注射通常选用肌肉较厚,远离大神经大血管的骨骼肌。最常用的部位是臀大肌,其次是臀中肌、臀小肌、股外侧肌及三角肌等。

臀大肌肌内注射一般有两种定位方式:①"十"字法。从臀裂顶点向左或右划一水平线,然后从髂嵴最高点上作一垂直平分线,在外上方 1/4 处为注射部位(避开内角)。② 连线法。取髂前上棘和尾骨连线的外上 1/3 处为注射部位。此处肌质肥厚,且血管和神经少,是临床上肌内注射最常选的部位。臀大肌肌内注射不应偏下偏内,以免损伤坐骨神经。

股四头肌中的股外侧肌肌部较宽厚,可选用做肌内注射。定位:大腿中段外侧,髋关节下 10 cm 至膝关节的范围。

三角肌的外上 1/3 部肌质丰厚,且无重要的血管、神经通过,也是临床上肌内注射常选部位。定位:上臂外侧,肩峰下 2~3 横指处。

复习思考题

一、名词解释

椎间孔　椎管　胸骨角　骶角　肋弓　鼻旁窦　关节腔　关节
椎间盘　黄韧带　腹直肌鞘　腹股沟管　界线　翼点　白线

二、问答题

1. 老人与儿童比较,谁更容易发生骨折?为什么?

2. 全身有哪些骨?请在活体上指出它们的部位。

3. 颈椎、胸椎和腰椎有哪些主要特点?

4. 计数椎骨和肋的骨性标志各有哪些?

5. 何谓骨连结?举例说明骨连结的分类。

6. 何谓关节?关节的基本结构和辅助结构有哪些?

7. 全身用于肌内注射的肌有哪些?注射时应注意什么?

8. 简述肩关节和髋关节的组成、结构特点和运动形式。

9. 骨盆的组成,大小骨盆的区分,女性骨盆的特点。

10. 结合自身,在活体上触摸全身骨性和肌性标志。

(李玉华)

第三章

神经系统

学习目标

掌握：神经系统的组成和区分；脊髓的位置与外形；牵张反射的概念、类型及意义；脊神经的数目和组成；脑干和小脑的位置与外形；丘脑感觉投射系统的特点与作用；大脑半球的分叶及重要沟回；内囊的形态与结构特点；大脑皮质机能定位；12 对脑神经的名称；内脏痛的特点和牵涉痛的概念及意义；锥体系和锥体外系对躯体运动的调节功能；自主神经的主要功能。

熟悉：神经系统的常用术语；突触传递过程及传递特征；脊髓的内部结构和脊神经的主要神经丛及其分支；脑干的内部结构和主要功能；小脑的主要功能；12 对脑神经的主要分支与分布；大脑皮质运动区对躯体运动控制的特点；脑和脊髓被膜及其周围间隙；脑室及脑脊液循环；自主神经的递质、受体的种类及功能。

了解：大脑半脑的内部结构；条件反射建立的条件及人类条件反射的特点与生物学意义；正常脑电图的基本波形；感觉传导径路；纹状体、血-脑屏障、脊休克、去大脑僵直、胆碱能纤维、肾上腺素能纤维的概念。

神经系统(nervous system)是人体主要的功能调节系统，全面调节着机体各器官、系统的功能，以适应内外环境的变化，维持生命活动的正常进行。人体内各器官的功能不是孤立地各自进行，它们之间相互联系，相互影响。同时人体又是在一个经常变化的环境中生活，环境的变化必然会随时影响体内各种功能，这就需要对体内各种功能不断做出迅速而又完善的调整，使机体与环境取得平衡统一。实现这一调整的机构就是神经系统。因此，神经系统在人体生命活动中起着主导作用。

第一节　概　述

一、神经系统的组成和区分

（一）神经系统的组成

神经系统主要是由神经元及神经胶质细胞所组成。神经元具有接受刺激、传递信息和整合信息的机能，它通过树突和胞体接受从其他神经传来的信息，并进行整合然后通过轴突将信息传给其他神经元或相应的效应器。

（二）神经系统的区分

整个神经系统分为中枢神经和周围神经两部分（图3-1）。

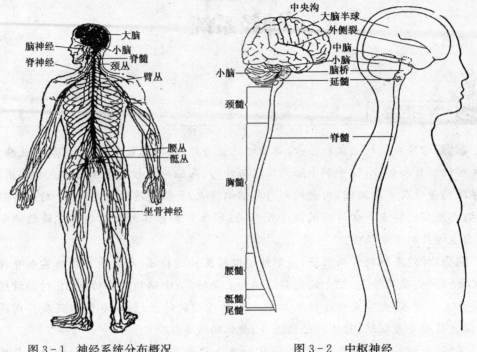

图3-1　神经系统分布概况　　　　图3-2　中枢神经

1. 中枢神经

中枢神经包括脑和脊髓。脑位于颅腔内，脊髓在椎管中，两者以枕骨大孔为界。脑又可分脑干（延髓、脑桥、中脑）、小脑、间脑和端脑四部分（图3-2）。

2. 周围神经

周围神经为脑和脊髓延伸向身体各部分的神经，包括脑神经和脊神经。

周围神经系统按其机能与分布范围不同，区分为躯体神经和内脏神经。

（1）躯体神经：其中枢部在脑、脊髓内，周围部（包括脑神经和脊神经）分布于体表和骨骼肌，接受和传导躯体感受器的刺激，并控制所有骨骼肌的活动。

（2）内脏神经：其中枢分散在脑和脊髓内，周围部单独存在或混合在脑神经和脊神经中，分布于内脏、心血管和腺体等，管理平滑肌、心肌和腺体活动。内脏神经分为内脏感觉和内脏运动两部分。其内脏运动性神经又称为自主神经。

神经系统的组成和区分可概括为：

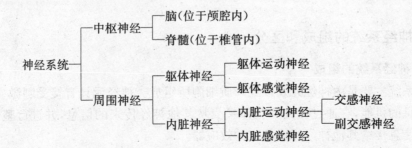

二、神经系统的常用术语

神经元在神经系统中的分布有一定的规律,它们在神经系统中的不同部位有不同的名称。学生在学习神经系统时,必须掌握这些术语。

(一)灰质和白质

在脑和脊髓的切面上,神经元胞体聚集之处,肉眼观察呈灰色,称为灰质(grey matter)。在大脑半球和小脑表面的灰质,特称为皮质(cortex)。在中枢神经内,神经元突起聚集之处,肉眼观察呈白色,称为白质(white matter)。大脑和小脑内的白质,特称为髓质(medulla)。

(二)神经核和神经节

位于中枢神经白质内部的神经元胞体聚集而成的灰质块,称为神经核(nucleus);在中枢神经以外的神经元胞体聚集的部位形状略膨大,称为神经节(ganglion)。

(三)纤维束和神经

神经元较长的突起(主要是轴突),称为神经纤维。在中枢神经内部,机能相同的神经纤维聚集在一起,称为纤维束(fasciculus)。各种纤维束的命名方法,一般是由起点到止点来决定的。在中枢神经以外,神经纤维集中在一起,由结缔组织包裹,称为神经(nerve)。神经互相连接成丛,称为神经丛。

(四)网状结构

在中枢神经内灰质和白质相交错,其中神经纤维交织成网,神经元胞体在其中,称为网状结构(reticular formation)。网状结构主要分布在脑干内。

第二节　神经元的机能和反射中枢

一、神经纤维的传导机能

神经纤维具有高度的兴奋性和传导性,其基本功能是传导兴奋。沿着神经纤维传导的兴奋称为神经冲动。神经纤维传导兴奋具有如下特征。

(一)结构和功能的完整性

神经纤维传导兴奋时,必须保持其结构和功能的完整性。神经被切断后,冲动即不能通过。神经受压力、冷却或麻醉剂作用时,结构的完整性虽然没有遭受破坏,但功能完整性已受影响,神经冲动的传导即受到阻滞。

(二)双向传导

神经纤维的某点受刺激而兴奋后,兴奋会向两端传导。但是,在反射弧内,突触的传递呈单向。

(三)绝缘性

在一条神经干或神经纤维束内有千百条神经纤维,但神经纤维传导兴奋时,只沿着本纤维行走,并不影响相邻的其他神经纤维。这种特性称为神经的绝缘性传导。这主要与髓鞘具有绝缘性有关。

(四)相对不疲劳性

神经纤维传导兴奋不易疲劳,即使连续刺激神经达 9~12 h,神经仍不显疲劳。这种特性对执行传导机能、保证中枢神经与各器官的联系是有利的。

二、神经元之间的信息传递

神经元之间可通过突触(synapse)传递信息。信息通过突触由突触前神经元向突触后神经元的传递称突触传递(synaptic transmission)。

(一)突触的分类

突触在结构上可分为三类(图 3-3):① 轴突与胞体相接触所构成的突触,称为轴-体突触;② 轴突与树突构成的突触,称为轴-树突触;③ 轴突与轴突相接触所构成的突触,称为轴-轴突触。由于突触机能上的不同,又可分为兴奋性突触和抑制性突触两大类。

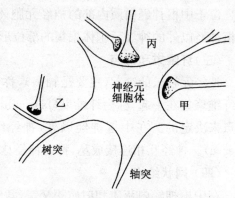

图 3-3 突触类型
甲 轴-体突触;乙 轴-树突触;丙 轴-轴突触

(二)突触传递的过程

1. 兴奋性突触传递

突触前神经元兴奋时,冲动传导至末梢,释放兴奋性递质与突触后膜上受体结合后,提高后膜对 Na^+ 的通透性,Na^+ 内流使后膜发生局部去极化,称为兴奋性突触后电位(excitatory postsynaptic potential,EPSP),EPSP 发展到一定水平时,引发动作电位,即突触后神经元兴奋。

2. 抑制性突触传递

突触前神经元兴奋时,释放抑制性递质与突触后膜受体结合后,提高后膜对 K^+ 和 Cl^- 的通透性,使后膜发生超极化,称为抑制性突触后电位(inhibitory postsynaptic potential,IP-SP),IPSP 可降低突触后膜的兴奋性,使突触后神经元呈现抑制效应。

上述突触传递过程归纳如下:

突触前神经末梢兴奋——→释放兴奋性递质——→兴奋性突触后电位(突触后膜去极化)——→突触后神经元兴奋。

突触前神经末梢兴奋——→释放抑制性递质——→抑制性突触后电位(突触后膜超极化)——→突触后神经元抑制。

运动神经末梢与肌肉之间的接触部分,称为神经-肌肉接头(图 3-4)。其中,肌纤维膜称为终板膜。当神经冲动传到神经末梢时,末梢即释放化学递质。递质再作用于终板膜,产生局部去极化的电位变化,称为终板电位(end-plate potential)。当终板电位发展到一定水平时,即引起肌肉的兴奋收缩。目前已经明确,神经-肌肉接头中的化学递质是乙酰胆碱(acetylcholine，Ach)。

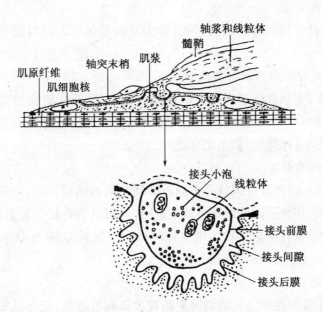

图3-4　神经-肌肉接头示意图

神经冲动引起肌肉兴奋以致收缩的过程,大致经过以下几个步骤:

神经冲动传到运动神经末梢──→神经末梢接头小泡释放乙酰胆碱──→终板电位(终板膜去极化)──→肌肉兴奋──→肌肉收缩。

三、反射中枢活动的一般规律

反射中枢是指中枢神经系统内,为完成某一反射活动所必须的神经细胞群及其突触联系。在反射中,以反射中枢的结构和功能最为复杂,并起着重要作用。每一反射的中枢结构,称为该反射的中枢,如呼吸中枢、心血管中枢、膝跳反射中枢、吞咽中枢等。

(一) 反射中枢兴奋传递的特征

中枢信息传递要经过一个或多个突触,其传递过程具有以下特征。

1. 单向传递

兴奋在神经纤维上的传导可以是双向的,但在突触处的传递是单向的,即神经冲动只能由突触前神经元向突触后神经元传递。

2. 兴奋总和

突触末梢传来一次冲动常不足以使突触后神经元产生兴奋,如果由同一突触前末梢连续传来一系列冲动,或是由许多突触前末梢同时传来冲动,引起较多的递质释放,就能够引起突触后神经元的兴奋。这种现象就是兴奋的总和(summation)。

3. 中枢延搁(突触延搁)

神经冲动由突触前末梢传递至突触后神经元时,耗时较多,称为突触延搁。反射进行过程中通过的突触数越多,中枢延搁所耗时间就越长。

4. 兴奋的扩散

当刺激加强时,中枢兴奋的范围扩大,称为兴奋的扩散。此时表现为反射活动的范围扩大。

5. 对内环境变化的敏感性和易疲劳性

在反射活动中,突触部位是反射弧中最易疲劳的环节,同时突触部位也最易受内环境变化的影响。缺氧或二氧化碳过多及麻醉剂的使用等均可降低突触部位的兴奋性及传递能力,使中枢兴奋性降低,甚至完全丧失。

(二)反射中枢的抑制

中枢活动的另一个神经过程就是抑制。抑制是兴奋的对立面,由于兴奋和抑制存在着对立统一的关系,使神经活动能够协调地进行,可以认为在任何反射活动过程中,神经中枢既有兴奋过程,也有抑制过程。中枢抑制分为突触后抑制(postsynaptic inhibition)和突触前抑制(presynaptic inhibition)。

1. 突触后抑制

突触后抑制是抑制性神经元的轴突末梢释放抑制性递质,使与其发生突触联系的突触后神经元产生抑制性突触后电位,而出现的抑制。由于这种抑制是发生在突触后膜上的,故称为突触后抑制。

2. 突触前抑制

突触前抑制是指通过某种生理机制减少了兴奋性突触的递质释放,使得神经冲动传至该突触时不容易或甚至不能引起其突触后的神经元兴奋,而呈现出抑制性效应。这时突触后膜的兴奋性并不变化,亦不产生抑制性突触后电位,说明出现抑制效应的原因不在突触后膜而是在突触前膜的变化,故称为突触前抑制。

四、神经递质

突触传递是以化学物质为媒介的,神经系统中参与信息传递的化学物质统称神经递质(neurotransmitter)。根据递质存在和释放的部位不同,可分为外周递质和中枢递质两类。

(一)外周递质

由传出神经元末梢释放并参与信息传递的化学物质称外周递质。目前确认的外周递质主要有乙酰胆碱(acetylcholine, Ach)和去甲肾上腺素(norepinephrine, NE)两类。此外,还有嘌呤类或肽类。

(二)中枢递质

中枢神经系统内,参与信息传递的化学物质称中枢递质。主要分为三类:① 乙酰胆碱,在中枢神经系统内分布很广;② 单胺类,是指多巴胺、去甲肾上腺素和 5-羟色胺,它们分别组成不同的递质系统;③氨基酸类,现已肯定,中枢神经系统内一部分氨基酸是神经递质,如 r-氨基丁酸(GABA)、甘氨酸、谷氨酸等。

第三节 脊髓和脊神经

一、脊髓

（一）脊髓的位置和外形

脊髓（spinal cord）位于椎管内，呈扁圆柱形。上端平枕骨大孔和脑相连接，下呈圆锥状，成人圆锥的末端达第1腰椎下缘（新生儿达第3腰椎水平）（图3-5）。脊髓表面不平整，有一些凹陷的沟和裂。脊髓全长有两处膨大，分别为颈膨大和腰膨大，上面连到到上肢和下肢的神经根。

脊髓两侧的前后方各有一排由神经纤维组成的神经根，在前方的称为前根，在后方的称为后根。前根与后根在椎间孔处合成脊神经（图3-6），脊神经共有31对。与每一对脊神经相连的一段脊髓，称为脊髓节段。因此，脊髓有相应的31个节段，即颈段8个、胸段12个、腰段5个、骶段5个和尾段1个。因脊髓比椎管短，脊髓节和相应骨的位置不完全在同一高度（图3-7）。

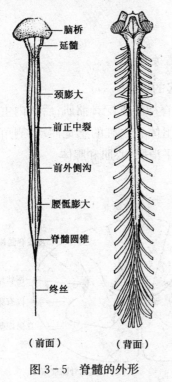

脑桥
延髓
颈膨大
前正中裂
前外侧沟
腰骶膨大
脊髓圆锥
终丝

（前面） （背面）

图3-5 脊髓的外形

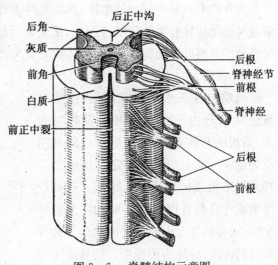

后角
灰质
前角
白质
前正中裂
后正中沟
后根
脊神经节
前根
脊神经
后根
前根

图3-6 脊髓结构示意图

（二）脊髓的内部结构

在脊髓的横断面上，可见到中央为蝶形的灰质，灰质的周围称为白质（图3-6）。

1. 灰质

蝶形的灰质纵贯脊髓全长，中间有中央管。灰质前端膨大，称前角；后端窄细，称后

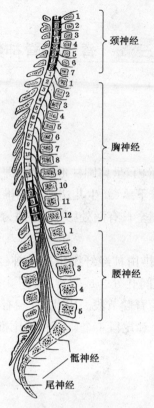

颈神经

胸神经

腰神经

骶神经

尾神经

图 3-7　脊髓节段与椎骨的位置关系

角;在脊髓的胸段和上腰段,前后角之间还有向外侧突起的侧角。

前角内有运动神经元的胞体,其轴突组成前根,再经脊神经支配骨骼肌;后角内主要聚集着与感觉传导有关的联络神经元,接受由后根传入的躯体和内脏的感觉冲动;侧角内为交感神经节前纤维的胞体所在处,其轴突加入前根,支配平滑肌、心肌和腺体。

2. 白质

白质包在灰质的周围,每侧白质又被前后根分为三索。前根的腹侧为前索,后根的背侧为后索,前后根之间的白质为侧索。索是由具有一定功能的上下神经纤维束或传导通路所组成。这些纤维束或将脊髓各段的传入冲动向上传导至脑;或将脑部发出的传出冲动向下传导到脊髓各段,故称为传导束。传导束主要有:由脊髓上行的薄束、楔束(传导躯干、四肢深感觉)和脊髓丘脑束(传导躯干、四肢浅感觉),由脑的各部下行的皮质脊髓束(传导大脑皮质冲动至脊髓)、红核脊髓束、前庭脊髓束以及网状脊髓束等(图3-8)。

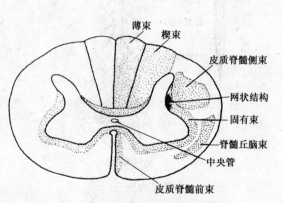

薄束　楔束

皮质脊髓侧束

网状结构

固有束

脊髓丘脑束

中央管

皮质脊髓前束

图 3-8　脊髓内主要传导束

（三）脊髓的功能

脊髓是中枢神经系统的低级部分。在正常状态下,脊髓的活动受高位脑的控制。它的功能可归纳为如下两个方面。

1. 传导功能

脊髓是脑和周围联系的通道。脊髓白质的上、下行纤维束具有"上传下达"的作用。除头面部外,身体大部分的感觉都经传入神经传至脊髓,再经上行传导束传至脑;经过脑的综合分析后由运动神经发出冲动,经下行传导束下行,抵达前角运动神经元;前角运动神经元把冲动传到效应器,产生运动。

2. 反射功能

脊髓灰质是许多简单反射的中枢,它能完成躯体和内脏两类反射。

（1）躯体反射:凡是通过骨骼肌的收缩而表现出来的反射活动,统称为躯体反射。

① 牵张反射:骨骼肌受外力牵拉而伸长时,可反射地引起被牵拉的肌肉收缩,称为牵张反射(stretch reflex)。牵张反射分为腱反射(tendon reflex)和肌紧张(muscle tonus)两种类型。腱反射:叩击肌腱,快速牵拉肌肉时发生的牵张反射,称为腱反射。如叩击髌骨下方股四头肌腱,引起股四头肌反射性收缩,产生伸膝运动(图3-9)。此外,还有常用的肱二头肌反射、肱三头肌反射、跟腱反射等。腱反射的意义在于了解神经系统的功能状态。肌紧张:缓慢持续牵拉肌肉时,被牵拉的肌肉发生微弱而持久的收缩,以对抗牵拉,阻止被拉长,这种牵张反射称为肌紧张,其主要意义在于维持躯体姿势。

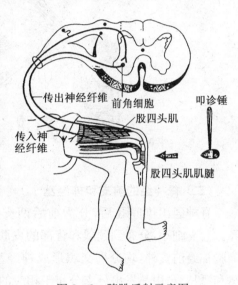

图3-9　膝跳反射示意图

② 屈肌反射:皮肤接受损害性刺激时,受刺激肢体的屈肌收缩,肢体出现屈曲反应,称为屈肌反射。它具有保护性意义。临床上检查的跖反射就是屈肌反射的一种。

（2）内脏反射:在脊髓内有内脏神经中枢,能完成一些内脏反射活动。如在脊髓腰骶段有排尿、排便反射的低级中枢。脊髓的反射活动受高级中枢的控制,高级中枢可加强或抑制脊髓的反射活动。

3. 脊休克

脊髓与高位脑中枢离断后,断面以下暂时丧失反射活动的能力,进入无反应状态,称为脊休克(spinal shock)。其主要表现为离断面以下脊髓所支配的骨骼肌紧张性降低甚至消失,外周血管扩张,血压下降,发汗反射消失,粪尿在直肠和膀胱积聚。这说明动物的躯体和内脏反射活动均减退,甚至消失。随后,某些反射可逐步恢复。

脊休克的产生机制主要是由于脊髓突然失去高位中枢的控制作用所致。脊休克的产生和恢复,说明脊髓完成一些反射活动是在高位中枢调控下进行的。

二、脊神经

(一) 脊神经的数目和组成

脊神经连于脊髓,共有 31 对:其中颈神经有 8 对,胸神经有 12 对,腰神经有 5 对,骶神经有 5 对,尾神经有 1 对。脊神经前根由脊髓前角运动神经元的轴突及侧角的交感或副交感神经元的轴突所组成,这些纤维随脊神经分布到骨骼肌、心肌、平滑肌及腺体,管理肌肉的收缩和腺体的分泌,所以前根神经纤维的功能是运动性的。后根由脊神经内的感觉神经元的轴突组成,感觉神经元的轴突随脊神经分布于身体各处,并形成各种感觉神经终末结构,感受各种刺激,所以后根的功能是感觉性的。由此可见,由前后根合成的脊神经是混合性神经(图 3-10)。

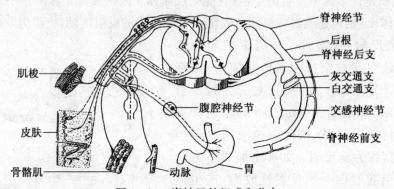

图 3-10 脊神经的组成和分布

(二) 脊神经的前支和神经丛

脊神经出椎间孔后,分为前后两支。每支都属混合神经。后支细小,分布到颈项和背部的皮肤和肌肉;前支粗大,除胸神经前支外,均分别交织形成神经丛,有颈丛、臂丛、腰丛和骶丛,再由丛发出分支分布于相应的区域(图 3-11)。

1. 颈丛

颈丛由第 1～4 颈神经的前支组成,位于胸锁乳突肌的深面,发出皮支与肌支。

(1) 皮支:在胸锁乳突肌后缘中点处穿出,其分支主要分布至颈前部、肩部、胸上部以及头的后外侧皮肤。

(2) 肌支:主要是膈神经,由第 3～5 颈神经组成,为混合神经,分布至膈、胸膜、心包和一部分腹膜等。膈神经受刺激时产生呃逆,受损时产生膈肌麻痹,严重时出现呼吸困难。

2. 臂丛

臂丛由第 5～8 颈神经的前支和第 1 胸神经前支的大部分组成。臂丛在锁骨中点后方较集中,临床上臂丛阻滞麻醉在此进行。臂丛的主要分支如下。

(1) 肌皮神经(musculocutaneous nerve):肌支分布于臂

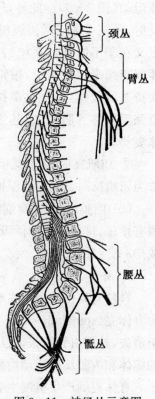

图 3-11 神经丛示意图

前肌群,皮支分布于前臂外侧皮肤。

(2) 正中神经(median nerve):分支支配前臂大部分屈肌、手掌桡侧肌和皮肤。正中神经损伤后,患者可出现"猿手"的特殊症状(图3-12)。

(3) 尺神经(ulnar nerve)·主要支配前臂尺侧少量屈肌、手掌尺侧肌群和正中神经分布以外的肌及手尺侧半皮肤。尺神经损伤时,手指运动异常,呈"爪形手"(图3-12)。

(4) 桡神经(radial nerve):主要支配上肢的伸肌群和上肢背面、手背桡侧的皮肤。肱骨中段骨折易伤及桡神经,可呈现伸肌群功能障碍的"垂腕症"(图3-12)。

(5) 腋神经(axillary nerve):自腋窝向后外绕肱骨外科颈行走,分布于三角肌和肩部皮肤。肱骨外科颈骨折时,该神经受损,可导致三角肌瘫痪,上肢不能外展。

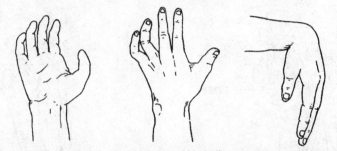

"猿手"(正中神经损伤) "爪形手"(尺神经损伤) "垂腕"(桡神经损伤)

图3-12 上肢神经损伤的手形

3. 胸神经前支

胸神经前支共12对,除第1胸神经前支大部分参与臂丛、第12胸神经前支的一部分参与腰丛外,其余均不成丛。第1~11胸神经前支走在相应的肋间隙中,称肋间神经(intercostal nerve);第12对胸神经前支走在第12肋下方,称肋下神经(subcostal nerve)。肋间神经在肋间内、外肌之间、肋间血管下方沿各肋沟前行,至腋前线附近离开肋骨下缘,行于肋间隙中,并在胸、腹壁侧面发出外侧皮支(图3-13)。肋间神经本干继续前行,上6对肋间神经在胸骨侧缘处浅出,称前皮支;下5对肋间神经和肋下神经从肋弓深面斜向下内行于腹内斜肌与腹横肌之间,穿腹内斜肌腱膜进入腹直肌鞘,至

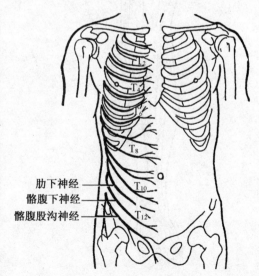

肋下神经
髂腹下神经
髂腹股沟神经

图3-13 胸神经前支分布

腹白线附近浅出为前皮支。肋间神经的肌支支配肋间肌和腹前外侧群肌,皮支分布于胸、腹前壁的皮肤及胸、腹膜的壁层。

胸神经前支在胸、腹壁皮肤的分布有明显的节段性,由上而下按顺序排列大致是:T_2

相当于胸骨角平面，T_4 相当于乳头平面，T_6 相当于剑胸联合平面，T_8 相当于肋弓最低平面，T_{10} 相当于脐平面，T_{12} 则分布于耻骨联合与脐连线中点平面。临床上常依此检查感觉障碍的平面来判断脊髓损伤的节段或测定麻醉平面的高低。

4. 腰丛

腰丛由第 12 胸神经前支的一部分，第 1 至 3 腰神经前支和第 4 腰神经前支的一部分组成，位于腰大肌深面。腰丛的主要分支如下。

（1）股神经（femoral nerve）：是腰丛最大的分支，经腹股沟韧带深面至股三角，分支分布于股前群肌和股前、小腿内侧面皮肤（图 3 - 14）。

（2）闭孔神经（obturator nerve）：穿闭孔到大腿内侧，分布于大腿内侧肌群和皮肤。

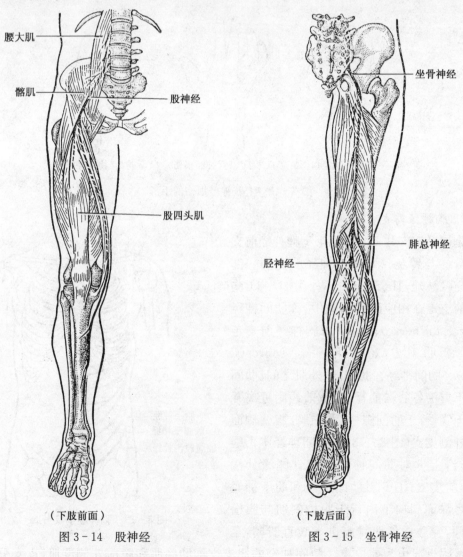

腰大肌

髂肌

股神经

股四头肌

坐骨神经

腓总神经

胫神经

（下肢前面）　　　　　　　　（下肢后面）

图 3 - 14　股神经　　　　　　图 3 - 15　坐骨神经

5. 骶丛

由第 4 至 5 腰神经前支组成的腰骶干和全部骶尾神经的前支组成。骶丛主要分支如下。

（1）阴部神经：出梨状肌下孔绕坐骨棘，入坐骨肛门窝，分布于外阴部的肌和皮肤。

（2）坐骨神经（sciatic nerve）：是全身最粗大的神经，经梨状肌下孔出骨盆，在臀大肌深面下降，经坐骨结节与股骨大转子连线中点处下行于股二头肌深面，降至腘窝，在腘窝上方分为胫神经和腓总神经。坐骨神经肌支支配大腿后肌群（图3-15）。

① 胫神经（tibial nerve）：沿腘窝下行于小腿三头肌深面，分支分布于小腿后肌群和皮肤，主干经内踝后方下行入足底，分为足底内、外侧神经，分支分布于足底肌和皮肤。

② 腓总神经（common peroneal nerve）：沿腘窝外侧缘下降，绕过腓骨颈，分为腓浅神经和腓深神经。腓浅神经支配小腿外侧肌肉、皮肤及足背、部分足趾皮肤，腓深神经支配小腿前群肌及足背肌。皮支分布于第1～2趾背面相对缘皮肤。腓总神经在腓骨头下方位置浅表，易损伤。损伤后主要引起小腿前群肌和外侧群肌瘫痪，足不能背屈，趾不能伸，称"马蹄内翻足"（图3-16）。

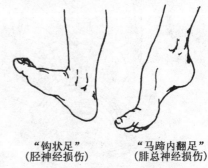

"钩状足"
（胫神经损伤）

"马蹄内翻足"
（腓总神经损伤）

图3-16　小腿神经损伤后足畸形

第四节　脑和脑神经

一、脑

脑（brain）位于颅腔内，由脑干、小脑、间脑及端脑（左右大脑半球）组成（图3-17）。

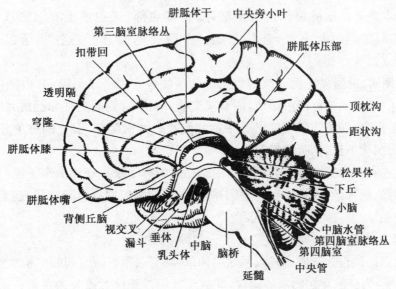

图3-17　脑的正中矢状切面

（一）脑干

脑干(brain stem)是脊髓向颅内延伸的部分。它下端在枕骨大孔处与脊髓相连，上端与间脑相连。脑干自下而上又可分为延髓、脑桥、中脑三段[图 3-18(a)，3-18(b)]。

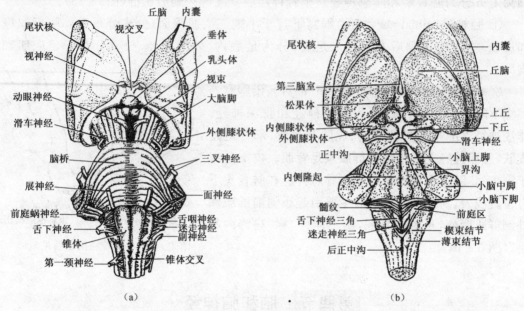

图 3-18 脑干
(a)脑干腹面；(b)脑干背面

1. 脑干的外形

（1）腹侧面：延髓腹侧面上部正中裂的两侧各有一纵形隆起称锥体，内有皮质脊髓束（又称锥体束）通过。自锥体下端起，皮质脊髓束的大部分纤维左、右交叉形成浅纹，称锥体交叉。脑桥腹侧面宽阔膨隆，称基底部；正中线上有纵形浅沟，称基底沟。基底部的两侧逐渐缩窄，连接小脑。中脑腹侧面有一对柱状隆起，称大脑脚[图 3-18(a)]。

（2）背侧面：延髓背侧面下部的后正中沟两侧各有两个纵形隆起，内侧的称薄束结节，内有薄束核；外侧的称楔束结节，内有楔束核。延髓背侧面上部和脑桥共同形成菱形的凹窝，称菱形窝，即第四脑室底部。中脑背侧面有两对隆起，上方的称上丘，是视觉反射中枢；下方的称下丘，是听觉反射中枢[图 3-18(b)]。

脑干上连有 10 对脑神经。其中，与中脑相连的有动眼神经和滑车神经，与脑桥相连的有三叉神经、展神经、面神经和前庭蜗神经，与延髓相连的有舌咽神经、迷走神经、副神经和舌下神经。

2. 脑干的内部结构

脑干内部结构包括灰质、白质、网状结构以及第三、第四脑室间的中脑水管。

（1）灰质：为分散存在的灰质团块，即神经核。神经核大致分为两类：一类与脑神经相连，称脑神经核；另一类与脑神经没有直接关系，称非脑神经核，主要包括延髓的薄束核、楔束核和中脑的红核、黑质等。

（2）白质：多位于腹侧部和外侧部，由功能不同的纤维束构成。一类为上行纤维束，包括内侧丘系、脊髓丘脑束（脊髓丘系）、三叉丘系等；另一类为下行传导束，主要是锥体束等。

（3）脑干网状结构：位于脑干中央区，与各级中枢均有广泛联系，是非特异性投射系统的结构基础。

3. 脑干的功能

脑干的机能是多方面的，现分述如下。

（1）传导功能：脑干有传导感觉和运动机能的神经纤维通过，这些纤维是大脑与脑干、小脑、脊髓的重要联系途径，故脑干有传导的机能。

（2）对大脑皮质的作用：脑干网状结构有上行系统构成非特异性投射系统，能使大脑保持清醒状态。这一机能系统被称为上行激动系统（ascending activating system）。有些药物，如氯丙嗪，就是由于抑制了网状结构这一传导途径，而具有催眠、镇静的作用。

（3）对肌紧张的调节：脑干网状结构有抑制肌紧张的抑制区和加强肌紧张的易化区。它们分别通过下行神经通路到达脊髓，对肌紧张起抑制或加强的作用。某些高位中枢也通过脑干网状结构易化区或抑制区，引起抑制或加强肌紧张的作用（图3-19）。

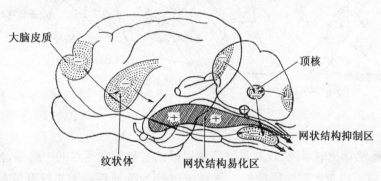

图3-19　网状结构下行系统示意图

在正常情况下，抑制作用和易化作用共同作用于脊髓中枢，两者对抗取得相对平衡，以维持适度的肌紧张。若这种平衡被破坏，则会出现肌紧张减弱或亢进。如在中脑四叠体上、下丘之间切断的动物，出现四肢伸直、头尾昂起、脊柱挺硬的角弓反张状态，称去大脑僵直（decerebrate rigidity）。这是由于大脑皮层运动区和纹状体等部位与网状结构的功能联系被切断，由这些部位下传的抑制性始动作用被阻断，而造成脑干抑制区活动减弱而易化区活动相对增强，结果使全身伸肌肌紧张亢进，出现去大脑僵直的现象。

（4）对内脏活动的调节：在延髓存在着调节心血管运动和呼吸运动的中枢。此外，吞咽、唾液的分泌、咳嗽、呕吐等反射活动均需要有延髓的存在。因此，延髓是维持生命活动必要的中枢所在部位,被称为生命中枢。中脑对血压、心率等活动有影响,中脑又是瞳孔对光反射中枢的所在部位。

(二)间脑

间脑(diencephalon)位于中脑上方,两大脑半球之间(图3-17),大部分被半球所覆盖,并与两半球紧密连接。两侧间脑之间为一狭小的腔隙,称为第三脑室。间脑主要包括丘脑与下丘脑。

1. 丘脑

(1)丘脑的结构:位于间脑的背部(又称背侧丘脑),为一对卵圆形的灰质块,被"Y"形的白质纤维(内髓板)分隔为前核群、内侧核群和外侧核群(图3-20)。在丘脑的后下方有一小突起,称为内侧膝状体,是听觉的皮层下中枢。其外侧另有一突起,称为外侧膝状体,是视觉的皮层下中枢。各种感觉(除嗅觉)传导束都在丘脑内更换神经元后,才能投射到大脑皮层,所以丘脑是皮层下感觉中枢。

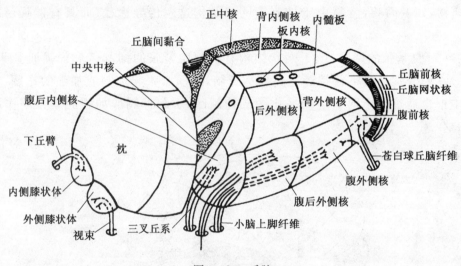

图3-20　丘脑

(2)丘脑感觉投射系统:丘脑是除嗅觉以外的各种感觉通路的中继站,换元后发出感觉投射纤维进一步向大脑皮层投射。该系统可分为特异性投射系统和非特异性投射系统(图3-21)。

① 特异性投射系统及其作用:除嗅觉以外的各种感觉冲动经脊髓、脑干上行到丘脑感觉接替核,再按排列顺序,投射到大脑皮层的特定感觉区,其特点是每一种感觉的传导投射径路都是专一的,具有点对点的投射关系,故称为特异性投射系统(specific projection system)。其主要功能是引起特定的感觉,并激发大脑皮层发出神经冲动。

② 非特异性投射系统及其作用:上述各种感觉传导到的纤维经过脑干时,发出许多侧支,与脑干网状结构的神经元发生突触联系,经多次换元,抵达丘脑的髓板内核群,由此发出纤维,弥散地投射大脑皮层的广泛区域,这一投射途径称为非特异性投射系统(unspecific projection system)。其纤维向大脑皮层投射时不具有点对点的投射关系,失去了原先具有的专一特异传导功能,所以是不同感觉的共同上传途径。非特异

性投射系统的主要功能是维持与改变大脑皮层的兴奋性,使大脑保持清醒状态。前述脑干网状结构上行激动系统主要是通过非特异性投射系统而发挥作用的。

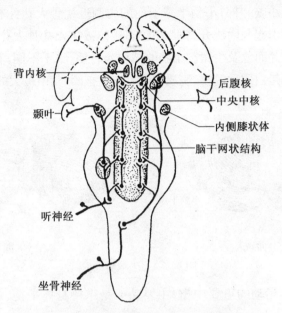

图 3-21 感觉投射系统示意图

实线代表特异性投射系统;虚线代表非特异性投射系统

2. 下丘脑

下丘脑位于丘脑的前下方,由前向后包括视交叉、灰结节、漏斗、垂体和乳头体。

下丘脑内含多个核群,重要的有视上核和室旁核(图 3-22),两核均能分泌血管升压素(vasopression,VP)和催产素(oxytocin,OXT)。

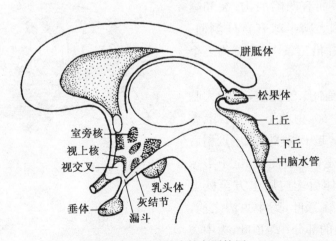

图 3-22 下丘脑的主要核团

下丘脑是较高级的调节内脏活动的中枢,也是调节内分泌活动的较高级中枢。它把内脏活动和其他生理活动联系起来,调节体温、摄食、水平衡、腺垂体激素分泌、情绪反应等。

（三）小脑

小脑(cerebellum)(图 3-23)位于延髓与脑桥的背侧。两侧膨隆的部分称为小脑半球；中间较窄的部分称为小脑蚓部；小脑半球下面的内侧近枕骨大孔处有椭圆形隆起，称小脑扁桃体。当颅脑疾病引起颅内压升高时，小脑扁桃体被挤入枕骨大孔，形成枕骨大孔疝(小脑扁桃体疝)，压迫延髓而危及生命。小脑的结构与脊髓、脑干不同，其外表为灰质，称为小脑皮层。皮层的深部是白质称髓质，髓质内藏有灰质核团，其中最大的一对称齿状核。

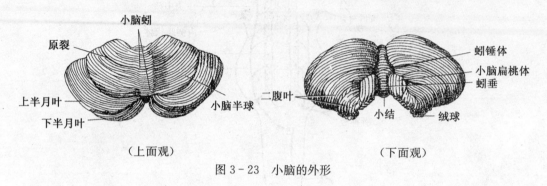

（上面观）　　　　　　　（下面观）

图 3-23　小脑的外形

小脑是调节躯体运动的重要中枢，主要功能是维持身体平衡、调节肌紧张和协调随意运动。

（四）大脑

大脑又称端脑(telencephalon)，主要由左右大脑半球组成，两个半球借胼胝体相连。大脑是中枢神经系统的最高级部分，人类的大脑是在长期进化过程中发展起来的思维和意识的器官。

1. 大脑半球的外形和分叶

大脑半球表面有凹陷的沟、裂和隆起的脑回。每侧大脑半球有背外侧面、内侧面和下面，并借三条沟、裂分为五个叶(图 3-24)。

三条沟、裂是：① 外侧裂，起于大脑半球外侧面的中部，由前下方向后上方行走；② 中央沟，起于半球上缘中点稍后方，向前下方行走；③ 顶枕裂，位于半球内侧面，自胼胝体后端向后上方至脑上缘。五个叶是：① 额叶，为中央沟之前，大脑外侧裂以上的部分；② 顶叶，为中央

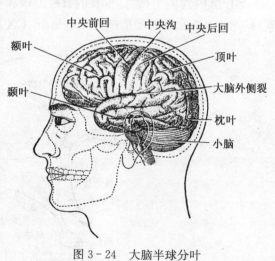

图 3-24　大脑半球分叶

沟之后，大脑外侧裂和顶枕裂以前的部分；③ 枕叶，较小，为顶枕裂以后的部分；④ 颞叶，为大脑外侧裂以下的部分；⑤ 岛叶，埋于外侧裂的深面。

2. 大脑半球的重要沟、回

大脑半球的重要沟、回[图 3-25(a)，3-25(b)]，各叶均有许多沟、回。

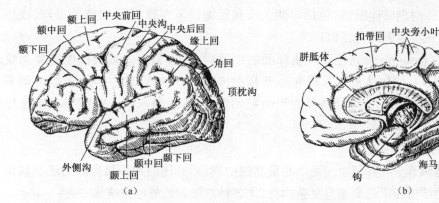

图 3-25 大脑半球

（a）大脑半球外侧面；（b）大脑半球内侧面

（1）在大脑背外侧面的有：额叶的中央前沟、中央前回、额上和额下沟、额上、额中和额下回，顶叶的中央后沟、中央后回，颞叶的颞横回。

（2）在大脑内侧面的有：扣带回、海马旁回、距状裂。

（3）在大脑下面有：嗅球和嗅束。

3. 大脑半球的内部结构

大脑表层为皮质，深部为白质，在白质中的灰质团块为基底神经核。此外，在左右半球内各有一个侧脑室。

（1）大脑皮质：大脑半球的表面由灰质覆盖，称大脑皮质（或称大脑皮层），内含大量的神经元，据估计约有 140 亿个；神经元之间具有广泛的突触联系，具有复杂的生理机能。

（2）大脑白质：位于大脑皮质的深面，由大量的神经纤维构成。这些纤维可分为三类。① 联络纤维，即联系同侧半球各部分皮质的纤维；② 连合纤维，即联系左右两半球的纤维，其中主要为胼胝体；③ 投射纤维，即为大脑皮质与皮质下各部之间的上下行纤维，绝大部分都通过内囊。

内囊（internal capsule）位于丘脑、尾状核与豆状核之间，是由大脑皮质的下行运动纤维和脊髓、脑干的上行感觉纤维聚合而成。在大脑水平面上，两侧内囊呈尖端向内侧的"＞＜"型，包括前肢、后肢及中间的内囊膝。其中含有皮质核束、皮质脊髓束、丘脑皮质束以及视觉、听觉传导束（即视辐射和听辐射）等。因此，内囊是大脑皮层与下级中枢联系得"交通要道"（图3-26）。当一侧内囊出血，压迫内囊纤维束时，会出现严重的功能障碍，可导

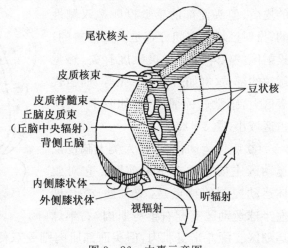

图 3-26 内囊示意图

致三偏综合症：① 对侧肢体偏瘫（包括对侧舌瘫和眼裂以下面瘫）；② 对侧偏身深、浅感觉障碍；③ 两眼视野对侧同向性偏盲。

（3）基底核（basal nuclei）：位于皮质深面的白质内，靠近脑底。基底核中主要为纹状体（striate body）。纹状体由尾状核和豆状核组成（图 3-26），其主要的功能是调节肌紧张和协调肌群的活动。纹状体受损可引起帕金森病（震颤麻痹）或舞蹈病（手足徐动症）。

4. 大脑的功能

大脑皮质是调节全身各部生理活动的最高级中枢，而其他的神经机构则居于从属地位。大脑皮质的结构和活动愈来愈复杂，对机体各种机能的调节也愈精细完善。

（1）大脑皮质的功能定位：根据大脑皮质各个部位在主要功能上的差异，可将其划分为多个功能区（图 3-27），称为大脑皮质功能定位。大脑皮质的主要功能分区如下。

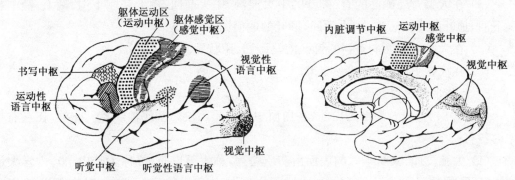

图 3-27 大脑皮质功能区

① 躯体感觉代表区：全身躯体感觉在大脑皮层的投射区主要集中在中央后回，称为第一感觉区。其规律是：交叉性投射，身体一侧的感觉传入投射至对侧的皮质，但头面部的感觉投射是双侧性的；投射区域在空间分布是头足倒置的；投射区的大小与感觉灵敏度有关，感觉敏锐的部位（例如唇、舌、手指等）所占代表区大，感觉迟钝部位（例如躯干等）所占区域小（图 3-28）。

② 躯体运动代表区：人类大脑皮层运动区主要集中在中央前回。它对躯体运动控制的特点是：交叉性支配，即左半球运动区支配右半身肌肉，右半球

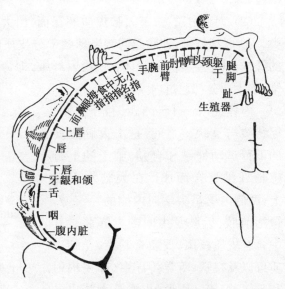

图 3-28 大脑皮质感觉代表区

运动区支配左半身肌肉，但头面部肌肉则受双侧支配；具有精细的功能定位，定位安排是倒置的；代表区所占的面积与运动的精细程度有关。运动愈精细的部位（例如手）所

占的代表区就愈大。刺激皮质运动区所引起的肌肉运动,主要为个别肌肉的收缩(图3-29)。

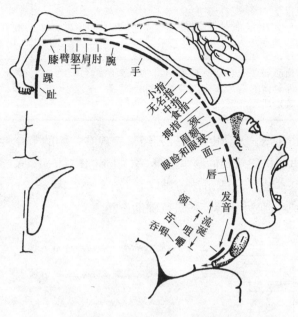

图3-29　大脑皮质运动代表区

③ 视觉区:在枕叶距状裂两侧。左侧枕叶皮质接受两眼视网膜左半的传入冲动,右侧枕叶皮质接受两眼视网膜右半的传入冲动。一侧枕叶受损,引起双眼对侧偏盲。

④ 听觉区:分布在颞叶皮质的颞上回和颞横回,呈双侧投射。故一侧颞叶受损,不会导致耳聋。

⑤ 语言区:是人类所特有的。人类的语言是复杂的高级神经活动的产物,语言机能要在后天经过学习和训练才能逐渐形成。语言不仅与语言区有关,而且整个大脑都参与活动。善于用右手的人,语言区偏于左半球,称为语言优势半球。

大脑皮质功能定位的概念是相对的,各功能区不是孤立的而是相互有密切联系的。

(2) 大脑的高级神经活动:是指大脑更为复杂的功能活动。

① 条件反射:是后天获得性反射,是个体在生活过程中,在非条件反射基础上建立起来的反射活动。其反射弧不固定,有很大的易变性和可塑性。条件反射形成的基本条件是无关刺激与非条件刺激在时间上的反复结合,这个过程称为强化。条件反射建立后,如得不到强化,将会逐渐消退;如不断地得到强化,就可以巩固下来。人们的学习也是一个条件反射建立的过程,要将知识巩固,就需要不断地强化(指不断复习)。

条件反射可大大增强机体活动的预见性、灵活性、精确性和范围,使机体对复杂的环境具有更加广阔和完善的适应能力。

② 两个信号系统:在人类长期与自然斗争和社会实践中,大脑皮质得到高度分化,逐步产生了语言和抽象思维,具有第一、第二信号系统,使人类的条件反射更具备自身特征(表3-1)。

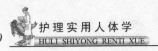

表 3 - 1　大脑皮质两个信号系统

类　别	概　念	特　点	举　例
第一信号系统	系指能对客观存在的具体信号发生反应的大脑皮质功能系统	为动物与人类所共有	铃声均可对狗和人建立唾液分泌的条件反射
第二信号系统	系指能对客观事物的抽象信号即具体的信号发生反应的大脑皮质功能系统	为人类所特有	良好的语言、文字对人心理、生理活动的积极影响

③ 大脑皮质的电活动:大脑皮质神经元经常表现有持续的节律性电位变化,称为自发性脑电活动。用脑电图机记录到的脑电波形,称为脑电图(electroencephalogram,EEG)。正常脑电图分为四种基本波形:α 波、β 波、δ 波、θ 波(图 3 - 30,表 3 - 2)。临床上用脑电图来对癫痫、颅内占位性病变及脑外伤等疾病进行辅助诊断。

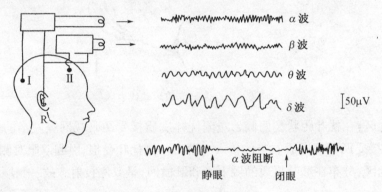

图 3 - 30　脑电图波形

表 3 - 2　正常脑电图的生理意义

波形名称	频率/Hz	振幅/μV	生理意义
α	8～13	20～100	清醒、安静、闭目时出现,表示大脑皮质处于清醒时的活动
β	14～30	5～20	紧张活动时出现,表示大脑皮质处于兴奋状态
δ	0.5～3	20～200	睡眠、深度麻醉、缺氧时出现,表示大脑皮质处于抑制状态
θ	4～7	100～150	困倦、睡眠时出现

二、脑神经

脑神经(cranial nerves)共有 12 对,与脑相连,主要分布于头面部(图 3 - 31)。其中第 10 对迷走神经还分布到胸、腹腔脏器。12 对脑神经中,第 1,2,8 对脑神经是感觉性神经;第 3,4,6,11,12 对脑神经是运动性神经;第 5,7,9,10 对脑神经是混合性神经(表 3 - 3)。脑神经含有躯体感觉纤维、内脏感觉纤维、躯体运动纤维、内脏运动纤维 4 种成分。

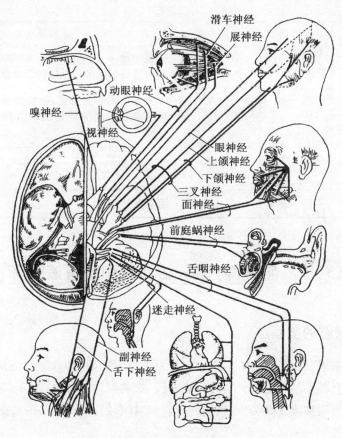

图 3-31 脑神经分布概况

表 3-3 脑神经的分布及功能

名　称	性　质	核的位置	分布及功能
嗅神经（Ⅰ）	感　觉	大脑半球	鼻腔上部黏膜，嗅觉
视神经（Ⅱ）	感　觉	间　脑	视网膜，视觉
动眼神经（Ⅲ）	运　动	中脑上丘	眼的上、下、内直肌和下斜肌，调节眼球运动；提上睑肌；瞳孔括约肌使瞳孔缩小以及睫状肌，调节晶状体凸度
滑车神经（Ⅳ）	运　动	中脑下丘	眼的上斜肌，使眼球转向下外方
三叉神经（Ⅴ）	混　合	脑桥中部	咀嚼肌运动；脸部皮肤、上颌黏膜、牙龈、角膜等的浅感觉
展神经（Ⅵ）	运　动	脑桥中下部	眼的外直肌，使眼球外转
面神经（Ⅶ）	混　合	脑桥中下部	面部表情运动；舌前 2/3 黏膜的味觉；泪腺、下颌下腺及舌下腺的分泌
前庭蜗神经（Ⅷ）	感　觉	脑桥及延髓	内耳蜗管柯氏器的听觉；椭圆囊、球囊斑及三个半规管壶腹嵴的平衡功能

（续表）

名　称	性　质	核的位置	分布及功能
舌咽神经（Ⅸ）	混　合	延　髓	咽肌运动；咽部感觉、舌后 1/3 味觉、颈动脉窦的压力感受器和颈动脉体的化学感受器的感觉
迷走神经（Ⅹ）	混　合	延　髓	咽肌运动和咽部感觉；心脏活动；支气管平滑肌和横结肠以上的消化道平滑肌的运动，消化腺分泌
副神经（Ⅺ）	运　动	延　髓	胸锁乳突肌、斜方肌的运动，使头转向对侧及提肩
舌下神经（Ⅻ）	运　动	延　髓	舌肌的运动

第五节　脑脊髓被膜、脑血管和脑脊液循环

一、脑和脊髓的被膜

　　脑和脊髓的被膜共有三层，由外向内依次为硬膜、蛛网膜和软膜。三层膜在脑和脊髓相互连续。包在脊髓外的三层膜分别称为硬脊膜、蛛网膜和软脊膜（图 3-32），而包在脑外的三层膜分别称为硬脑膜、蛛网膜和软脑膜。它们对脑和脊髓具有保护和支持的作用。

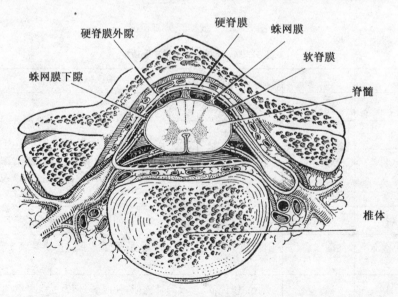

图 3-32　脊髓的被膜

　　硬脊膜与椎管壁之间有狭窄的腔隙，称为硬脊膜外隙（epidural space）（图 3-32），内有脊神经根和脂肪组织等。临床上做硬膜外麻醉就是将药物注入此腔，以阻滞神经根的传导。在蛛网膜与软脊膜和软脑膜之间的腔隙，称为蛛网膜下隙（subarachnoid space），

隙内充满脑脊液。在脊髓末端的蛛网膜下腔扩大,称为终池。临床上常在终池做腰椎穿刺抽取脑脊液或注入药物。

二、脑血管和血-脑屏障

脑组织的代谢率较高,对缺氧很敏感,因此脑血流的正常供应对维持脑的正常机能相当重要。

(一)脑动脉

脑的动脉来自颈内动脉和椎动脉(图3-33)。颈内动脉供应大脑半球前2/3和部分间脑,椎动脉主要供应大脑半球后1/3、间脑后部、小脑和脑干。

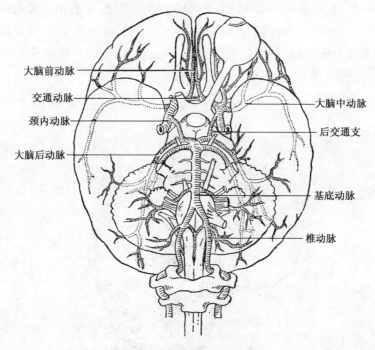

大脑前动脉
交通动脉
颈内动脉
大脑后动脉
大脑中动脉
后交通支
基底动脉
椎动脉

图3-33 脑的动脉及其分支

1. 颈内动脉

颈内动脉经颅底颈动脉管穿入颅,分支营养脑和眼球等。主要分支有:大脑前动脉、大脑中动脉、后交通动脉。这些动脉皆分出皮质支和中央支,皮质支分布于皮质,中央支分布于髓质和基底核。

大脑中动脉发出的中央支供应纹状体和内囊。高血压或动脉硬化的病人,该处中央支易破裂出血,压迫内囊的传导束,致对侧半身瘫痪,俗称"中风"。

2. 椎动脉

椎动脉经枕骨大孔入颅,在脑桥的基底部,左右椎动脉合成一支基底动脉。椎动脉和基底动脉发出分支营养脑和脊髓相应部位。

3. 大脑动脉环

大脑动脉环(Willis环),即大脑前动脉、前交通动脉、颈内动脉、大脑后动脉和后交通动脉围绕视交叉和灰结节的周围,形成动脉吻合,称大脑动脉环(cerebral arterial circle)。此动脉环对保证脑的血液供应有重要意义(图3-33)。

(二)血-脑屏障

在中枢神经系统内,毛细血管内的血液与脑组织液之间存在具有选择通透性作用的结构,称为血-脑屏障(blood-brain barrier)。其结构基础是:① 毛细血管内皮细胞及其紧密连接;② 毛细血管的基膜;③ 神经胶质细胞突起形成的胶质膜。血-脑屏障可阻止有害物质进入脑组织,维持脑组织内环境的相对稳定。

三、脑脊液循环

脑脊液(cerebral spinal fluid,CSF)是循环于脑室系统、脊髓中央管内以及蛛网膜下腔内无色透明的液体,对脑和脊髓有保护和营养作用,并调节颅内压,缓冲震荡。脑室系统是中枢神经系统内的腔隙,包括左右侧脑室、第三脑室、中脑水管和第四脑室。

脑脊液循环途径(图3-34)如下:

左右侧脑室 $\xrightarrow{\text{室间孔}}$ 第三脑室 $\xrightarrow{\text{中脑水管}}$ 第四脑室 $\xrightarrow[\text{外侧孔}]{\text{正中孔}}$ 蛛网膜下隙 $\longrightarrow$ 蛛网膜粒 $\longrightarrow$ 上矢状窦 $\longrightarrow$ 颈内静脉。

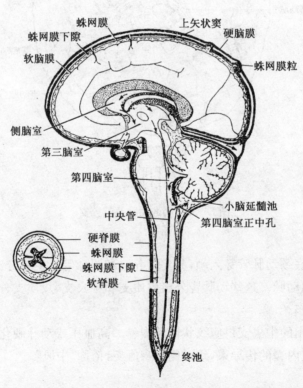

图3-34 脑脊液循环示意图

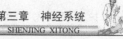

第六节　脑和脊髓的传导径路

传导径路是指大脑皮质与感受器或效应器之间传导神经冲动的通路。这种径路的纤维在脑和脊髓中聚集成束,而且走行在一定部位上,称为传导束。传导径路是实现神经系统各部位之间的联系及神经系统和周围器官联系的重要途径。

通过大脑皮质的反射弧比较复杂,其传入(上行)部分和传出(下行)部分,分别称为感觉传导径路和运动传导径路。

一、感觉传导径路

感觉器接受内外环境刺激后,通过一定传导路向上传导,到达大脑皮质的感觉中枢,就会产生感觉。这样的传导路称为感觉传导路或上行传导路。人体的感觉有多种,可分类如下(表3-4)。

表3-4　感觉的分类

名　称	一般的	特殊的
躯体感觉	浅感觉:痛觉、温度觉、触觉、压觉	视　觉
	深感觉:肌肉、肌腱、关节等感觉(即位置觉和运动觉)	听　觉
内脏感觉	一般的痛觉、胀满觉、其他意识不到的感觉	味　觉 嗅　觉

(一)浅感觉的传导径路

浅感觉的传导径路传导皮肤的痛、触和温度觉。

1. 躯干、四肢的皮肤感觉传导径路

躯干、四肢的皮肤感觉传导径路的全程由3级神经元来完成(图3-35)。

躯体和四肢的温、痛、触觉感受器──→脊神经──→脊神经节(第1级神经元)──→脊神经后根──→脊髓后角(第2级神经元)──→在脊髓交叉到对侧后上升(脊髓丘脑束)──→丘脑(第3级神经元)──→内囊──→大脑皮质(中央后回)。

2. 头面部皮肤黏膜感觉传导径路

头面部皮肤黏膜感觉传导径路的全程也由3级神经元来完成(图3-35)。

头面部皮肤和黏膜的温、痛、触压觉感受器──→三叉神经──→三叉神经节(第1级神经元)──→三叉神经感觉核(第2级神经元)──→在脑干交叉至对侧后上行(三叉丘系)──→丘脑(第3级神经元)──→内囊──→大脑皮质(中央后回)。

(二)深感觉与精细触觉传导径路

深感觉是指传导肌、腱及关节等处的位置觉和运动觉,精细触觉是指两点区别觉及对物体的大小、形状、表面纹理和实体的感觉。由于深感觉与精细触觉系共同的传导途径,故一并阐述。传导径路的全程也有3级神经元来完成(图3-35)。

躯干和四肢的肌、腱、关节感受器,皮肤的触压觉感受器——→脊神经——→脊神经节(第1级神经元)——→脊髓内上行——→薄束核、楔束核(第2级神经元)——→在延髓内交叉到对侧后上升(内侧丘系)——→丘脑(第3级神经元)——→内囊——→大脑皮质(中央后回)。

　　由于感觉在脊髓传导的特点不同,因此,在脊髓半离断情况下,浅感觉障碍发生在离断的对侧,深感觉障碍发生在离断的同侧。

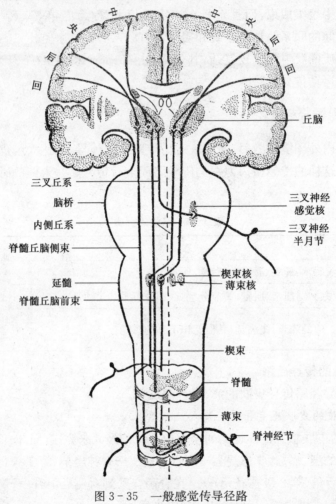

图3-35　一般感觉传导径路

(三) 视觉传导径路

　　视网膜的感光细胞受到光刺激后,产生电变化,经视觉传导径路投射到大脑皮质视觉中枢(图3-36)。

　　视网膜感光细胞$\xrightarrow{\text{神经冲动}}$双极细胞(第1级神经元)——→节细胞(第2级神经元)——→视神经——→入颅后组成视交叉——→视束——→外侧膝状体(第3级神经元)——→视辐射——→内囊——→大脑皮质(距状裂两侧)。

　　视神经纤维在经过视交叉时为不完全性交叉,来自视网膜鼻侧半的纤维相互交叉,而来自视网膜颞侧半的纤维不交叉。因此,一侧视束内含有同侧视网膜颞侧半纤维和对侧视网膜鼻侧半纤维。视觉传导路不同部位的损伤,会有不同临床表现。视束的一部分纤维进入中脑的上丘，参与瞳孔对光反射。

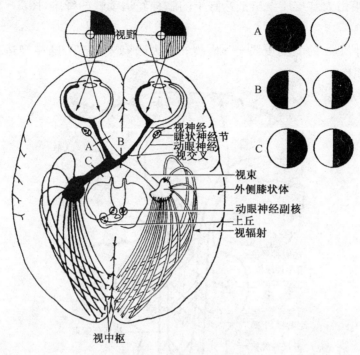

图 3-36 视觉传导径路
A. 一侧视神经全部损伤，患眼全盲；
B. 视交叉中间部损伤，引起双眼颞侧半视野偏盲；
C. 一侧视束损伤，引起双眼对侧视野同向性偏盲。

二、运动传导径路

运动传导径路又称下行传导径路。它的作用是将大脑皮质发出的冲动逐级向下传导至骨骼肌，使躯体运动直接置于随意控制之下。运动传导径路可分为锥体系和锥体外系两类。

（一）锥体系

大脑皮质控制骨骼肌随意运动的下行纤维束，称锥体系（pyramidal system）。锥体系由上下两级运动神经元组成，上运动神经元胞体位于大脑皮质内，下运动神经元胞体位于脑干或脊髓内。锥体系包括皮质脊髓束和皮质脑干束。

1. 皮质脊髓束

皮质脊髓束由大脑皮质运动神经元发出轴突，经延髓锥体下行控制脊髓前角运动神经元的下行传导系统（图 3-37）。其传导径路是：

中央前回上 2/3 的大脑皮质 ——→ 内囊 ——→ 大脑脚 ——→ 脑桥基底部 ——→ 延髓锥体

——交叉至对侧——→ 皮质脊髓侧束 ——→ 同侧前角运动细胞 ——→ 脊神经 ——→ 支配四肢肌

————————→ 皮质脊髓前束 ——→ 对侧前角运动细胞 ——→ 脊神经 ——→ 支配躯干、四肢肌。
不交叉

——→ 同侧前角运动细胞 ——→ 躯干肌

2. 皮质核束

皮质脑干束由大脑皮质发出抵达脑干的脑神经运动核的纤维(图 3-37),其传导径路是:

中央前回下 1/3 的大脑皮质—→内囊—→大脑脚—→脑干脑神经运动核—→脑神经—→头面部肌肉。

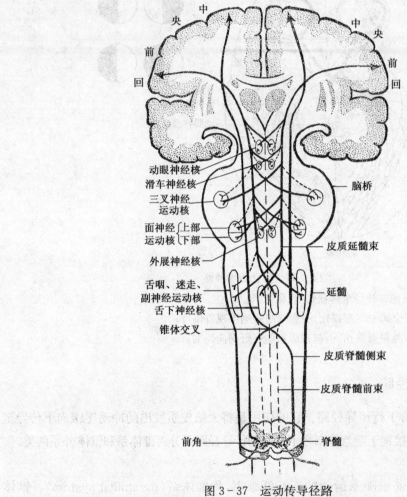

图 3-37　运动传导径路

躯干肌受双侧大脑皮质支配,一侧皮质脊髓束在锥体交叉前受损,主要引起对侧肢体瘫痪,而躯干肌运动无明显影响。

3. 锥体系的功能

锥体系的功能主要是管理随意运动,特别是四肢远端细小肌肉的精细准确的运动。皮质脊髓束管理躯干和四肢的运动,皮质核束管理头、面、颈部的运动。

(二) 锥体外系

锥体外系是指锥体系以外控制骨骼肌运动的所有下行传导径路,结构十分复杂。锥体外系的主要功能是协调肌群运动、调节肌紧张、维持姿势和习惯动作。

第七节 内脏神经

分布于内脏、心血管和腺体的神经,称内脏神经(visceral nerve),是神经系统的一个组成部分。内脏神经按性质可分为内脏运动神经和内脏感觉神经。

一、内脏运动神经

内脏运动神经(visceral motor nerve)调节内脏、心血管的运动和腺体分泌(图3-38),不受意识的控制,所以被称为自主神经(autonomic nerve)。又因其主要是调节动、植物共有的新陈代谢活动,所以又被称为植物神经(vegetative nerve)。

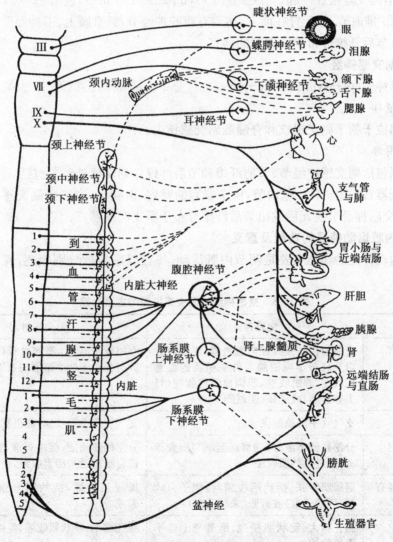

图3-38 内脏运动神经的分布

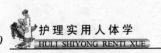

内脏运动神经自低级中枢至效应器的神经通路由两级神经元组成。低级中枢的神经元为节前神经元,其发出的纤维称节前纤维;经内脏神经节换元后称节后神经元,其发出的纤维称节后纤维。

内脏运动神经根据其结构和功能分为交感神经和副交感神经。

(一)交感神经

交感神经(sympathetic nerve)可分中枢部和周围部(图 3－38)。

1. 中枢部

中枢部位于脊髓胸 1～腰 3 节段灰质侧角内,由此发出节前纤维经脊神经前根离开脊髓,进入交感神经节。

2. 周围部

周围部包括交感神经节、节前纤维和节后纤维。交感神经节包括:① 椎旁节,位于脊椎两旁,由节间支连接在一起,构成交感干(sympathetic trunk),包括 22～24 个成对节和一个单节;② 椎前节,位于脊柱前方,主要有腹腔神经节,肠系膜上、下神经节等。由交感神经节发出节后纤维分布于所支配的器官。

(二)副交感神经

副交感神经(parasympathetic nerve)也可分中枢部和周围部(图 3－38)。

1. 中枢部

中枢部位于脑干副交感核和脊髓骶副交感核内。

2. 周围部

周围部包括副交感神经节、节前纤维和节后纤维。副交感神经节包括:① 器官旁节,位于所支配器官的附近;② 壁内节,位于器官的壁内,由脑干、脊髓骶副交感核发出节前纤维,经副交感神经节换元后发出节后纤维分布于所支配的器官。

(三)内脏运动神经的功能及意义

内脏运动神经的功能主要是调节内脏活动,将在以后各章分别叙述,现总结归纳见表 3－5。

表 3－5　交感神经和副交感神经的主要功能

器　官	交感神经	副交感神经
循环器官	心跳加快加强腹腔内脏血管、皮肤血管以及分布于唾液腺与外生殖器的血管均收缩,脾脏收缩,肌肉血管可收缩(肾上腺素能)或舒张(胆碱能)	心跳减慢减弱,部分血管(如软脑膜动脉与分布于外生殖器的血管等)舒张
呼吸器官	支气管平滑肌舒张	支气管平滑肌收缩,促进黏膜腺分泌
消化器官	分泌黏稠唾液、抑制胃肠运动与胆囊活动,促进括约肌收缩	分泌稀薄唾液,促进胃液、胰液分泌,促进胃肠运动与胆囊收缩,使括约肌舒张
泌尿生殖器官	逼尿肌舒张、括约肌收缩,促使子宫收缩(怀孕子宫)或舒张(未孕子宫)	逼尿肌收缩,括约肌舒张,对子宫无影响
眼	瞳孔扩大、睫状肌松弛、眶部与上睑平滑肌收缩	瞳孔缩小、睫状肌收缩、促进泪腺分泌

续 表

器 官	交感神经	副交感神经
皮 肤	竖毛肌收缩、汗腺分泌	
代 谢	促进糖原分解及肾上腺髓质分泌	促进胰岛素分泌

1. 交感神经活动的生理意义

交感神经活动的生理意义主要在于使机体适应内外环境的急剧变化。如剧烈运动、寒冷、缺氧、大出血等情况下,交感神经活动明显加强,肾上腺髓质激素分泌增多,两者组成"交感-肾上腺髓质系统",通过其调节作用,动员机体各器官的潜力,产生一系列适应性反应,称应急反应,以应对内外环境的急剧变化。

2. 副交感神经活动的意义

副交感神经活动的意义主要在于机体处于安静状态下,副交感神经活动较强,特别是迷走神经兴奋,常伴有胰岛素分泌增多,两者组成"迷走-胰岛素系统",主要是促进消化、吸收、贮存能量等。

正常情况下交感和副交感神经活动是相互协调的,使器官的活动保持动态平衡。

(四)内脏运动神经的信息传递

内脏运动神经的信息传递是通过节前纤维和节后纤维释放的外周递质与节后神经元或效应器上相应受体结合产生作用而实现。

1. 外周递质与神经纤维分类

内脏运动神经释放的递质主要是乙酰胆碱(Ach)和去甲肾上腺素(NE)。根据所释放的递质不同,将内脏运动神经纤维分为两类。

(1)胆碱能纤维:是指末梢释放 Ach 的纤维,包括交感神经节前纤维、副交感神经节前纤维和节后纤维、极少数交感神经节后纤维(支配汗腺、骨骼肌血管等)。躯体运动神经也释放 Ach,属于胆碱能纤维。

(2)肾上腺素能纤维:是指末梢释放 NE 的纤维。绝大多数交感神经节后纤维属此类。

2. 受体及其分类

递质必须与神经节细胞或效应器细胞的特异性受体相结合,才能发挥效应。这些受体依据能与其结合的递质而分类和命名。

(1)胆碱能受体:是指能与乙酰胆碱结合的受体。它分为两种:① 毒蕈碱型胆碱受体,分布于所有副交感神经节后纤维所支配的效应器细胞膜上(如胆碱能神经节后纤维所支配的心、肠、汗腺等效应器官),对以毒蕈碱为代表的拟胆碱药较为敏感,故这部分受体称为毒蕈碱(muscarine)型胆碱受体(M 受体);② 烟碱型胆碱受体,分布于神节细胞和骨骼肌细胞膜上,对烟碱比较敏感,故这些部位的受体称为烟碱(nicotine)型胆碱受体(N 受体)。N 受体分为 N_1 和 N_2 两种亚型,N_1 分布在神经节突触后膜上,N_2 分布在神经-肌接头的终板膜上。

凡能占据受体或改变受体构型,使递质不能发挥作用的药物,称为受体阻断剂。阿托品是 M 受体阻断剂,箭毒是 N 受体阻断剂。

(2) 肾上腺素能受体:是指能与去甲肾上腺素结合的受体。它可分为两种:① α 受体,分布于皮肤、黏膜、脑、肾血管等;② β 受体,可分为 β₁ 和 β₂ 受体,心肌细胞上有 β_1 受体,支气管平滑肌上有 β_2 受体。α 受体兴奋时,主要表现为皮肤、黏膜、内脏等部位的血管收缩,瞳孔扩大等;β_1 受体兴奋时,心肌收缩力增强,心率加快;β_2 受体兴奋时,主要表现支气管扩张、小肠舒张等。肾上腺素能受体的阻断剂是:酚妥拉明可阻断 α 受体;普萘洛尔(心得安)可阻断 β 受体。

二、内脏感觉神经

各内脏除有运动神经支配外,也有感觉神经分布。内脏感觉神经(visceral sensory nerve)将内脏感觉冲动传到中枢,中枢可直接通过内脏运动神经或间接通过体液,调节内脏器官的活动。正常情况下,内脏器官的各种活动意识是感觉不到的。内脏感觉神经的传入途径比较分散和复杂,即一个脏器的感觉可经多条脊神经的后根传入脊髓的多个节段,一条脊神经又含有多个内脏的感觉纤维。因此,内脏疾病产生的疼痛往往比较弥散,定位模糊。

三、内脏痛觉与牵涉痛

内脏痛是指内脏器官受到伤害性刺激时所产生的疼痛,是临床常见的症状。

(一)内脏痛的特点

与皮肤痛相比较,内脏痛具有下列特点:① 定位不精确,对刺激的分辨力差,疼痛缓慢、持久;② 对切割、烧灼等刺激不敏感,但对牵拉、缺血、痉挛和炎症等刺激,往往引起剧烈的疼痛,如心肌缺血时引起心绞痛。

(二)牵涉痛

内脏疾病往往引起相应体表部位发生疼痛或痛觉过敏,这种现象称为牵涉痛(referred pain)。例如,阑尾炎的早期,疼痛常发生在上腹部或脐周围;心肌缺血或梗死,感到的疼痛来自心前区、左肩和左臂内侧皮肤。大多数内脏疾患都可以有这种牵涉痛的现象(表 3-6)。医护工作者熟悉牵涉痛的部位,对内脏疾病的早期发现有重要意义。

表 3-6　常见疾病牵涉痛的部位及其传入神经分布

患病器官	体表牵涉痛部位	传入冲动进入脊髓的节段
心　脏	心前区、左肩、左臂内侧及左手尺侧区	胸脊髓 1～5 节
胃、胰	左上腹、肩胛骨	胸脊髓 6～9 节
肝、胆	右上腹、右肩胛	胸脊髓 7～8 节
肾、输尿管	腰、腹股沟	胸脊髓 11～腰 2 节
小肠、阑尾	上腹部或脐周围	胸脊髓 9～11 节

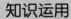

知识运用

一、脊髓灰质炎

脊髓的灰质前角含有躯体运动神经元的胞体，其轴突穿出脊髓组成前根，支配躯干和四肢骨骼肌运动。"灰髓炎病毒"主要侵犯脊髓灰质前角，损伤运动神经元，可出现肌肉弛缓性瘫痪。因多发生于小儿，故有"小儿麻痹症"之称。脊髓受损以颈段及腰段为重，故发生上下肢麻痹者最多见。为预防此病发生，应大力推广灰髓炎病毒活疫苗接种，这对于提高人群对灰髓炎的免疫力有着很大的作用。两个月到 7 岁的小儿皆应进行疫苗接种。

二、运动传导系统与瘫痪

运动传导系统主要包括锥体系、锥体外系和周围运动神经元。位于大脑皮质的运动神经元，称上运动神经元；位于脑干或脊髓的运动神经元，称下运动神经元，即周围运动神经元。它们共同参与传导和执行随意运动，受损后可引起瘫痪。

（1）上运动元性瘫痪（中枢性瘫痪）：见于锥体系损伤，其特点是随意运动消失、肌紧张增强、腱反射亢进、病理反射阳性、无明显肌萎缩。

（2）下运动元性瘫痪（周围性瘫痪）：见于周围运动神经元损伤，其特点是随意和不随意运动均消失、肌紧张减退、腱反射消失或减弱、病理反射阴性、有明显肌萎缩（肌肉失去神经支配后新陈代谢发生障碍）。

三、内囊出血与"三偏症"

内囊是位于丘脑、尾状核和豆状核之间的上下行神经传导束，是大脑皮质与下级中枢联系的"交通要道"。其中含有皮质脊髓束、皮质脑干束、丘脑皮质束、视辐射和听辐射等。营养内囊的动脉细而长，当血压过高或动脉硬化时，容易破裂，导致脑出血，血块压迫内囊纤维束，会出现严重的功能障碍：对侧半身瘫痪（皮质脊髓束和皮质脑干束受压迫）、对侧半身感觉障碍（丘脑皮质束受压迫）、双眼对侧半视野偏盲（视辐射受压迫），即所谓的"三偏症"。

四、颅内高压与脑疝

当颅内发生占位病变（如血肿、肿瘤、脑脓肿等）在由坚硬颅骨所围成的颅腔内发展，使正常脑组织受到挤压和推移，妨碍血液和脑脊液的正常流通，产生脑水肿和脑内积水，从而引起颅内压增高。临床表现主要为：头痛、呕吐、视力减退、精神障碍等，另外还可引起脑疝。

当颅腔内各部分之间压力发生显著差异时，部分脑组织将从压力高处向压力低处推挤，这种现象称为脑疝，具有临床重要意义的有两种。

（1）颞叶疝：颅内高压将颞叶内侧部分（钩回、海马回）经小脑天幕裂孔挤压至天幕以下，称颞叶疝或天幕裂孔疝。颞叶组织在推移过程中，压迫由天幕裂孔通过的动眼神经和中脑，因此在临床上出现同侧瞳孔散大且瞳孔对光反射消失、对侧偏瘫和昏迷等症状。

（2）小脑扁桃体疝：颅内高压将小脑扁桃体经枕骨大孔挤压至椎管内，称小脑扁桃体疝或枕骨大孔疝。被推移的小脑组织压迫延髓的生命中枢，可引起呼吸突然停止和昏迷,可很快死亡。

发生脑疝的后果极端严重,必须立即采取紧急措施,降低颅内压力,进行抢救。

复习思考题

一、名词解释

灰质与白质　　神经核与神经节　　纤维束　　兴奋性突触后电位　　抑制性突触后电位　　反射中枢　　牵张反射　　肌紧张　　脑干　　特异性投射系统　　非特异性投射系统　　内囊　　锥体系　　血-脑屏障　　牵涉痛　　胆碱能纤维　　肾上腺素能纤维

二、问答题

1. 简述神经系统的组成、分部和主要功能。

2. 神经纤维传导兴奋具有哪些特征?

3. 试述突触的分类和突触传递的过程。

4. 反射中枢兴奋传播的特征有哪些?

5. 脊髓的基本构造如何? 白质内有哪些重要传导束?

6. 脊髓的主要功能是什么? 腱反射和肌紧张各有何主要意义?

7. 脊神经共有多少对? 颈丛、臂丛、腰丛、骶丛各有哪些主要分支?

8. 脑分哪几部分? 脑干内有哪些脑神经核?

9. 简述脑干网状结构对肌紧张的调节。

10. 试述特异性投射系统与非特异性投射系统的组成、特点及主要功能。

11. 小脑分哪几叶? 各有何主要功能?

12. 大脑分哪几叶? 大脑半球有哪些重要沟、回?

13. 大脑皮质的主要功能代表区有哪些? 躯体感觉和躯体运动代表区各有何特点?

14. 简述内囊的位置和结构特点。

15. 简述条件反射的形成及其生物学意义。

16. 脑神经有哪几对? 各分布于何处? 有何主要功能?

17. 脑脊膜分哪几层? 脑脊液循环途径如何?

18. 试述颈、躯干、四肢的浅、深感觉传导的途径。

19. 内脏痛觉有何特点? 常见疾病牵涉痛的部位何在?

20. 简述锥体系的传导径路及功能。

21. 自主神经纤维及受体如何分类?

（唐成和　郝　玲　王树树）

第四章

感觉器

感觉是客观事物在人脑中的主观反映，是认识的源泉。感觉的产生过程，就是感觉器官接受内外环境的刺激，将其转变为生物电信号，沿一定的神经传导通路到达大脑皮质的特定部位，再经脑分析处理而产生主观意识上的感觉。可见，感觉是由感觉器官、神经传导通路和感觉中枢三个部分共同活动来完成的。

感受器(receptor)是指专门感受人体内外环境变化的特殊结构或装置，如体表或组织内部与痛觉感受有关的游离神经末梢、视网膜上的视锥细胞和视杆细胞、耳蜗中的毛细胞等。根据感受器的部位，可将其分为三类：外感受器、内感受器、本体感受器。感觉器(sensory organ)是指感受器及其附属结构。如视觉器，除视锥细胞和视杆细胞这两种感光细胞外，还包括眼球壁的其他结构和眼球的内容物等。在感觉器中，由于附属结构的存在，可使其感受功能更加灵敏和完善。

本章主要介绍视觉器、位听器及皮肤。

第一节　视觉器

视觉器，即眼，是人体接受光刺激和产生视觉冲动的器官，由眼球和附属结构两部分组成。

一、眼球的结构

眼球(eyeball)(图 4-1)位于眶内，近似球形。

（一）眼球壁

眼球壁由外膜、中膜和内膜组成。

1. 外膜

外膜由致密结缔组织组成，具有维持眼球外形和保护眼球的作用，可分为角膜和巩膜两部分。

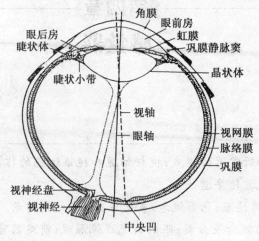

图 4-1　右眼球水平切面

（1）角膜（cornea）：为外膜的前 1/6 凸起的透明部分。角膜有丰富的神经末梢，感觉敏锐，受刺激即引起角膜反射。

（2）巩膜（sclera）：为外膜的后 5/6 乳白色坚韧的部分，有保护眼球作用。

2. 中膜

中膜为富有血管和黑色素的纤维膜，分虹膜、睫状体及脉络膜三部分。

（1）虹膜（iris）：位于中膜前部，角膜后方。周围为环状膜，中间圆孔称瞳孔（pupil），虹膜内有环行的瞳孔括约肌和放射状的瞳孔扩大肌，前者受副交感神经支配，收缩时使瞳孔缩小；后者受交感神经支配，收缩时使瞳孔散大。瞳孔的变化主要是调节进入眼球光线的量。

（2）睫状体（ciliary body）：位于角膜与巩膜交界的后方，前厚后薄，略呈三角形（图 4-2）。前面有放射状突起，称睫状突，内有睫状肌，受副交感神经支配，有调节晶状体曲度的作用。

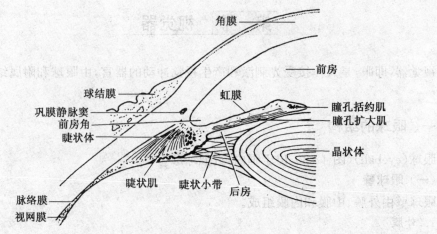

图 4-2　眼球前部切面图

（3）脉络膜（choroid）：位于睫状体后部，占中膜的后 2/3，是深褐色结缔组织薄膜，有丰富的血管和黑色素。其功能是营养眼球和吸收眼内散射光线。

3. 内膜

内膜即视网膜（retina）（图 4－3），为感受光刺激的神经组织，主要由感光细胞组成。感光细胞有两种：① 视锥细胞（cone cell）。主要位于视网膜的中心部，尤其是黄斑部中央凹，为视觉最敏锐之处。视锥细胞对光的敏感性较差，强光时起作用，司昼光觉和色觉，对物体的细微结构和颜色分辨率高，视物精确。② 视杆细胞（rod cell）。主要分布在视网膜周边部位，对光的敏感性高，弱光时起作用，司暗光觉，无色觉，但能区别明暗，分辨率低，视物只有粗略轮廓，精确性差。

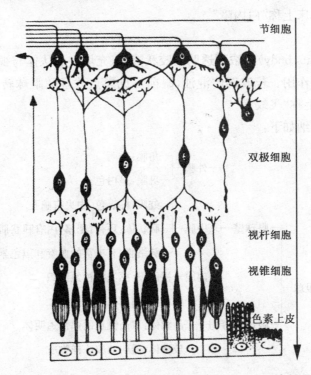

节细胞

双极细胞

视杆细胞

视锥细胞

色素上皮

图 4－3　视网膜微细结构

视网膜后部有一白色的圆形隆起，为神经节细胞轴突汇集处，称为视神经盘，因无感光作用，又称为盲点。在视神经盘的颞侧（外侧）有一黄色小区，称黄斑，其中央的凹陷称中央凹（此处的感光细胞全是视锥细胞），为视力最敏锐的部位（图 4－4）。

（二）眼球内容物

眼球内容物包括房水、晶状体和玻璃体，均无色透明。

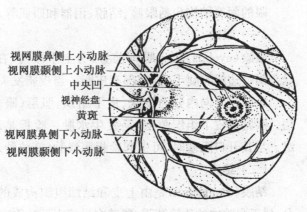

视网膜鼻侧上小动脉
视网膜颞侧上小动脉
中央凹
视神经盘
黄斑
视网膜鼻侧下小动脉
视网膜颞侧下小动脉

图 4－4　眼底

1. 房水

角膜与晶状体之间称眼房,中间被虹膜分隔为前房和后房。眼房所充满的液体,称房水(aqueous humor)。房水由睫状体上皮细胞分泌及血管渗出形成。房水形成后不断地由后房经瞳孔流入前房,然后渗入角膜与巩膜交界深部的巩膜静脉窦,由此流返静脉(图4-2),此过程称房水循环。如房水循环受阻,可使眼内压升高,影响视力,临床上称"青光眼"。

2. 晶状体

晶状体(lens)为双凸透明弹性体,边缘借睫状小带,连于睫状突,固定于虹膜与玻璃体之间(图4-1,4-2)。晶状体的曲度可随所视物体的远近不同而改变。若晶状体混浊,可影响视力,临床上称"白内障"。

3. 玻璃体

玻璃体(vitreous body)为浓稠透明的胶状液体,充填在晶状体与视网膜之间,具有支撑视网膜和屈光的作用。若玻璃体混浊,眼前可见黑点并且随眼球转动而飞来飞去,好像飞蚊一般,临床上称"飞蚊症"。

眼球的结构归纳如下:

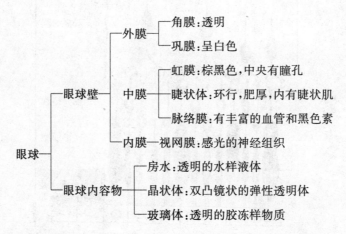

二、眼的附属结构

眼的附属结构包括眼睑、结膜、泪器和眼肌等,对眼球起保护、运动和支持作用。

(一) 眼睑

眼睑(eyelids)位于眼球前方,分上下眼睑,在眼的内外角连合,连合处分别称内外眦。眼睑边缘有睫毛,其根部有皮脂。当皮脂发炎时称为睑腺炎(麦粒肿)。

眼睑自外向内分为皮肤、皮下组织、肌层(眼轮匝肌和提上睑肌)、睑板及睑结膜五层。眼睑的皮下组织疏松,易发生水肿。睑板是眼睑的支架,内有睑板腺,开口于眼睑缘。当其开口阻塞时,可引起睑板腺囊肿(霰粒肿)。

(二) 结膜

结膜(conjunctiva)是由上皮和结缔组织构成的透明膜。按其所在部位不同可分三部分:衬于眼睑内的称睑结膜,覆盖在巩膜表面的称球结膜,两者互相移行,返折处分别称结膜上、下穹(图4-5)。传染性结膜炎就是俗称的"红眼病",是一种急性传染性眼炎。衣原体感染引起的结膜慢性炎症,导致睑结膜粗糙不平形似沙粒,称"沙眼"。

（三）泪器

泪器(lacrimal apparatus)包括泪腺及排泪管道(图4-6)。泪腺位于眼眶外上角,分泌的泪液有湿润眼球、除尘杀菌作用。泪液分泌到眼球后,由眼睑上、下泪点经上、下泪小管汇合入泪囊,通过鼻泪管流至下鼻道。当鼻泪管和泪囊流通不畅时,可引起"溢泪症"。

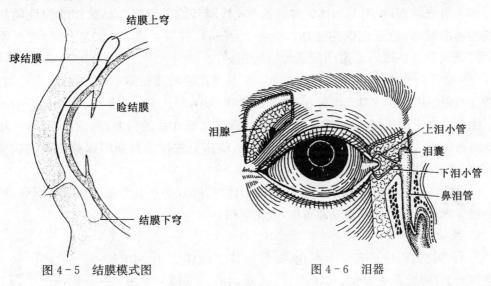

图4-5　结膜模式图　　　　　　　　图4-6　泪器

（四）眼肌

眼肌共7条,即上、下、内、外4条直肌和上下2条斜肌以及1条上睑提肌。前6条肌主要作用是牵拉眼球向各方向转动;上睑提肌可提上睑,开大睑裂。若某一肌肉运动有障碍,就可造成斜视。

三、眼的功能

眼具有折光和感光功能。眼可感受光刺激,经折光系统折射,在视网膜形成物像,通过视网膜将光能转变为神经冲动,传入大脑产生视觉。

（一）眼的折光功能

眼的折光系统包括角膜、房水、晶状体和玻璃体。主要功能是形成物像于视网膜上。

1. 眼的折光与成像

眼的物像形成过程,与物理学的凸透镜成像原理相似。角膜、房水、晶状体和玻璃体组成凸透镜系统,光线经过它们的折射,在视网膜上成像。

2. 眼的调节

正常眼看6 m或6 m以外的物体时,不需调节,在视网膜上可形成清晰的物像。若看6 m以内近物,物像落在视网膜之后,因此必须通过调节,才能成像在视网膜上,这个过程为眼的调节。眼的调节包括以下几方面。

（1）晶状体调节:眼的调节主要依靠改变晶状体的曲度而实现。当看近物时,动眼神经中副交感神经兴奋,使睫状肌收缩,睫状体前移,睫状小带放松,晶状体依靠本身的弹性而增加曲度(图4-7),从而屈光能力增强,使物像落在视网膜上。人眼晶状体调节能力有一定限度,调节能力的大小可用近点表示。近点(near point of vision)是指眼尽力调节,所能看清最近物体的最

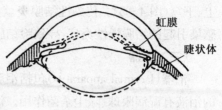

图4-7 眼的调节

短距离。近点越近,说明晶状体的弹性越好,其调节能力越强。晶状体的弹性随年龄增长而逐渐减退,近点也因而变远。老年人因晶状体弹性差,调节能力弱,看近物困难,称"老视"(老花眼),需戴凸透镜加以矫正。

(2)瞳孔调节:瞳孔的调节有两方面。一是看近物时瞳孔缩小,称为瞳孔近反射;二是随光线强弱而出现的对光反射,即强光下瞳孔缩小,弱光下瞳孔扩大,称为瞳孔对光反射。瞳孔的变化,可减少球面像差和色像差,调节入眼光线的强弱,使成像更清晰,增强视觉的准确度。瞳孔对光反射的中枢在中脑,临床上常作为判断中枢神经系统病变部位、全身麻醉深度和病情危重程度的重要指标。

(3)眼球会聚:当双眼凝视向前移近的物体时,瞳孔缩小并且眼球向鼻侧聚合,称眼球会聚。眼球会聚可使双眼成像对称,避免复视。

3. 眼的折光异常

折光系统或眼球形态发生变化,导致物体不能成像于视网膜上,称为折光异常,包括近视、远视和散光三种(图4-8)。

(1)近视:眼球的前后径过长或眼球的折光力过强,物像落在视网膜之前,导致视物模糊,称近视(myopia)。矫正的办法是戴凹透镜。

(2)远视:眼球前后径过短或折光能力过弱,物像落在视网膜之后,导致视物模糊,称远视(hyperopia)。矫正

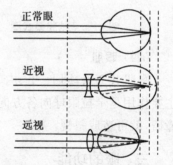

图4-8 眼折光异常及其矫正

的办法是戴凸透镜。

(3)散光:正常眼内折光系统的各折光面都是正球面,而多数散光是由于角膜不是正球面,而是卵圆形,即其经纬线的曲率不一致,致使经折射后的光线不能聚焦成单一的焦点,造成物像变形或视物模糊,称散光(astigmatism)。矫正的办法是戴圆柱形透镜。

(二)眼的感光功能

1. 视觉形成

光线经折光系统折光作用后在视网膜上成像,刺激感光细胞,使之将光能转换为电能,产生神经冲动沿视神经传入,经外侧膝状体、内囊,最后到达大脑皮质视区,产生视觉。

2. 视力与视野

视力也称视敏度(visual acuity),是指眼对物体两点间最短距离的精细辨别能力。医学上常用视力表检查视力,通过辨别视力表上C字或E字的缺口方向,了解视力的敏锐

程度。视敏度最高的部位是黄斑部中心凹,故测视力应将视力表置于眼的正面,并保证足够照明度。

单眼注视前方一点不动,该眼能看到的空间范围,称为视野(visual field)。视野大小依次为:白＞黄(蓝)＞红＞绿,颞侧与下侧大于鼻侧与上侧。

3. 视锥细胞与色觉

视锥细胞有 3 种,分别含有对红、绿、蓝 3 种光敏感的感光色素。色光引起色觉,根据三原色学说,色觉产生的原理是:不同的色光作用于视网膜时,3 种视锥细胞产生了不同程度的兴奋,使感光色素按不同的比例分解,信息传入大脑皮层,就产生了不同的色觉。人眼能分辨 150 种以上的颜色。有些人缺乏识别某些颜色的能力,称色盲(color blindness)。最多见的是红、绿色盲,即对红、绿两色缺乏识别能力,全色盲较少见。有些人可因健康或营养不佳,辨色能力较差,称色弱。色盲的人不宜从事司机、医护等需要以颜色作为信号的工作。

4. 视杆细胞与暗适应

视杆细胞所含的感光色素是视紫红质(rhodopsin),它由视黄醛和视蛋白结合而成。在暗光环境中,视紫红质合成大于分解。合成的视紫红质浓度愈高,视网膜对弱光的敏感度愈高;在强光作用下,视紫红质分解大于合成,简示如下:

$$视紫红质 \underset{暗}{\overset{光}{\rightleftharpoons}} 视黄醛 + 视蛋白$$
$$\uparrow$$
$$维生素\ A$$

人从亮处进入暗处,起初看不清物体,经过一段时间后才能恢复暗视觉,称为暗适应。暗适应所需时间相当于感光物质视紫红质合成的时间,如合成视紫红质的原料维生素 A 不足,可使暗适应时间延长。如维生素 A 严重缺乏,可引起"夜盲症"。

第二节 位听器

位听器,即耳,又称前庭蜗器(vestibulocochlear organ),包括听觉器和位觉器。

耳分为外耳、中耳和内耳三部分,外耳和中耳收集和传导声波,内耳是感受位觉、听觉的主要装置(图 4-9)。

一、外耳

外耳(external ear)包括耳郭、外耳道和鼓膜三部分。

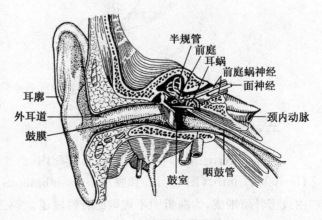

图 4-9 耳的结构模式图

耳郭大部分由软骨作支架,外被以皮肤,无软骨的下部称为耳垂。耳廓有丰富的血管和神经分布,是耳针疗法的部位。外耳道是一弯曲管道,有皮脂腺和耵聍腺。耵聍腺分泌的蜡状物称耵聍,对外耳道有保护作用。

鼓膜介于外耳与中耳间,为卵圆形的斗笠状半透明膜,其中心部称鼓膜脐,可随声波振动,把声波传入鼓室。鼓膜脐前下方有一三角形反光区,称光锥(cone of light)。光锥消失是鼓膜内陷的重要标志。

声波经耳郭收集和外耳道传导,通过鼓膜发生同频率的共振传至中耳。

二、中耳

中耳(middle ear)包括鼓室、咽鼓管和乳突小房三部分。

鼓室为颞骨内的小空腔,位于鼓膜和内耳之间。前方借咽鼓管与咽相通,内侧壁即内耳的外侧壁,上有一卵圆形小孔,称前庭窗(或卵圆窗),下有圆孔,称蜗窗(或圆窗),由薄膜封闭。

鼓室内有3块听小骨,由外至内依次为锤骨、砧骨和镫骨(图4-10)。锤骨附于鼓膜,镫骨底板嵌在内耳的前庭窗上。听小骨之间连接成关节形成听骨链,并构成交角杠杆。听骨链不仅能把声波传至内耳的前庭窗,还可以增大声波的传导效应。

咽鼓管是连接鼻咽部和中耳鼓室的通道,咽鼓管的咽口平时封闭,吞咽等活动时可开放,空气可由此进入鼓室,调节鼓室内气压与外界保持一致。小儿咽鼓管较成人短而平直,口径相对较大。因此,当鼻或鼻咽部感染时较成人易患中耳炎。

乳突小房与中耳腔相通,故中耳炎时也可能引起乳突炎。

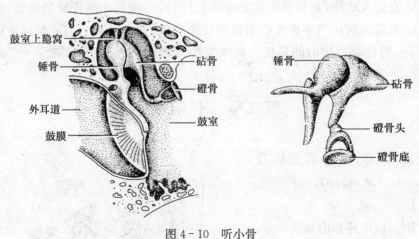

图4-10 听小骨

三、内耳

内耳(internal ear)位于颞骨岩部骨质内,由于结构复杂,又称为"迷路",由骨迷路(bony labyrinth)(图4-11)和膜迷路(membranous labyrinth)(图4-12)构成。骨迷路由致密骨质围成,为曲折而不规则的骨性隧道。膜迷路是套在骨迷路内的一封闭的膜性囊。膜迷路内充满内淋巴液。骨迷路和膜迷路之间的腔隙内被外淋巴液填充,且内、外淋巴液互不相通。

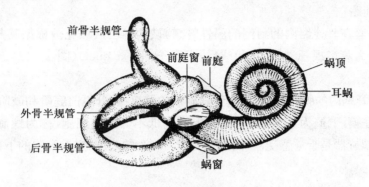

图 4 - 11 骨迷路

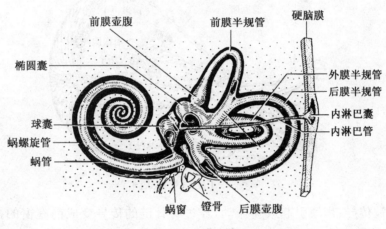

图 4 - 12 膜迷路

(一) 骨迷路

骨迷路沿颞骨岩部长轴排列,由后外上至前内下共分为三部即骨半规管(bony semi-circular canals)、前庭(vestibule)和耳蜗(cochlea)(图 4 - 11)。

1. 骨半规管

骨半规管位于颞骨岩部的后外上方,是 3 个"C"字形的骨性管道,分别为前骨半规管、后骨半规管和外骨半规管,三者互相垂直排列。每个骨半规管均开口于前庭。

2. 前庭

前庭位于骨迷路中部,是一不规则扩大的腔隙,其前下方与耳蜗相通,后上方接骨半规管。前庭内侧壁邻接内耳道底,有神经穿过。前庭外侧壁构成鼓室的内侧壁,此壁上方有卵圆形的前庭窗,被镫骨底封闭;下方有圆形的蜗窗,被第二鼓膜封闭。

3. 耳蜗

耳蜗位于前庭的前内下方,形似蜗牛壳,由骨螺旋管围绕其蜗轴构成。自蜗顶至蜗底由蜗轴向外侧发出一骨螺旋板,在蜗顶处与蜗轴之间形成一孔,称为蜗孔。骨螺旋板伸入骨螺旋管内,但未达到骨螺旋管的外侧壁,其间缺损的部分是膜蜗管附着的基础。由于骨螺旋板和膜蜗管的存在,将骨螺旋管的内部分隔为上、下两部分。上部称为前庭阶,与前庭窗相连;下部称为鼓阶,与蜗窗相连(图4-11)。两阶内的外淋巴液在蜗孔处相通。

(二)膜迷路

膜迷路是套在骨迷路内的封闭的膜性管道,被内淋巴液填充。根据其与骨迷路的对应关系依次分为膜半规管、椭圆囊和球囊、蜗管(cochlear duct)(图4-12)。

1. 蜗管

蜗管位于耳蜗内的膜性管,附着于骨螺旋板的游离缘,分隔前庭阶和鼓阶,断面呈三角形,上壁为前庭膜,下壁为基底膜,基底膜上有高低不等的毛细胞,称为螺旋器(Corti 器)(图4-13)。螺旋器是听觉感受器,内有感受声波刺激的毛细胞,毛细胞的下部有耳蜗神经纤维分布。

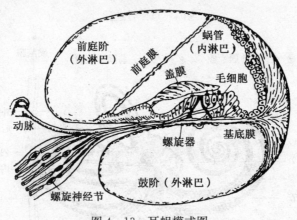

图4-13 耳蜗模式图

(1)声波传导:声波引起鼓膜振动,经过听骨链的传导变成前庭窗的振动,引起前庭窗内的外淋巴振动,进而使前庭膜与内淋巴振动,使基底膜上毛细胞兴奋,冲动沿耳蜗神经通过听觉传导径路,最终传至大脑皮质颞叶的听中枢,形成听觉。

正常的听觉传导径路可归纳如下:

声波→外耳道→鼓膜→锤骨→砧骨→镫骨→前庭窗→外淋巴振动→蜗管内淋巴振动→基底膜振动→螺旋器兴奋→蜗神经传导→脑桥(换神经元)→内侧膝状体(换神经元)→内囊→大脑皮质颞叶(听中枢)。

上述是声波传导最主要的途径,称为空气传导(air conduction)。除此之外,声波还可以通过颅骨传导至内耳,称骨传导(bone conduction),但效能很差,正常情况下不起作用。骨传导径路为:

声波→颅骨→骨迷路→前庭阶和鼓阶外淋巴振动→蜗管内淋巴振动→螺旋器兴奋→蜗神经传导→听中枢。

(2)声音性质感受:音调、音量的感受,决定于声波振动频率的高低和振幅的大小。频率高的声波在耳蜗底部基底膜发生共振,使该处毛细胞兴奋,传到皮质,引起高音调的听觉。反之,频率低的声波在耳蜗顶部基底膜发生共振,引起低音调的听觉。音量取决于声波强度的感受,由听觉器官神经冲动发放数量以及参与反应的神经元数量决定,刺激愈强,冲动发放数量愈多,参与反应的神经元也越多,声波感受的强度也愈大。

2. 球囊和椭圆囊

椭圆囊(utricle)和球囊(saccule)位于前庭内,为互相通连的两个膜性囊。椭圆囊在后上方,球囊在前下方。椭圆囊与膜半规管相通,球囊与蜗管相通,囊内壁分别有椭圆囊斑和球囊斑,为位置觉感受器,能感受直线变速(加速或减速)运动的刺激。当人体头部位置发生改变或做直线变速运动时,由于惯性及重力作用,刺激囊斑毛细胞使之兴奋,冲动传至相应中枢,引起相应的姿势反射,保持身体姿势平衡,同时产生位置感觉和变速感觉。此感受器病变时,不能准确地感受位置变化的刺激,而导致眩晕症,临床上称为"美尼尔氏综合征"。

3. 膜半规管

膜半规管(semicircular ducts)位于骨半规管内,其形态类似于相应骨半规管,分别称为前膜半规管、后膜半规管和外膜半规管。各自的膨大称为膜壶腹,其内壁的隆起称为壶腹嵴,为位置觉感受器,能感受旋转变速运动的刺激。壶腹嵴、椭圆囊斑和球囊斑统称为前庭器或位置觉感受器。当人体旋转运动时,壶腹嵴的毛细胞受到惯性作用而兴奋,冲动传入中枢,引起相应的骨骼肌张力改变,以调节姿势平衡,同时产生旋转感觉。

前庭器受的刺激强度较大或持续时间较长,常会出现恶心、呕吐、眩晕和皮肤苍白等现象,称为前庭植物神经反射。此反射很复杂,特别是个体差异很大,前庭器兴奋性高的人受到较弱的刺激,就会出现强烈的植物神经反应,如晕车、晕船。锻炼可提高前庭器适应能力。

第三节　皮　肤

皮肤(skin)是人体最大的器官,覆盖全身,面积可达 $1.2\sim2.0\ m^2$。皮肤由表皮和真皮组成(图4-14)。皮肤及其附属结构,有保护、感受刺激、调节体温、排泄和吸收等功能。

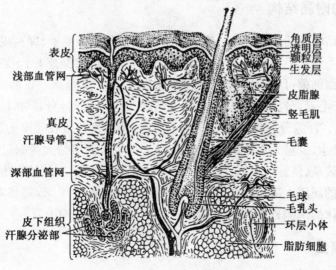

图4-14　皮肤光镜结构

一、表皮

表皮(epidermis)是皮肤的最表层,由复层扁平上皮构成,可分角质层和基底层。

角质层是数层角化的鳞状扁平上皮细胞重叠而成,经常脱落成皮屑。角质层耐摩擦,对酸、碱等刺激有较强的抵抗力。

基底层在表皮的深部,细胞分裂能力很强,增生的细胞不断向表皮推移,补充修复表面脱落的细胞,故又称生发层。基底层细胞之间有黑色素细胞,能合成和释放黑色素。

表皮无血管,营养有赖于真皮的毛细血管供给。

二、真皮

真皮(dermis)位于表皮深面,由致密结缔组织构成,分为乳头层和网织层两层。身体各部位真皮的厚薄不等,一般厚约1～2 mm。

(一)乳头层

乳头层(papillary layer)为紧邻表皮的薄层结缔组织。在表皮基底层深面,此层的结缔组织向表皮底部突出,形成许多嵴状或乳头状突起,称真皮乳头(dermal papilla),使表皮与真皮的连接面扩大,有利于两者牢固连接,并便于表皮从真皮的血管获得营养。真皮乳头内含有丰富的毛细血管,有许多游离神经末梢,在手指等触觉灵敏的部位常有触觉小体。

(二)网织层

网织层(reticular layer)在乳头层下方,较厚,是真皮的主要组成部分,与乳头层没有明显的界线。网织层由致密结缔组织组成。网状层胶原纤维较粗,弹性纤维较多,细胞成分较少。粗大的胶原纤维束纵横交错呈密网状,并有许多弹性纤维,使皮肤具有较强的韧性和弹性。网状层内有小血管、淋巴管、毛囊、皮脂腺、汗腺、神经末梢和环层小体等。

真皮的深层,称皮下组织,由疏松结缔组织构成。皮下组织将皮肤与深部组织连接一体。

三、皮肤的附属结构

皮肤的附属结构包括:① 毛发。毛发露出皮肤的部分为毛干,埋在皮肤内的为毛根,在毛根周围包有毛囊。毛囊旁有一束平滑肌称为立毛肌,受交感神经支配,收缩时使毛发竖立。毛囊易藏细菌可引起感染,如毛囊炎、疖等。② 皮脂腺。皮脂腺位于毛囊的周围,排泄管开口于毛囊,分泌物为皮脂。当皮脂腺出口阻塞时,分泌物不能排出,也易引起感染。③ 汗腺。汗腺分布在真皮或皮下组织内,排泄管开口在表皮的表面。汗腺分泌汗液,主要成分是水、少量无机盐和代谢产物等。有些人腋窝的大汗腺过于发达,分泌物有特殊臭味称为腋臭(俗称狐臭)。④ 指(趾)甲。指(趾)甲是皮肤的衍生物,由表皮角化增厚而成。指甲的硬质大部分露在外面,为甲体;甲体深面为甲床,其基部隐藏在皮肤下面称为甲根。甲体的两侧称甲沟,是手指炎症好发部位(如甲沟炎)。

四、皮肤痛觉

当伤害刺激作用于皮肤时,能引起皮肤痛觉。伤害刺激使局部组织释放致痛物质

$(H^+, K^+, 5-$羟色胺等)，作用于痛觉感觉器，产生神经冲动，传入中枢而引起。皮肤可产生两种痛觉。① 快痛：为尖锐的刺痛，特点是产生和消失迅速，定位明确；② 慢痛：为一种难忍的烧灼痛，持续时间长，伴有情绪反应和心血管、呼吸等方面的改变。

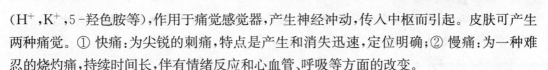

知识运用

一、青光眼与白内障

青光眼是一种以眼压增高为特征的眼病。世界上约 20% 的盲人为青光眼所致。急性充血性青光眼发病急，有剧烈眼痛和偏头痛，视力急骤下降，恶心甚至呕吐。瞳孔散大而呈现青绿色反光，眼压可高达 $6.66\sim8.00$ kPa$(50\sim60$ mmHg)或更高，若反复发作，可致完全失明。慢性青光眼发病缓慢，症状不剧烈，往往会得到缓解。青光眼只要能早期诊断，合理治疗，是可以治愈的。白内障为晶状体混浊所致，当晶状体混浊较轻时，没有明显影响视力而不被人发现或被忽略。人类约 25% 患有白内障，幸运的是，它是一种容易治愈的眼病。目前国际上最先进的手术疗法为白内障囊外摘除术＋人工晶体植入术，术后马上就可以恢复正常视力。

二、耳鸣与耳聋

耳鸣是指人们在没有任何外界刺激条件下所产生的异常声音感觉，如感觉耳内有蝉鸣声、嗡嗡声等单调或混杂的响声。耳鸣只是一种主观感觉。短暂性的耳鸣，一般是生理现象。持续性耳鸣，尤其伴有耳聋、眩晕、头痛等其他症状，则要提高警惕，尽早就医。听觉系统的传音、感音功能异常所致听觉障碍或听力减退，称为耳聋。一般轻者为"重听"，能听到对方提高的讲话声；重者为耳聋，听不清或听不到外界声音。耳聋可分为传音性耳聋及感音神经性耳聋。由于外耳及中耳的病变从而阻碍声波的传导，即为传音性耳聋。若接受声波的内耳或由内耳经听神经径路发生问题，影响声音的感受，则为感音神经性耳聋。如外耳、中耳、内耳三部分均有病变所致成的耳聋，称为混合性耳聋。

三、皮内注射与皮下注射

临床上进行皮肤注射时，根据药物注入皮肤不同层次，可分为：① 皮内注射法，即将药物注入表皮与真皮之间的方法，常用于药物过敏试验或预防接种。② 皮下注射法，即将药物注入皮下组织内，常用于菌苗接种；或需迅速达到药效和不能口服的药物，如胰岛素、阿托品等药物注射。

四、烧伤与植皮术

烧伤可由多种原因引起，通常所称的烧伤，是指单纯由高温所造成的热烧伤，如热水、蒸汽、火焰等。烧伤可根据伤及皮肤的深度、面积及严重性进行临床分度。深二度及重度以上烧伤，病人全身反应大且并发症较多见。

植皮术即皮肤移植，适用于深度烧伤所致的皮肤缺损，目的是使创面早日修复，或用以矫正烧伤后瘢痕挛缩造成的畸形。移植所需的皮肤可有三个来源：① 自体皮，为移植的主要来源，移植成功后长期存活；② 同种异体皮，取自他人个体，除同卵孪生者的皮肤，一般异体皮因为引起排斥反应，只能短时存活于受皮区；③ 异种皮，现多取于小猪皮，因更易引起排斥反应,所以存活时间更短。后两种植皮必需用自体皮间植于其中,最后将由自体皮增长使创面治愈。

复习思考题

一、名词解释

近点　视力　瞳孔对光反射　暗适应　色盲　前庭植物神经反射　真皮

二、问答题

1. 眼球由哪些部分组成?这些结构的特点和功能怎样?
2. 简述房水的产生及循环途径。
3. 常见的屈光不正有哪几种?引起的原因及如何矫正?
4. 声波入耳引起听觉的途径如何?
5. 皮肤各层有哪些特点?

（王树树　杨留才）

第五章
内分泌

学习目标

掌握：内分泌的概念和激素的作用；激素作用的一般特征；甲状腺激素、糖皮质激素、胰岛素、抗利尿激素、肾上腺素和去甲肾上腺素的主要生理作用。

熟悉：下丘脑与腺垂体的功能联系及腺垂体激素的主要生理作用；甲状腺、肾上腺、胰岛功能的调节。

了解：激素的分类；下丘脑的内分泌功能。

第一节 概　述

一、内分泌系统的组成及其功能

内分泌系统（endocrine system）是机体的一个重要功能调节系统。它与神经系统共同调节机体的各种功能活动。内分泌系统由独立的内分泌腺和分散在某些组织器官内的内分泌细胞组成。前者包括垂体、甲状腺、甲状旁腺、肾上腺和性腺等，后者如胰脏中的胰岛细胞和胃肠黏膜中的内分泌细胞等（图5-1）。此外，还有一些神经细胞兼有内分泌功能，如下丘脑某些神经细胞，能分泌神经激素。内分泌腺或内分泌细胞分泌的传递信息的生物活性物质，称为激素（hormone）。内分泌系统对机体的调节是通过激素的作用实现的。

激素的作用广泛而复杂，可归纳为：① 调节三大营养物质代谢和水盐代谢，以维持内环境稳态，为功能活动提供能

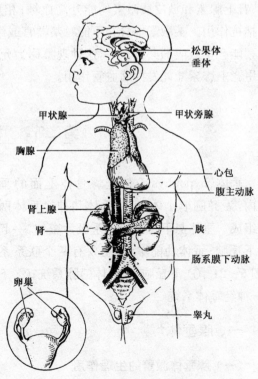

图5-1　人体主要内分泌腺分布图

量;② 维持机体正常发育、生长,并影响衰老过程;③ 影响中枢神经和自主神经的发育与活动;④ 促进生殖器官发育与成熟,调节生殖过程;⑤ 与神经系统密切配合,增强机体适应环境变化的能力等。

二、激素的分类及其作用的一般特征

(一)激素的分类

激素可根据作用方式和化学性质来分类。按化学性质主要分为两类:一类是含氮激素,体内大多数激素属于这类激素,包括肽类、蛋白质类(如腺垂体激素、甲状旁腺素、胰岛素等)和胺类激素(如肾上腺髓质激素、甲状腺激素)。这类激素易被胃肠道消化液所分解而破坏,临床应用一般需注射,不宜口服;另一类是类固醇激素,如肾上腺皮质激素和性腺激素,这类激素口服可被吸收。

(二)激素作用的一般特征

激素作用一般具有以下几个方面的共同特征:① 信使作用。无论是哪种激素,它只能增强或减弱细胞原有的生理效应,它既不能发动靶细胞原来没有的功能,也不增加能量和增添成分,仅仅起着传递信息的信使作用。② 特异性,是指激素选择性作用于器官或细胞的特性。特异性的本质在于激素作用的靶细胞膜或胞浆内存在有与该激素结合的特异性受体。③ 高效能。激素在体液中含量很少,但作用明显,为高效能生物活性物质。某内分泌腺分泌的激素稍有过多或不足,便引起机体代谢或功能异常。④ 激素间相互作用。各种激素的作用虽然各不相同,但可以互相影响,有的表现为协同作用,如生长素、肾上腺素和糖皮质激素均能升高血糖;相反,胰岛素能降低血糖,与升高血糖的激素有拮抗作用。某激素本身并不能对某器官或细胞直接产生作用,但它的存在却是另一种激素能产生效应的必备条件,这种现象称为允许作用。例如,只有在糖皮质激素存在时,去甲肾上腺素才能发挥缩血管作用。

第二节 垂 体

垂体(hypophysis)位于蝶骨体上面的垂体窝内,为椭圆形小体,由腺垂体和神经垂体两部分组成。垂体与下丘脑的联系极为密切,一起组成下丘脑-垂体功能单位,主要有两个联系系统(图5-2):① 下丘脑-腺垂体门脉系统;② 下丘脑-神经垂体系统。

一、腺垂体

(一)腺垂体激素的生理作用

腺垂体是人体内最重要的内分泌腺。它合

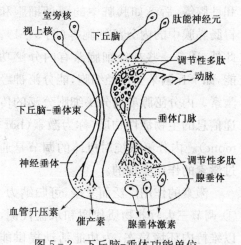

图5-2 下丘脑-垂体功能单位

成与分泌的激素有 7 种,均属蛋白质或肽类,对代谢、生长、生殖等有重要作用。

1. 生长激素

生长激素(growth hormone,GH)能促进生长,特别是骨骼和肌肉的生长。生长激素促进骨骼生长是因为它能刺激肝脏产生生长激素介质。生长激素介质能促进硫、氨基酸等结合于软骨,使软骨骨化和软骨细胞分裂,基质增值。

生长激素还促进氨基酸进入细胞,加速蛋白质合成。在幼年时若生长激素分泌不足,生长发育迟缓,身材矮小,身高仅 1 m 左右,称为侏儒症(dwarfism);若生长激素分泌过多,生长过度,身高可达 2 m 以上,称为巨人症(gigantism)。成年时期若生长激素分泌过多,由于此时长骨骨骺已闭合,因此只能使肢端骨、面部骨增生(如手大、指粗、鼻高、下颌突出等),称为肢端肥大症(acromegaly)。

生长激素还能促进脂肪分解,对糖代谢的影响可随剂量而不同。生理水平的生长激素可刺激胰岛素分泌,可加强糖的利用;过量的生长激素则抑制糖的利用,使血糖升高,可引起垂体性糖尿病。

2. 促激素

促激素包括促甲状腺素(thyrotropin,TSH)、促肾上腺皮质激素(adrenocorticotropic hormone,ACTH)、促卵泡激素(follicle stimulating hormone,FSH)和黄体生成素(luteinizing hormone,LH)。它们分别促进相应靶腺的正常生长发育和分泌功能。其中促卵泡激素还能促进卵巢卵泡生长发育成熟和睾丸精子的生成,黄体生成素则能促进卵巢黄体生成和睾丸间质细胞分泌雄激素。

3. 催乳素

催乳素(prolactin,PRL)主要作用是促进乳腺发育生长,引起并维持成熟乳腺泌乳。

4. 促黑激素

促黑激素(melanocyte-stimulating hormone,MSH)能促进皮肤、毛发等处黑色素细胞合成黑色素。

(二)腺垂体功能的调节

腺垂体激素的分泌,受下丘脑调节,亦受外周靶腺激素对下丘脑-腺垂体系统的反馈调节。下丘脑某些神经细胞合成的神经激素(属多肽类),称为下丘脑调节性多肽(hypothalamus regulatory peptide, HRP),通过垂体门脉系统运输到腺垂体,调节腺垂体的分泌活动。下丘脑调节性多肽有 9 种(表 5-1),它们能促进或抑制腺垂体激素的分泌。腺垂体相应促激素可促进甲状腺、肾上腺皮质、性腺的分泌(图 5-3)。这些靶腺激素在血中浓度升高时,将反馈于下丘脑和腺垂体,主要是负反馈,使相应的释放激素(或因子)和促激素分泌减少,使外周靶腺激素在血中浓度保持适宜水平。

二、神经垂体

神经垂体释放的激素主要有两种:血管升压素(vasopressin,VP 或 antidiuretic hormone,ADH)和催产素(oxytocin,OXT)。它们是在下丘脑视上核和室旁核合成的,神经垂体仅为其贮存和释放的部位。

表5-1　下丘脑的调节性多肽及其作用

调节性多肽	缩　写	化学结构	对腺垂体的作用
促甲状腺素释放激素	TRH	3肽	促甲状腺素↑ 催乳素↑
促性腺素释放激素	GnRH (LHRH)	10肽	黄体生成素↑ 促卵泡素↑
促肾上腺皮质激素释放激素	CRH	41肽	促肾上腺皮质激素↑
生长激素释放激素	GHRH	44肽	生长素↑
生长激素释放抑制激素 (生长抑素)	GHRIH	14肽	生长素↓ 促甲状腺素↓
催乳素释放因子	PRF	未定	催乳素↑
催乳素释放抑制因子	PRIF	未定	催乳素↓
促黑激素释放因子	MRF	未定	促黑激素↑
促黑激素释放抑制因子	MIF	3肽(?)	促黑激素↓

注:表中↑代表分泌增多,↓代表分泌减少。

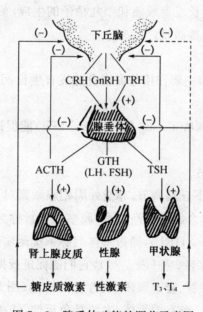

图5-3　腺垂体功能的调节示意图

(一)血管升压素的作用

ADH 的作用有两个方面:① 增加肾脏远曲小管和集合管对水的通透性,促进水分的重吸收,使尿量减少(详见第九章肾的排泄功能);② 大剂量 ADH 能使全身小动脉收缩,血压升高,可用于肺出血、食管出血等的止血。

（二）催产素的作用

OXT 具有刺激乳腺及子宫的双重作用，以刺激乳腺为主。它能促使乳汁排出，并维持乳腺泌乳；对非孕子宫作用较小，对妊娠子宫有收缩作用。产科常用于引产和产后宫缩乏力出血的治疗。

第三节　甲状腺

一、甲状腺的形态和位置

甲状腺（thyroid gland）略呈"H"形，分为左右两叶及两叶间的峡部，峡的上缘常有一锥状叶向上伸出（图5-4）。甲状腺峡部横位于 2～4 气管软骨的前方，左右两叶分别贴于喉和气管颈部的两侧。吞咽时，甲状腺可随喉上下移动。因此，临床上检查甲状腺肿时，常嘱病人做吞咽动作。

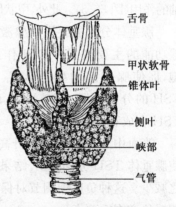

图 5-4　甲状腺的位置

舌骨

甲状软骨

锥体叶

侧叶

峡部

气管

二、甲状腺激素的生理作用

甲状腺腺泡上皮细胞能合成和分泌甲状腺激素（thyriod hormone），包括四碘甲腺原氨酸（T_4）和三碘甲腺原氨酸（T_3）两种，均为酪氨酸碘化物。甲状腺分泌的 T_4 较 T_3 多，但 T_3 的生物活性却比 T_4 约强 5 倍。甲状腺激素合成的主要原料是碘和酪氨酸。碘主要来源于食物。甲状腺激素的主要生理作用是促进机体的新陈代谢和维持正常生长发育。

（一）促进新陈代谢

甲状腺激素能促进体内物质氧化，使机体耗氧量和产热量增加，以致基础代谢率（basal metabolic rate，BMR）升高。临床上常测定 BMR，以判断甲状腺功能。甲状腺功能亢进者 BMR 升高，甲状腺功能减退者 BMR 降低。

生理剂量的甲状腺激素能促进蛋白质合成，大剂量则相反。成年人甲状腺功能亢进，蛋白质分解增强，特别是骨骼肌的蛋白质分解，以致病人消瘦无力。甲状腺功能减退，则蛋白质合成减少，皮下组织黏蛋白增多，导致水潴留，引起水肿，称为黏液性水肿。

甲状腺激素能促进小肠对糖的吸收和肝糖原的分解，增加血糖来源，同时也促进组织对糖的利用，血糖去路也增加，但增加血糖来源的作用较强。甲状腺功能亢进者稍多吃糖，血糖即升高，甚至出现糖尿。

甲状腺激素能加速胆固醇的合成和转化成胆酸排出的过程，其中转化作用较强。故甲状腺功能亢进者，血胆固醇偏低；甲状腺功能减退者，血胆固醇升高，易引起动脉硬化。

（二）维持机体正常生长发育

甲状腺激素是维持机体正常生长发育所必需的激素，特别是骨骼和神经系统的生长发育。婴幼儿时期缺乏 T_4, T_3, 表现为生长发育迟缓, 身材矮小, 智力低下, 称为呆小症(cretinism)。它与侏儒症最大的不同是智力低下。

(三) 其他作用

甲状腺激素能提高神经系统的兴奋性; 使心肌收缩力增强, 心率加快, 心输出量增多; 增进食欲等。

三、甲状腺功能的调节

甲状腺功能受下丘脑-腺垂体系统的调节, 也受血中甲状腺激素反馈性的调节, 即下丘脑-腺垂体-甲状腺轴的作用(图 5-5)。此外, 甲状腺还能自身调节。

腺垂体分泌的促甲状腺激素(TSH)是调节甲状腺功能的主要激素。TSH 作用于甲状腺泡上皮细胞, 促使腺细胞增生, T_3, T_4 的合成和分泌增多。TSH 的分泌受下丘脑 TRH 的调节, TRH 有促进TSH 合成和释放的作用。

当血中 T_3, T_4 的浓度升高, 可通过负反馈作用, 使腺垂体 TSH 分泌减少, 结果使 T_3, T_4 的释放也随之减少。这种负反馈调节对保证血中 T_3, T_4 浓度的相对稳定有重要意义。

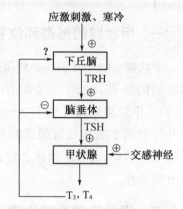

⊕ 表示促进或刺激　⊖ 表示抑制

图 5-5　甲状腺功能的调节示意图

甲状腺可根据机体含碘量的多少, 调节自身摄取碘的能力, 称为甲状腺的自身调节。当饮食中缺碘时, 甲状腺碘摄能力增强, 使甲状腺激素的合成与释放不致因碘供应不足而减少。相反, 当饮食中碘过多时, 甲状腺对碘的摄取减少, 使甲状腺激素的合成不致过多, 满足机体之需。若长期缺碘, 超过自身调节的限度, 血中 T3, T4 含量减少, 对腺垂体的负反馈作用减弱, 促使甲状腺激素分泌增多, 从而刺激甲状腺细胞的增生, 导致甲状腺肿大, 临床上称为地方性甲状腺肿或单纯性甲状腺肿, 俗称"大脖子病"。经常食用含碘丰富的海产品如海带、紫菜等, 可有效地预防地方性甲状腺肿的发生。临床上根据过量碘能暂时抑制甲状腺效应的机制, 使用大剂量碘使甲状腺萎缩变硬、血流减少, 可减轻甲亢症状, 常用于甲状腺切除手术前准备, 防止术后出血和其他不良反应。

第四节　肾上腺

一、肾上腺的形态和位置

肾上腺(suprarenal gland)呈黄色, 位于肾脏的上方, 左右各一。左肾上腺近似半月形, 右肾上腺呈三角形。肾上腺包括肾上腺皮质和肾上腺髓质, 两者的胚胎发生、形态结构、生理作用以及功能调节均不相同。

二、肾上腺皮质

肾上腺皮质由三层不同的细胞组成,由外向内依次称为球状带、束状带和网状带。它所分泌的激素有三类:① 球状带主要分泌盐皮质激素(以醛固酮为主);② 束状带分泌糖皮质激素(以皮质醇为主);③ 网状带分泌少量性激素(脱氢异雄酮为主及少量雌二醇)。

(一)盐皮质激素的生理作用

盐皮质激素有维持水、无机盐平衡的重要作用。它能促进肾脏远曲小管、集合管重吸收钠,并增加钾的排出。钠的重吸收使水的重吸收也相应增加。因此,盐皮质激素有保钠、保水、排钾的作用。盐皮质激素分泌过多,会引起高血钠、低血钾、细胞外液量增多、血压升高。临床上应用盐皮质激素时,常同时补钾。因此,高血压病人应慎用。盐皮质激素分泌减少,则引起低血钠、高血钾、脱水和循环衰竭等现象。

(二)糖皮质激素的生理作用

1. 对物质代谢的作用

(1)糖代谢:皮质醇能促使肝糖原异生,增加糖原的贮存,同时有抗胰岛素作用,使外周组织对糖的摄取和利用减少,因而使血糖升高,这对维持血糖正常浓度有重要意义。糖皮质激素分泌不足时,出现肝糖原降低和低血糖;分泌过多则血糖升高,甚至能引起类固醇性糖尿。

(2)蛋白质代谢:皮质醇有促进蛋白质分解和抑制其合成的作用。蛋白质分解生成的氨基酸在血中的含量增加并成为糖异生的原材料。皮质醇分泌过多会引起生长停滞、肌肉消瘦、皮肤变薄、骨质疏松、淋巴组织萎缩以及创口愈合延迟等现象。

(3)脂肪代谢:皮质醇可促进脂肪组织中的脂肪分解,使血中游离脂肪酸增加,由于它抑制外周组织对葡萄糖的利用,所以又能间接地促进脂肪的氧化。皮质醇对脂肪代谢的另一重要作用是使体内脂肪的分布发生变化,即四肢脂肪减少,面部和躯干脂肪增加,出现所谓的"向中性肥胖"。

2. 对组织器官的作用

(1)对血液和循环系统的影响:糖皮质激素可引起骨髓造血机能增强,因而使血液中红细胞、血小板、中性粒细胞数量增加;又可通过减弱淋巴细胞 DNA 合成等途径使淋巴细胞减少;还可使嗜酸性粒细胞减少。对心血管系统的影响主要是:使心肌收缩力增强,对儿茶酚胺有允许作用,能使血管经常保持一定的紧张性,对维持动脉血压的稳定,具有重要意义。因此,临床上常用糖皮质激素来增强去甲肾上腺素的升压作用。

(2)对消化系统的作用:糖皮质激素可提高胃腺细胞对迷走神经冲动和胃泌素的反应性,使胃酸和胃蛋白酶原分泌增加。若长期使用该激素可诱发或加剧溃疡病的发生。

(3)对神经系统的影响:脑对糖皮质激素十分敏感,该激素在生理范围内的波动就可影响神经元的电活动、神经递质的合成,以致影响中枢神经系统的兴奋性。

3. 在应激反应中的作用

当机体受到各种有害刺激时,如缺氧、中毒、感染、创伤、失血等,将立即引起 ACTH 和糖皮质激素的增多,这一反应称为应激反应(stress reaction)。通过应激反应,可增强人体对有害刺激的耐受力,以维持生存。大剂量糖皮质激素具有抗炎、抗毒、抗过敏、抗休克等药理作用。

(三)性激素的生理作用

肾上腺皮质分泌的雄激素作用微弱,它能促进蛋白质的合成,在女性青春期能促进骨骼及阴毛、腋毛和皮脂腺生长。

三、肾上腺髓质

肾上腺髓质分泌的肾上腺素(epinephrine,E)和去甲肾上腺素(norepinephrine,NE)都属于儿茶酚胺。两种激素对心血管、内脏平滑肌及代谢的作用相似,但也有差别(表5-2)。肾上腺髓质激素的作用与交感神经系统密切相关,在应急反应中起着重要作用,使机体能应付内外环境的急剧变化,维持生存。

表5-2 肾上腺素和去甲肾上腺素的主要作用

	肾上腺素	去甲肾上腺素
心 脏	心率加快、收缩力加强、心输出量增加	心率因升压作用引起减压反射而变慢
血管及外周阻力	皮肤、内脏小动脉收缩、骨骼肌小动脉、冠状动脉舒张,外周阻力下降或不变	除舒张冠脉外,其他小动脉强烈收缩,外周阻力显著升高
血 压	血压升高,主要是强心所致	血压显著升高,主要是外周阻力增高所致
内脏平滑肌	舒张(作用强)	舒张(作用弱)
瞳 孔	扩大(作用强)	扩大(作用弱)
血 糖	升高(促进糖原分解、血中葡萄糖升高、作用强)	升高(作用弱)

四、肾上腺功能的调节

(一)肾上腺皮质激素分泌的调节

1. 盐皮质激素分泌的调节

盐皮质激素分泌的调节主要受肾素-血管紧张素-醛固酮系统的调节,并受血钾和血钠浓度的影响(详见第九章肾的排泄与稳态)。

2. 糖皮质激素分泌的调节

糖皮质激素分泌的调节与甲状腺功能调节相似,受下丘脑-垂体系统的调节,也受血中糖皮质激素浓度的反馈调节,即下丘脑-腺垂体-肾上腺皮质轴的作用(图5-6)。当机体受到有害刺激时,血中糖皮质激素浓度大幅度升高,通过应激反应来增强机体对有害刺激的抵抗能力。

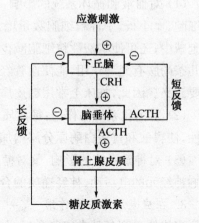

图5-6 糖皮质激素分泌的调节示意图

（二）肾上腺髓质激素分泌的调节

肾上腺髓质受交感神经节前纤维支配,交感神经兴奋能促进髓质激素的分泌。交感神经与肾上腺髓质的结构、功能关系密切,故合称为交感-肾上腺髓质系统。任何导致交感神经兴奋性加强的紧急状态,如运动、情绪激动、疼痛、出血、窒息、寒冷等,都能促进肾上腺髓质激素大量分泌,使各器官系统的活动及代谢增强,即引起"应急反应"。这和前文所述的"应激反应"两者相辅相成,共同增强机体对有害刺激的适应能力。

第五节　胰　岛

胰岛是处于胰腺腺泡之间的细胞群,有五类细胞,其中最重要的为 A,B 两类。A 细胞分泌胰高血糖素(glucagon),B 细胞分泌胰岛素(insulin)。两者对人体内物质代谢具有重要作用。

一、胰岛素对代谢的作用

（一）对糖代谢

胰岛素能促进全身组织对葡萄糖的利用,加速肝糖原、肌糖原的合成,促使葡萄糖转变为脂肪,还能抑制糖原分解和糖异生,从而降低血糖。胰岛素分泌不足时,血糖浓度升高,常超过"肾糖阈",糖随尿排出,引起糖尿病。

（二）对脂肪代谢

胰岛素促进脂肪的合成和贮存,并抑制脂肪分解氧化。胰岛素分泌不足,将引起脂肪代谢紊乱,脂肪贮存减少,分解增强,血脂升高,易造成心脑血管疾病。又因脂肪酸在肝内分解氧化增多,产生大量酮体而导致酮症酸中毒。

（三）对蛋白质代谢

胰岛素能促使氨基酸进入细胞,并促进 DNA,RNA 及蛋白质合成,抑制蛋白质分解,因而有利于生长发育。

综上所述,胰岛素对三大营养物质代谢的调节起重要作用,是促进合成代谢的激素。此外,胰岛素还能促进 K^+ 进入细胞,使血钾浓度降低。临床使用胰岛素时,应注意给病人补钾。

二、胰高血糖素对代谢的作用

胰高血糖素对代谢的作用与胰岛素恰好相反,它是促进分解代谢的激素,又称动员营养物质激素。该激素能促进肝糖原分解和糖异生,使血糖升高。在脂代谢及蛋白质代谢方面主要是促进脂肪和蛋白质分解。另外,胰高血糖素尚有抑制胃酸和胃蛋白酶分泌,增加心率和心肌收缩力的作用,因而可使平均动脉压升高,故有人在治疗心脏病时使用胰高血糖素。

三、胰岛功能的调节

血糖浓度是调节胰岛素和胰高血糖素分泌的最主要因素。血糖浓度升高时,胰岛素分泌增多,而胰高血糖素分泌减少;血糖浓度减低时,胰岛素分泌减少,而胰高血糖素分泌增多。通过两种激素的相反作用,保证了血糖水平的相对稳定。

另外,胰岛素分泌还受神经和某些激素的调节。迷走神经兴奋或胃肠激素、糖皮质激素等可促进胰岛素的分泌。

第六节　甲状旁腺素、降钙素和维生素 D_3

血钙水平与人体许多重要功能有关,在调节钙、磷代谢,维持血钙正常浓度中起重要作用的激素是以下三种。

一、甲状旁腺素

甲状旁腺素(parathyroid hormone,PTH)是甲状旁腺合成和分泌的多肽激素。它通过骨和肾的作用来实现对钙、磷代谢的调节,使血钙升高、血磷降低。若因甲状腺手术不慎,损伤了甲状旁腺的血管或误将甲状旁腺切除,可引起病人血钙降低,导致手足搐搦,严重时可因喉肌痉挛引起窒息,甚至死亡。

二、降钙素

降钙素(calcitonin,CT)由甲状腺 C 细胞合成和分泌,它的作用是降低血钙。当血钙浓度升高时,CT 分泌增加,以维持血钙的正常水平。

三、维生素 D_3

维生素 D_3 又称胆钙化醇,由人皮肤中 7－脱氢胆固醇经日光照射转化而来。它无生物活性,经过肝、肾转化为 1,25 双羟维生素 D_3 才具有活性。它主要作用是促进小肠对钙的吸收,使血钙升高。缺乏维生素 D_3,在儿童可引起佝偻病,成人则可引起骨软化症。

知识运用

一、胰岛素与糖尿病

胰岛素是体内调节血糖水平的主要激素。胰岛素分泌不足引起的广泛代谢障碍称为糖尿病。临床上常表现为"三多一少":患者血糖升高,当超过肾糖阈时,出现糖尿,并引起渗透性利尿(多尿);由于体内丢失过多的水分,使血浆渗透压增高,引起口渴而(多饮);由于蛋白质分解增强患者身体消瘦(体重减轻),伤口不易愈合;由于脂肪的贮存减少,分解增强,血脂升高,引起动脉硬化,导致心、脑血管疾病;由于糖代谢障碍,细胞内能量供应不足,可产生饥饿感而(多食)。糖尿病患者使用适量胰岛素,可使血糖维持正常浓度,但如使用过量,则可引起低血糖,乃至发生低血糖性休克。

二、长期大量使用糖皮质激素不能突然停药

长期大量使用糖皮质激素(强的松、地塞米松等),使血中糖皮质激素含量迅速升高,对下丘脑、腺垂体的负反馈抑制作用增强,使 CRH 和 ACTH 分泌减少,导致病人肾上腺皮质萎缩,内源性糖皮质激素分泌明显减少。此时,如突然停药,病人会出现皮质功能不足的症状,故在临床应用时,最好是糖皮质激素和 ACTH 交替使用,停药应逐渐减量,不宜骤停。

三、胰岛素与能量合剂

胰岛素是调节人体三大营养物质代谢的重要激素之一。其主要作用是促进糖、脂肪的合成与贮存,促进蛋白质、核酸的合成。因此,对人体组织的生长与修复有促进作用。鉴于胰岛素的生理作用,临床上常将胰岛素、葡萄糖作为能量合剂的主要成分,用于治疗某些组织损伤或糖利用障碍的疾病,如慢性肝炎、肝硬化及心肌损害等。

四、甲状旁腺素与搐搦症

甲状旁腺由上下两对小体构成,如黄豆大小,贴于甲状腺侧叶的后部,或埋于甲状腺侧叶内。它分泌的甲状旁腺素主要作用是调节钙、磷代谢,使血钙升高,血磷降低。在甲状腺手术中,若操作不慎损伤甲状旁腺血管或误将甲状旁腺摘除,可造成病人血钙浓度下降,神经、肌肉兴奋性异常增高,出现手足搐搦,严重者出现全身肌肉痉挛,甚至因喉肌、呼吸肌、支气管平滑肌痉挛产生窒息而死亡。应用甲状旁腺素或钙盐可暂时缓解这些症状。

复习思考题

一、名词解释

内分泌系统　　激素　　激素的允许作用　　应激反应　　应急反应

二、问答题

1. 激素的作用主要包括哪些方面?

2. 激素作用的一般特征有哪些?

3. 生长素、甲状腺激素、糖皮质激素、胰岛素各有哪些主要生理作用?

4. 归纳能使血糖浓度升高的激素有哪些? 促进蛋白质合成的激素有哪些?

5. 长期大量使用糖皮质激素为什么不能骤然停药?

6. 常见的内分泌疾病有哪些? 与何种激素分泌异常(过多或不足)有关?

(郑向红　郝　玲)

第六章
血液循环

学习目标

掌握：血液循环的主要功能；血浆渗透压的生理意义；ABO 血型的分型依据以及与输血的关系；心的位置、外形、结构；心率和心动周期的概念；影响心输出量的因素；主要动、静脉的行径；主要的动脉压迫止血点和主要的静脉穿刺点；动脉血压的形成及影响因素；中心静脉压的概念及其临床意义；肝门静脉系的侧支循环及其临床意义；肾上腺素和去甲肾上腺素对心血管的作用。

熟悉：循环系统及血液的组成；体循环和肺循环的途径；红细胞、各类白细胞和血小板的主要功能；正常血量及其相对恒定的意义；心脏的泵血过程；心肌的生理特性；第一心音和第二心音的特点；组织液生成与回流的原理及其与水肿的关系；减压反射的意义。

了解：血浆的主要成分和作用；血液凝固的基本过程；心肌电活动的特点；各类血管的结构和功能分类；动脉血压相对稳定的意义；微循环的通路及功能；调节心血管活动的基本中枢及心血管的神经支配；淋巴系统的组成及功能。

循环系统是人体内执行运输功能的连续管道系统，包括心血管系统和淋巴系统。心血管系统由心和血管组成，血液充满于心血管内。心是推动血液流动的动力器官，血管是血液流动的通道。血液由心泵出，流经动脉、毛细血管、静脉，最后回流入心，这一过程称为血液循环（blood circulation）。淋巴系统由淋巴管道和淋巴器官组成，与静脉相连通。

血液循环的主要功能是完成体内的物质运输。通过血液在循环系统中周而复始地流动，将细胞代谢所需要的营养物质、氧气等运送到人体的各个部位，再将细胞的代谢产物运送到排泄器官排出体外，从而保证人体新陈代谢的正常进行。体内各种激素通过血液循环，作用于相应的靶细胞，实现人体的体液调节。内环境理化特性维持相对稳定（如酸碱平衡、体温调节等）以及血液的防御和保护功能，也都有赖于正常的血液循环才能实现。

血液循环一旦停止，人体各组织细胞可因缺血、缺氧以及代谢产物的积聚而发生一系列病理变化，生命活动将无法正常进行，特别是对脑、心、肾等重要器官造成的损害更为严重，如脑血流停止 5～6 min，心、肾缺血 10～20 min，往往会造成严重损害，甚至危及生命。因此，在临床抢救复苏过程中，首先要迅速建立有效的血液循环。

第一节 概 述

一、循环系统的组成

循环系统由心血管系统和淋巴系统两部分组成。

（一）心血管系统

心血管系统是一个封闭和连续的管道系统，包括心、动脉、毛细血管和静脉。① 心（heart）：主要由心肌构成的空腔器官，是血液循环的动力部分。心有节律地收缩与舒张，完成充盈和射血过程。② 动脉（artery）：是运送血液离心的管道。在行程中分支越来越多，管径越来越细，压力越来越低。③ 毛细血管（capillary）：是连接于最小的动、静脉之间的微细管道，彼此吻合成网。④ 静脉（vein）：是运送血液回心的管道。在回心过程中小静脉逐渐汇合，管径越来越粗，压力越来越低。

（二）淋巴系统

淋巴系统由淋巴管道和淋巴器官两部分组成：① 淋巴管道（lymphatic vessel）。分为毛细淋巴管、淋巴管、淋巴干和淋巴导管。组织液进入淋巴管道即成为淋巴液，最后流入静脉。因此，可将淋巴系统视为心血管系统的辅助部分。② 淋巴器官（lymphoid organ）。主要由淋巴组织构成，包括淋巴结、脾、胸腺和扁桃体等，具有制造淋巴细胞，过滤异物，吞噬细菌和产生抗体等作用。

二、血液的组成与功能

（一）血液的组成

血液由血浆（plasma）和血细胞（blood cell）两部分组成。血细胞在血液中所占的容积百分比，称为血细胞比容，正常成年男性为 0.40～0.50（40%～50%），女性为 0.37～0.48（37%～48%）。血液的组成概括为：

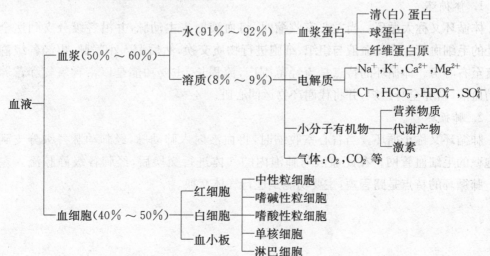

（二）血液的理化特性

1. 颜色

血液呈红色，这是红细胞内含有血红蛋白的缘故。动脉血中的血红蛋白含氧丰富，呈鲜红色；静脉血中的血红蛋白含氧较少，呈暗红色。

2. 密度

正常人全血密度约 1.050～1.060，血浆密度约 1.025～1.030。

3. 黏度

血液的黏度约为水的 4～5 倍，血浆约为水的 1.6～2.4 倍。当血液的黏度变大时，可使血流阻力增大，影响血液循环的正常进行。

4. 酸碱度

血液呈弱碱性，正常人血浆 pH 保持在 7.35～7.45 之间。当血浆 pH 低于7.35 时为酸中毒，高于 7.45 时为碱中毒。血浆 pH 低于 6.9 或高于 7.8，将危及生命。

（三）血液的功能

血液在心血管系统中不断循环流动，是内环境中最活跃的部分，其功能大致归纳为：① 运输功能。血液运输氧气、营养物质、激素等到各器官、组织，与组织进行物质交换，同时将二氧化碳等代谢产物运输到机体的排泄器官（如肺、肾、肠等）排出体外，使机体的新陈代谢得以顺利进行。② 缓冲功能。通过血液缓冲系统的缓冲作用，调节机体酸碱平衡（见第十一章）。③ 调节体温。血液中的水比热容较大，可以吸收大量的热量，通过血液循环，将机体深部的热量带至体表散发，同时通过皮肤血管的舒缩活动，调节散热量，维持体温的相对恒定。④ 防御和保护功能。血液中的白细胞、血浆中的免疫物质，能够对抗外来病菌对机体的侵蚀。血液还参与生理性止血和凝血等防御功能。

三、血液循环的通路

（一）血液循环

血液循环可分为相互连续的两部分，即体循环和肺循环（图 6-1）。

1. 体循环

体循环又称大循环。当左心室收缩时，将血液射入主动脉，并沿各级分支到达全身各处的毛细血管。在此血液与组织、细胞进行物质交换，然后汇入小静脉，再经各级静脉回流至右心房。体循环的特点是流经范围广，流程长，主要功能是以富含氧气和营养物质的血液，营养全身组织，并将代谢产物运回心脏。

2. 肺循环

肺循环又称小循环。当右心室收缩时，将血液射入肺动脉，经肺动脉各级分支到达肺泡壁的毛细血管网。在此血液与肺泡内的气体进行交换后，经肺各级静脉流入左心房。肺循环的特点是路程短，主要功能是进行气体交换。

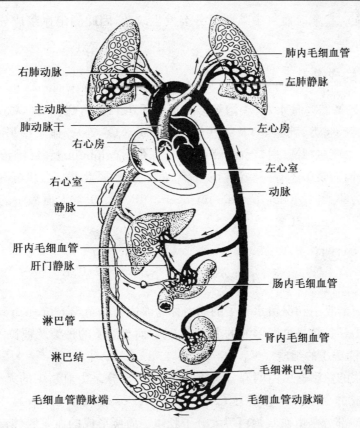

右肺动脉

主动脉

肺动脉干

右心房

右心室

静脉

肝内毛细血管

肝门静脉

淋巴管

淋巴结

毛细血管静脉端

肺内毛细血管

左肺静脉

左心房

左心室

动脉

肠内毛细血管

肾内毛细血管

毛细淋巴管

毛细血管动脉端

图 6-1　体循环与肺循环模式图

（二）血管的吻合及侧支循环

血管之间的吻合非常广泛,常见的有:① 动脉间吻合;② 静脉间吻合;③ 小动-静脉吻合。血管通过侧副管重新建立的循环称侧支循环(图 6-2)。

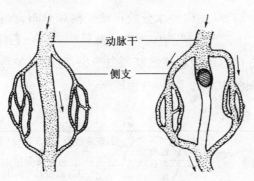

动脉干

侧支

图 6-2　侧支循环

第二节　血　浆

血浆是机体内环境的重要组成部分。在正常情况下,机体通过各种调节使血浆的成分保持相对恒定。患病时血浆中某些成分会发生改变,因此测定血浆成分,可为某些疾病的诊断提供依据。

一、血浆的成分

血浆中91%～92%是水,其中溶解多种电解质(如 Na^+ ,Cl^- ,K^+ ,Ca^{2+} 等),小分子化合物(如葡萄糖、脂类、乳酸等)及一些气体(如 O_2 ,CO_2 等)。血浆中另一种重要的成分是血浆蛋白,主要包括清(白)蛋白(albumin)、球蛋白(globulin)和纤维蛋白原(fibrinogen)三类。另外,血浆中还有一些蛋白质的代谢产物,如尿素、尿酸、肌酐等,这些物质中所含的氮总称为非蛋白氮(non protein nitrogen,NPN)。正常人血液中的 NPN 含量为 14 mmol/L(20～35 mg/dL)。

二、血浆渗透压

(一)渗透压的概念

溶液所具有的吸引和保留水分子的能力称为渗透压(osmotic pressure),其大小与溶液中所含溶质的颗粒数目也即溶液的浓度成正比,而与溶质的种类及颗粒大小无关。

(二)血浆渗透压的组成

人体内血浆的总渗透压由两部分溶质所形成:一部分是由血浆中的无机盐等小分子晶体物质所形成的血浆晶体渗透压(plasma crystal osmotic pressure),主要由 Na^+ 和 Cl^- 所形成;另一部分是由血浆蛋白等大分子胶体物质所形成的血浆胶体渗透压(plasma colloid osmotic pressure),主要由清蛋白所形成。凡等于血浆渗透压的溶液称为等渗溶液;高于血浆渗透压的溶液称高渗溶液;反之,则称为低渗溶液。

(三)血浆渗透压的生理作用

1. 晶体渗透压的作用

血浆晶体渗透压对维持细胞内外水分的正常交换和分布,保持红细胞的正常形态及功能有重要作用(图6-3)。当血浆晶体渗透压降低时,进入红细胞的水分增多,导致红细胞膨胀,直至破裂。红细胞破裂后使血红蛋白逸出,这种现象称为溶血。反之,当血浆晶体渗透压增高时,红细胞中水分渗出,发生皱缩。

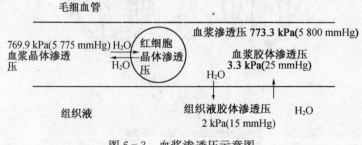

图6-3 血浆渗透压示意图

2. 胶体渗透压的作用

血浆胶体渗透压的主要生理作用是调节毛细血管内外水分的正常分布,促使组织中水分渗入毛细血管以维持血容量。当血浆蛋白减少、血浆胶体渗透压降低时,组织液增多,引起组织水肿。

第三节 血细胞

一、红细胞

血细胞中数量最多的是红细胞(erythrocyte,red blood cell,RBC)。正常成熟红细胞为红色,无核,呈双凹圆盘形。正常成年男性红细胞数量为$(4.0 \sim 5.5) \times 10^{12}/L$,女性为$(3.5 \sim 5.0) \times 10^{12}/L$,新生儿的红细胞数量可超过$6.0 \times 10^{12}/L$。红细胞内的主要成分是血红蛋白(hemoglobin,Hb),正常成年男性的含量为$120 \sim 160$ g/L,女性为$110 \sim 140$ g/L。外周血液中红细胞数或血红蛋白含量低于正常值,称为贫血(anemia)。红细胞的主要功能是运输O_2和CO_2,并对血液的酸碱度变化起缓冲作用,这两种生理功能都与所含的血红蛋白有关。红细胞被破坏时,血红蛋白逸出,就丧失运输气体的功能。

(一)红细胞的生理特性

1. 红细胞膜的渗透脆性

红细胞膜的渗透脆性(osmotic fragility)是指红细胞膜对低渗溶液的抵抗力。抵抗力大的则脆性小,反之则脆性大。临床上将红细胞置于一系列渗透压不同的低渗溶液中,观察红细胞对低渗溶液抵抗力的大小,此称为脆性试验。

2. 红细胞的悬浮稳定性

红细胞能相当稳定地悬浮于血浆中而不易下沉,这种特性叫做红细胞的悬浮稳定性(suspension stability)。在临床上,将抗凝血液置于沉降管中,观察第1 h末红细胞下沉的毫米数来表示红细胞下沉的速率,称为红细胞沉降率(erythrocyte sedimentation rate,ESR),简称血沉。用韦氏法测定血沉,正常成年男性为$0 \sim 15$ mm/h,女性为$0 \sim 20$ mm/h。

(二)红细胞的生成与破坏

1. 红细胞的生成部位

在胚胎时期,红细胞的生成部位为肝、脾和骨髓;出生后主要由红骨髓造血。

当红骨髓的造血功能受到放射线、某些药物(如氯霉素、抗癌药物)等理化因素的抑制时,将使三种血细胞的生成和血红蛋白的合成均减少,称为"再生障碍性贫血"。

2. 红细胞的生成原料

蛋白质和铁(Fe^{2+})是血红蛋白合成的主要原料,正常膳食能保证供给。如某些原因引起蛋白质或铁的供给不足,将引起"营养不良性贫血"或"缺铁性贫血"。

3. 红细胞的成熟因子

在红细胞的发育成熟过程中,需要成熟因子维生素B_{12}和叶酸。一旦这些物质缺乏,就会使红细胞分裂增殖和成熟发生障碍,引起"巨幼红细胞性贫血"。

4. 红细胞的破坏

红细胞的平均寿命约120天。衰老及死亡的红细胞在脾、肝等处被巨噬细胞所吞噬。脾功能亢进时,可使红细胞破坏增加,引起"脾性贫血"。

(三)红细胞的生成调节

目前已经证明有两种调节因子分别调节着红细胞的生成,即由白细胞产生的爆式促进活性因子(burst promoting activity,BPA)和肾脏产生的促红细胞生成素(erythropoitin,EPO),它们能促进红骨髓的造血功能,因此某些肾脏疾病可导致"肾性贫血"。

雄激素也可以刺激红骨髓中红细胞的生成。这也是男性的红细胞数目和血红蛋白含量高于女性的原因之一。

二、白细胞

白细胞(leucocyte,white blood cell,WBC)无色、球形、有核,其体积比红细胞大。白细胞可分为中性粒细胞(neutrophil)、嗜酸性粒细胞(eosinophil)、嗜碱性粒细胞(basophil)、单核细胞(monocyte)和淋巴细胞(lymphocyte)。

(一)白细胞总数与分类计数

正常成人血液中白细胞总数为$(4.0\sim10.0)\times10^9/L$,其中中性粒细胞占50%～70%,嗜酸性粒细胞占0.5%～5%,嗜碱性粒细胞占0%～1%,淋巴细胞占20%～40%,单核细胞占3%～8%。

(二)白细胞的功能

1. 中性粒细胞和单核细胞

中性粒细胞具有非特异吞噬能力,能吞噬和清除入侵的病原微生物及其他异物,并将被吞噬的细菌杀灭。因此,临床上白细胞总数增多和中性粒细胞百分率增高,往往表示可能为化脓性细菌的急性感染。中性粒细胞数减少到$1.0\times10^9/L$时,可使机体抵抗力明显降低,容易发生感染。

单核细胞从骨髓进入血液时吞噬能力较弱,进入组织后转变为吞噬能力很强的巨噬细胞。单核-巨噬细胞还参与激活淋巴细胞的特异性免疫功能。

2. 嗜碱性和嗜酸性粒细胞

嗜碱性粒细胞能释放肝素、组胺、过敏性慢反应物质。肝素具有抗凝血作用;组胺和过敏性慢反应物质可使小血管扩张,毛细血管和微静脉的通透性增加,支气管和肠道平滑肌收缩,引起哮喘、荨麻疹等各种过敏反应症状。

嗜酸性粒细胞也具有较弱的吞噬能力,它的主要功能是限制嗜碱性粒细胞和肥大细胞在过敏反应中的作用。另外,它还参与对蠕虫的免疫反应。

3. 淋巴细胞

淋巴细胞又称免疫细胞,是构成机体防御系统的重要组成部分。淋巴细胞主要分为T细胞和B细胞两类,前者参与细胞免疫,后者参与体液免疫。

三、血小板

正常人血小板(thrombocyte,platelet)数量为$(100\sim300)\times10^9/L$。血小板由骨髓中成熟的巨核细胞(megakaryocyte)胞质裂解脱落下来的具有生物活性的小块胞质形成,进入血液后只有开始两天具有生理功能。衰老的血小板在脾脏中被吞噬处理。

（一）血小板的生理特性

血小板具有黏附、聚集、释放、收缩和吸附的生理特性。血小板的上述特性,与其生理功能有着密切的关系。

（二）血小板的生理功能

1. 维持血管内皮的完整性

血小板对毛细血管内皮细胞有营养、支持和修复作用,有维持毛细血管壁正常通透性,使红细胞不易逸出的作用。临床上当血小板降至 $5.0 \times 10^{10}/L$ 以下时,由于患者的毛细血管壁通透性和脆性增加,微小的创伤或仅因血压升高就会使皮肤和黏膜下出现出血点或大块紫癜,其至发生自发性出血,称为血小板减少性紫癜。

2. 参与生理性止血

在正常情况下,小血管破损后引起的出血在数分钟内就会自然停止,此称为生理性止血（physiological hemostasis）。临床上将从血管破损、血液自行流出到自然停止这段时间,称为出血时间,其正常值为 $1\sim4\ min$。

3. 促进血液凝固

血小板含有与凝血有关的凝血因子,统称为血小板因子（plater factor, PF）。它们能加快血液凝固的进程。

第四节　血液凝固、抗凝与纤维蛋白溶解

一、血液凝固

血液由流体状态变成胶冻状态的过程,称为血液凝固（blood coagulation）,简称凝血。其实质是血浆中可溶性的纤维蛋白原转变为不溶性的纤维蛋白细丝。纤维蛋白细丝交织成网,网罗血细胞形成血凝块。血液凝固后 $1\sim2\ h$,血块又发生收缩,并析出淡黄色的液体,即血清（serum）。血清与血浆的区别在于血清中缺乏凝血过程中被消耗的一些凝血因子。临床上将血液流出血管至出现纤维蛋白细丝的时间,称为凝血时间,其正常值为 $2\sim8\ min$（玻片法）。

（一）凝血因子

所有参与凝血过程的物质通称为凝血因子（blood coagulation factor）。迄今已发现多种凝血因子,世界卫生组织（WHO）按其发现先后,以罗马数字依次命名,作为国际上通用的名称（表6-1）。除因子Ⅳ是 Ca^{2+} 外,其余已知的凝血因子都是蛋白质;除因子Ⅲ外,其他凝血因子均存在于血浆中;大多数凝血因子在肝脏合成,其中因子Ⅱ,Ⅶ,Ⅸ,Ⅹ的生成需要维生素K的参与。因此,肝脏功能损害或维生素K缺乏,都会导致凝血过程障碍而出现出血倾向。前激肽释放酶、血小板第3因子（PF_3）等也参与凝血过程。

表 6-1 国际命名编号的凝血因子

凝血因子	同义名	凝血因子	同义名
I	纤维蛋白原	VIII	抗血友病因子(AHF)
II	凝血酶原	IX	血浆凝血激酶(PTC)
III	组织凝血激酶	X	斯多特-拍劳(Stuart-Prower)因子
IV	Ca^{2+}	XI	血浆凝血致活素前质(PTA)
V	前加速素	XII	接触因子
VII	前转变素	XIII	纤维蛋白稳定因子

（二）血液凝固过程

血液凝固可以分为凝血酶原激活物形成、凝血酶形成及纤维蛋白形成三个基本步骤。

1. 凝血酶原激活物形成

凝血酶原激活物是因子 Xa，V，Ca^{2+} 和 PF$_3$ 同时并存的总称。其中因子 X 的激活过程可通过两条途径。

（1）内源性激活途径(intrinsic pathway of blood coagulation)：参与凝血的因子全部来自血液，从激活因子 XII 开始，至激活因子 X 的过程，称为内源性激活途径。因子 VIII 能使因子 X 的激活过程快几百倍。缺乏因子 VIII 时，血液凝固十分缓慢，微小创伤亦可引起出血不止，临床上称之为血友病(hemophilia)。

（2）外源性激活途径(extrinsic pathway of blood coagulation)：在血管外组织释放的因子 III 参与下，激活因子 X 的过程，称为外源性激活途径。当组织损伤、血管破裂时，组织细胞释放因子 III，与血浆中的 Ca^{2+} 和因子 VII 共同组成因子 VII 复合物，促使因子 X 激活成 Xa。

2. 凝血酶形成

在凝血酶原激活物的作用下，凝血酶原被激活成为凝血酶(IIa)。

3. 纤维蛋白形成

凝血酶的主要作用是使纤维蛋白原转变为纤维蛋白(图 6-4)。

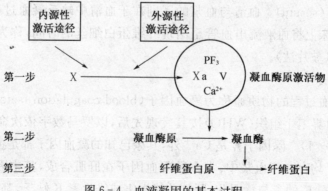

图 6-4 血液凝固的基本过程

（三）抗凝系统

在生理情况下，血管内的血液能保持流体状态不发生凝固，主要是因为血浆中存在着与凝血系统相对抗的抗凝系统(anticoagulative system),最重要的是抗凝血酶Ⅲ和肝素,它们能抑制某些凝血因子使之失活。

(四)血液凝固的加速与延缓

在进行外科手术时,常用温盐水纱布或明胶海绵压迫伤口,这就是利用粗糙面激活因子Ⅻ并促使血小板解体释放凝血因子;利用温热加速酶促反应,使血液凝固加速,以利于止血。为防止维生素 K 缺乏病人在手术时大出血,常在术前注射维生素 K,促使肝脏合成凝血因子Ⅱ,Ⅶ,Ⅸ,Ⅹ,以加速血液凝固。另一方面,在血液检验和输血中,需要不凝固的血液,常在抽出体外的血液中加入适量的抗凝剂,如加入草酸铵或草酸钾,可与血浆中的 Ca^{2+} 结合成不易溶解的草酸钙;加入柠檬酸钠,可与血浆中的 Ca^{2+} 形成不易电离的可溶性络合物;两者都可使血浆中的 Ca^{2+} 显著减少或消失,达到抗凝作用。

二、纤维蛋白溶解

纤维蛋白被降解液化的过程称纤维蛋白溶解(fibrinolysis),简称"纤溶"。纤溶系统包括纤维蛋白溶解酶原(纤溶酶原)(plasminogen)、纤维蛋白溶解酶(纤溶酶 plasmin)、激活物及抑制物。纤溶的基本过程可分为纤溶酶原的激活、纤维蛋白和纤维蛋白原的降解两个阶段。

纤维蛋白溶解的重要意义在于使血液保持液态,血流畅通;限制血液凝固的发展,防止血栓的形成。

凝血与纤溶是两个既对立又统一的功能系统,它们之间存在的动态平衡,即使机体有效地止血,又防止血块堵塞血流,从而维持血流的正常状态。在血管内如果凝血作用大于纤溶,就将发生血栓,反之就会造成出血倾向。

第五节 血量、血型与输血

一、正常血量及其相对恒定的意义

血量(blood volume)是指人体内血液的总量。正常成人血量约占体重的 7%~8%。一个体重 60 kg 的人,其血液量约为 4 200~4 800 mL。血量的绝大部分在心血管内迅速循环流动,这部分血液量称为循环血量;还有一小部分血液滞留于肝、脾、肺和皮下静脉丛等处,这部分血液量称为贮存血量。贮存血液所在处称为贮血库。当剧烈运动、情绪激动或大失血时,贮血库内的血液可释放出来补充循环血量,以维持机体的需要。

正常人体内血液的总量是相对恒定的,这对维持正常血压,保证细胞、组织、器官的血液供应有重要意义。一旦血量不足会导致血压下降、组织器官供血量减少,从而造成组织器官的代谢障碍,功能损害。

二、血型

(一) 血型的概念

血型(blood group)是指红细胞膜上特异性抗原的类型。在血清中,还存在着和特异性抗原相对应的天然抗体。当特异性抗原与相对应的抗体接触时,会发生红细胞凝集反应(agglutination)。一旦发生反应,红细胞之间会发生膜的融合,继而破裂溶血。因此,红细胞膜上的特异性抗原又称为凝集原,血清中的抗体又称为凝集素。

血型有多种分型系统,与临床医学关系最密切的是红细胞的 ABO 血型系统和 Rh 血型系统。此外,白细胞、血小板及一般组织细胞也具有不同的"血型",因此,血型鉴定在组织器官移植及法医学等领域中,都具有重要的意义。

(二) ABO 血型系统

ABO 血型系统是根据红细胞膜上是否存在 A 凝集原(A 抗原)与 B 凝集原(B 抗原),将血液分为四个基本类型。凡红细胞膜上只存在 A 凝集原的为 A 型,只存在 B 凝集原的为 B 型,A,B 两种凝集原都有的为 AB 型,A,B 两种凝集原都没有的为 O 型。另一方面,血清中还存在着与凝集原相对抗的天然抗体,即凝集素,称为抗 A 凝集素或抗 B 凝集素。不同血型人的血清中不含有对抗自身红细胞凝集原的凝集素。A 型血清中只含抗 B 凝集素,B 型血清中只含抗 A 凝集素,AB 型血清中无抗 A 和抗 B 凝集素,O 型血清中既含抗 A,又含抗 B 凝集素(表 6-2)。

表 6-2　ABO 血型系统中的凝集原和凝集素

型　别	红细胞的凝集原	血清中的凝集素
A	A	抗 B
B	B	抗 A
AB	A,B	无
O	无	抗 A,抗 B

(三) Rh 血型系统

绝大多数人的细胞膜上有 5 种 Rh 抗原,其中 D 抗原的抗原性最强。凡红细胞膜上含有 D 抗原者,称为 Rh 阳性;不含 D 抗原者,称为 Rh 阴性。人类血清中不存在与 Rh 抗原起反应的天然抗体,故 Rh 阴性的受血者第一次接受 Rh 阳性的血液,不会发生凝集反应。但由于输入 Rh 阳性血液后,可使受血者产生抗 Rh 抗体,因此以后再输入 Rh 阳性血液时,会使输入的 Rh 阳性红细胞发生凝集反应而溶血。

我国汉族和其他大多数民族中 Rh 血型阳性者占 99%,阴性者占 1%,因此在一般临床工作中意义不大。但在一些少数民族中(如塔塔尔族、苗族等),Rh 阴性者较多,医护工作者必须对此加以注意。

三、输血

在临床输血时,原则上选同型输血,在应急情况下,可以考虑异型输血,但必须遵循供血者的红细胞不被受血者的血清所凝集这样一个原则,且只能允许少量(一般不超过 300 mL)、缓慢、严密监督下输血。根据以上原则,ABO 血型系统的四种血型之间的输血关系如图 6-5 所示。

为病人输血是一项非常严肃的工作,必须十分谨慎。由于 ABO 血型系统中还存在着亚型,与 ABO 血型系统同时存在的还有其他血型系统,如 Rh 血型系统等,若不加注意就可能因血型不合而发生严重反应。因此,临床上要求在输血前必须做交叉配血试验(图 6-6),即使是同型血液也不例外。所谓交叉配血试验,即把供血者的红细胞与受血者的血清进行配合试验,称为交叉配血主侧;将受血者的红细胞与供血者的血清进行配合试验,称为交叉配血次侧。如果主侧、次侧均不凝集,即为配血相合,可进行输血;如果主侧凝集或主、次侧均凝集,则为配血不合,不能输血;如果主侧不凝集,次侧凝集,称配血基本相合,只能根据上述应急情况下异型输血的原则来进行输血。

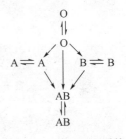

图 6-5 ABO 血型系统
之间输血关系

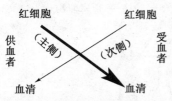

图 6-6 交叉配血试验示意图

第六节　心

一、心的位置与外形

心位于胸腔的中纵隔下部,约 2/3 位于前正中线的左侧,1/3 在右侧(图 6-7)。

心的外面是心包,上方是出入心的大血管,下方为膈的中心腱。前面大部分被肺和胸膜遮盖,只有小部分与胸骨体下半和左第 4～6 肋骨相贴,心后方有食管、迷走神经和胸主动脉。心的两侧为胸膜腔和肺。

心脏的外形像一个前后略倒置的圆锥体,其大小稍大于本人的拳头。心脏可分为心底、心尖、两面、三缘和三条沟。心底(cardiac base)朝向右后上方,连接出入心的大血管。心尖(cardiac apex)朝向左前下方,活体在平左第 5 肋间隙,锁骨中线内侧 1～2 cm 处可看到或触及心尖的搏动。心的前上面隆凸,与胸骨及肋骨相邻,称为胸肋面;后下面扁平贴于膈,称为膈面。右缘近似垂直,主要由右心房构成;左缘圆钝,主要由左心耳和左心室构成;下缘近水平位较锐,由右心室和心尖构成。心的表面有三条浅沟,沟内有血管并被脂肪组织覆盖。在近心底处有几乎呈环形的冠状沟(coronary sulcus),是心房、心室表面分界的标志。在胸肋面和膈面各有一条自冠状沟向下至心尖右侧的

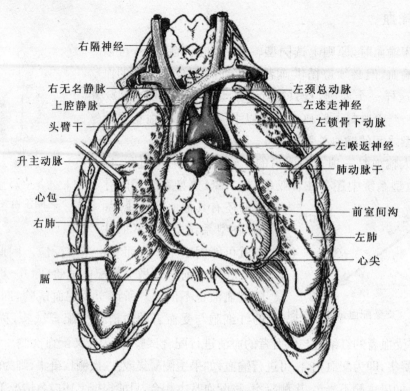

图6-7　心的位置

沟,分别称前室间沟和后室间沟,是左、右心室表面分界的标志(图6-8)。

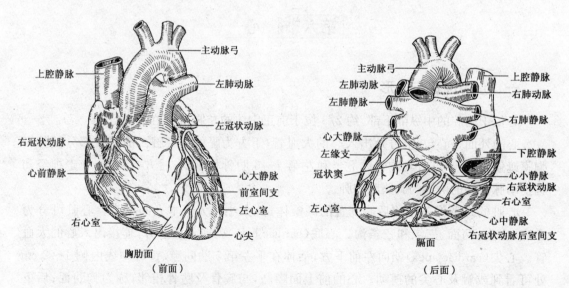

图6-8　心的外形及血管

二、心的构造

(一)心腔的结构

心分为左右两半,每半心有心房和心室。左右心房之间有房间隔分隔,左右心室间有室间隔分隔。

1. **右心房**

右心房(right atrium)位于心的右上部。右房腔有三个入口和一个出口。三个出口为:上方的上腔静脉口,下方的下腔静脉口,在下腔静脉口与右房室口之间有冠状窦口。一个出口为右房室口,位于右心房前下方,通向右心室(图6-9)。

2. **右心室**

右心室(right ventricle)位于右心房的左前下方,室腔底部有右房室口和肺动脉口。右房室口是右心室的入口,口周附着3个三角形瓣膜,称为右房室瓣(又称三尖瓣 tricuspid valve)。当右

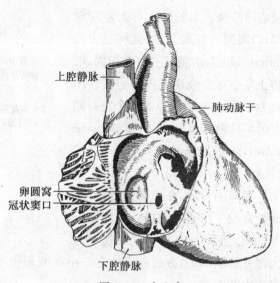

图6-9　右心房

心室收缩时,由于血液的推动使3个尖瓣互相对合,封闭右房室口,阻止血液逆流。右心室的出口为肺动脉口,口周附有3个袋口朝上的半月形瓣膜,称为肺动脉瓣(pulmonary valve,图6-10)。当右心室舒张时,半月瓣受肺动脉干内血液压力而闭合,防止血液逆流入右心室(图6-11)。

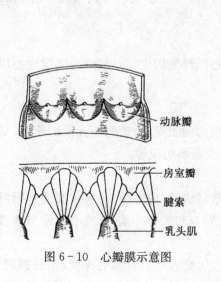

图6-10　心瓣膜示意图

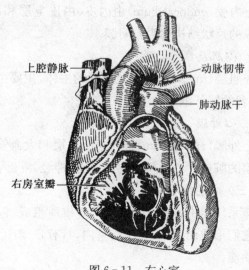

图6-11　右心室

3. 左心房

左心房(left atrium)构成心底的大部分。左心房后部左、右各有两个肺静脉口,是左心房的入口,出口为左房室口,通向左心室。

4. 左心室

左心室(left ventricle)构成心尖及心的左缘。室腔的入口为左房室口,口周附有左房室瓣(又称二尖瓣 mitral valve),功能与三尖瓣相同,可防止左心室血液逆流入左心房。出口为主动脉口,口周亦有 3 个袋口朝上的半月形瓣膜,称主动脉瓣(aortic valve),防止血液逆流入左心室(图 6－12)。

房间隔较薄,在卵圆窝处最薄,此处常发生房间隔缺损。室间隔较厚,由心肌和心内膜构成。其下方

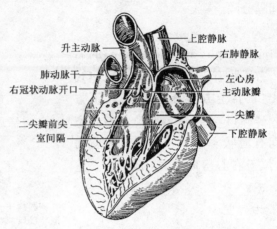

图 6－12　左心房和左心室

大部分称肌部,上方近心房处有一小卵圆形薄弱区域,缺乏肌层,称为膜部,室间隔缺损多发生在此处。

两侧房室的收缩与舒张是同步的,当心室收缩时,房室瓣关闭、动脉瓣开放,血液射入动脉;当心室舒张时,动脉瓣闭合、房室瓣开放,血液由心房流入心室。

(二)心壁的构造

心壁由心内膜、心肌层和心外膜组成。

1. 心内膜

心内膜(endocardium)由内皮、内皮上层和心内膜下层组成。心内膜向心腔内突出而形成的片状结构称为心瓣膜。

2. 心肌层

心肌层(myocardium)是心壁的主体,主要由心肌纤维构成。心室的心肌层比心房的厚,两者的肌纤维互不连续。

3. 心外膜

心外膜(epicardium)被覆于心肌层和大血管根部的表面,为透明而光滑的浆膜,属于心包膜的脏层。心外膜中含有血管、神经、淋巴管及脂肪组织等。

(三)心的传导系统

该系统是由特殊分化的心肌纤维所组成,包括窦房结、房室结、房室束和浦肯野纤维网。它们形成结或束,位于心壁内,具有自动产生兴奋和传导冲动,维持心正常节律性搏动的功能。

窦房结(sinuatrial node)位于上腔静脉与右心房交界处心外膜的深面,呈长椭圆形,由 P 细胞和结缔组织构成。窦房结能自动地发出节律性兴奋,通过前、中、后三条结间束

传至房室结。房室结(atrioventricular node)位于冠状窦口与右房室口之间的心内膜深面，呈扁椭圆形，构造与窦房结相似，其作用是将窦房结的兴奋传向心室。房室束起于房室结，下行分散成浦肯野(Purkinje)纤维网，分布于心肌纤维上(图6-13)。

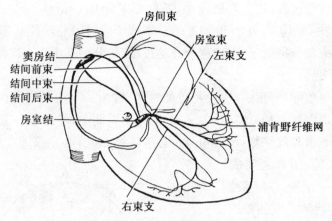

图6-13 心传导系统的模式图

(四) 心的血管

分布于心壁的动脉有左、右冠状动脉，都来源于升主动脉。心壁的静脉绝大多数汇入冠状窦后流入右心房(图6-8)。

右冠状动脉(right coronary artery)经右心耳与肺动脉干之间，入冠状沟向右后行，沿途发出分支分布于右心房、右心室、室间隔后1/3及左心室后壁的一部分，还发出分支到房室结和窦房结。若该动脉或其分支阻塞，则可引起所分布区域的心肌梗死。临床上膈面心肌梗死，大多由于右冠状动脉阻塞所致。

左冠状动脉(left coronary artery)一般要比右冠状动脉粗，经左心耳与肺动脉干之间向左行，沿途分支分布于左心房、左心室膈面、左心室前壁、右心室前壁一小部分及室间隔前2/3的区域。如前室间支受阻塞，则引起前壁心肌及室间隔前部心肌梗死。

(五) 心包

心包(pericardium)是包裹心及大血管根部的纤维浆膜囊，可分为外层的纤维心包和内层的浆膜心包(图6-14)。纤维心包是坚韧的结缔组织囊。浆膜心包薄而光滑，为一密闭的浆膜囊，分脏、壁两层：脏层紧贴心肌层表面，即心外膜；壁层衬于纤维心包的内面。脏、壁两层在大血管根部互相移行，围成的腔隙，称心包腔(pericardium cavity)，内含少量浆液，以减少心搏动时的摩擦。在病理情况下，浆液的分泌量增多，则为心包积液。

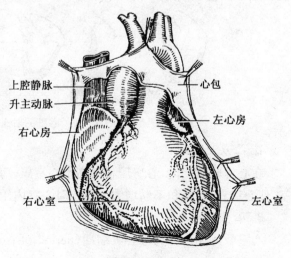

图6-14 心包

三、心率与心动周期

(一) 心率

每分钟心脏跳动次数,称为心跳频率,简称心率(heart rate)。成人安静时心率每分钟约为 60～100 次,平均 75 次。正常人的心率随年龄、性别、功能状态不同而异。临床上成人安静时心率每分钟低于 60 次称为心动过缓,每分钟高于 100 次称为心动过速。

(二) 心动周期

心房或心室每收缩和舒张一次所经历的时间,称为一个心动周期(cardiac cycle),即一次心跳。心动周期具有如下特点:① 在一次心动周期中,心房和心室的机械活动均可分为收缩期(systole)和舒张期(diastole)。心房收缩在先,心室收缩在后。② 心动周期的长短与心率有关,两者之间成反比关系。③ 有一个全心舒张期。④ 左右两侧的心房和心室的舒缩是同步的。⑤ 在心动周期中,心房和心室的舒张期均比收缩期长,这有利于静脉血的回流及心室充盈,保证心室有效的射血。⑥ 如果心率加快,心动周期将相应缩短,而舒张期的缩短更为明显,这对心脏的充盈及持久活动是不利的(图 6-15)。

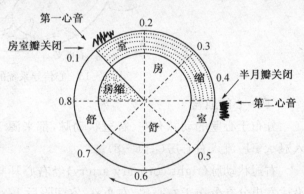

图 6-15　心动周期示意图

四、心脏的泵血过程

心脏的泵血过程是指心脏通过收缩和舒张的交替活动将血液从静脉吸入心室并射入动脉的过程。现以左心为例说明心脏的射血与充盈过程(图 6-16)。通常以心房开始收缩作为描述一个心动周期的起点。

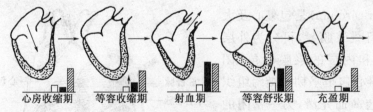

心房收缩期　等容收缩期　射血期　等容舒张期　充盈期

图 6-16　心脏的射血和充盈过程

1. 心房收缩期

在心房收缩期内,心房压相对高于心室压,房室瓣处于开启状态,血液由心房进入心室,使心室充盈,容积不断增大。而此时心室内压远比主动脉压低,故半月瓣是关闭的。

2. 心室收缩期

心室收缩期可分为等容收缩期(period of isovolumic contraction)和射血期(ejection phase)。

（1）等容收缩期：心室开始收缩时，室内压迅速升高。当室内压超过房内压时，心室内血液推动房室瓣使之关闭，阻止血液倒流入心房。此时，室内压尚低于主动脉压，半月瓣仍处于关闭状态，心室成为一个封闭腔，心室容积不变，故称为等容收缩期。该期的长短与心肌收缩力的强弱及动脉血压的高低有关。

（2）射血期：随着心室肌的继续收缩，心室内压继续上升，一旦心室内压超过主动脉压，心室的血液将半月瓣冲开，血液迅速射入主动脉，心室容积随之减小。此时室内压远高于房内压，所以房室瓣仍处于关闭状态。

3. 心室舒张期

心室舒张期可分为等容舒张期（period of isovolumic relaxation）和充盈期（filling phase）。

（1）等容舒张期：心室舒张开始，心室内压随即急速下降，当心室内压低于主动脉压时，动脉内血液推动半月瓣使之关闭，防止血液返流入心室。半月瓣关闭后，在一段时间内心室内压仍然高于心房内压，房室瓣仍处于关闭状态，心室又成为一个封闭腔，其容积不变。

（2）充盈期：随着心室继续舒张，心室内压进一步下降，直至心室内压下降到低于心房内压时，心房内的血液冲开房室瓣而流入心室，心室的容积随之增大。此时动脉压还高于室内压，半月瓣仍处于关闭状态。在心室舒张的最后 0.1s，心房又开始收缩，使心室的充盈量进一步增加，并进入下一个心动周期。

从心室的充盈量来看，由心室舒张而"抽吸"的量约占 70%，通过心房收缩而充盈的量仅约占 30%。

总的来说，在心脏的泵血过程中心瓣膜的启闭保证了血液的单向流动，而心瓣膜的启闭是由心瓣膜两侧压力差决定的；压力差的变化又取决于心肌，主要是取决于心室肌的舒缩活动。

现将心动周期中心腔内压、容积、瓣膜及血流方向的变化归纳如表 6-3。

表 6-3　心动周期中心腔内压力、容积、瓣膜、血流方向变化情况

心动周期分期		压力比较	瓣膜开闭		心内血流方向	心室容积
			房室瓣	半月瓣		
房缩期		房内压>室内压<动脉压	开放	关闭	心房→心室	增大
室缩期	等容收缩期	房内压<室内压<动脉压	关闭	关闭	血液留于心室	不变
	射血期	房内压<室内压>动脉压	关闭	开放	心室→动脉	减小
室舒期	等容舒张期	房内压<室内压<动脉压	关闭	关闭	血液留于心房	不变
	充盈期	房内压>室内压<动脉压	开放	关闭	心房→心室	增大

五、心脏血液输出量及其影响因素

心脏的主要功能是射血，因而单位时间内从心脏射出的血液量是衡量心脏功能的指

标。正常人在同一时期内,左心室和右心室接受回流的血液量大致相等,输出的血液量也大致相等。

(一)每搏输出量和每分输出量

心脏每搏动一次,一侧心室所射出的血液量,称为每搏输出量,简称搏出量(stroke volume),正常成人安静时为 $60\sim80$ mL;每分钟一侧心室射出的血量,称为每分输出量,简称心输出量(cardiac output)。心输出量等于搏出量与心率的乘积,健康成人安静时为 $4.5\sim6$ L,平均 5 L。心输出量可因性别、年龄和机体机能状态的不同而有差别,如剧烈运动时心输出量可高达 $25\sim35$ L/min。

(二)影响心输出量的因素

心输出量是由搏出量和心率所决定,因此搏出量和心率的改变都可以影响心输出量。

1. 搏出量的改变

(1) 前负荷(心室舒张末期充盈量):心室在收缩前所承受的负荷称为前负荷(preload),通常是指心室舒张末期心室内的血量,它与静脉血的回流量成正比关系。实验证明,在一定的范围内,当静脉血的回流量增加时,心室舒张末期的充盈量增多,心肌纤维的初长度(initial length)增加,心肌收缩力增强,搏出量增多。相反,静脉回流量减少,搏出量也减少。但如果静脉血回流过快、过多,使得心肌的前负荷过大时,心肌收缩力反而减弱,使搏出量减少。故在临床上静脉输液或输血时,其速度和量应适当,以防发生急性心力衰竭。

(2) 后负荷(动脉血压):心室收缩时所承受的负荷,称为心肌后负荷(afterload)。对心室而言,后负荷就是大动脉的血压。如果其他条件不变,动脉血压升高,则搏出量减少。因此,对心力衰竭患者,可考虑用扩血管药物,以降低动脉血压,增加搏出量,减轻心脏负担。

(3) 心肌收缩能力:心肌能不依赖于前负荷和后负荷而改变其收缩功能的内在特性,称为心肌收缩能力(myocardial contractility)。心肌收缩能力与搏出量之间成正比关系。在正常人体内,心肌收缩能力的大小,主要受自主神经和体液因素的影响。

2. 心率的改变

在保持每搏输出量不变的前提下,一定范围内心率与心输出量之间成正比。如心率过速或过缓,都会减少心输出量。心率过快时(超过 $160\sim180$ 次/分钟),心舒期缩短,心室充盈不足,结果使每搏输出量明显减少,所以心输出量也减少;反之,如心率太慢(低于 40 次/分钟),即使每搏输出量可能增加些,但由于每分钟射血的次数太少,结果心输出量也减少。

现将影响心输出量的因素归纳如下:

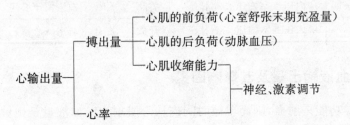

　　心输出量能随机体代谢的需要而增加的能力,称为心力储备(cardiac reserve)。健康人有相当大的心力储备,强体力劳动时,最大心输出量可达 25～30 L,为安静时的 5～6 倍。

　　某些心脏疾病,如心肌梗死、心瓣膜病、心肌炎等,使心室射血能力过低,心输出量不能适应机体需要,出现循环功能不足,称为心力衰竭(heart failure)。

六、心肌的生理特性及其影响因素

(一)心肌细胞的分类及其生物电现象

1. 心肌细胞的分类

　　心脏活动是以心肌细胞的生物电为基础的。心肌细胞分两类,一类是普通的心肌细胞,主要是指心房肌和心室肌,执行收缩功能,故又称为工作细胞(working cardiac cell)。另一类是一些特殊分化的心肌细胞,组成心脏的特殊传导系统,其中主要包括窦房结细胞和浦肯野细胞,具有自动产生节律性兴奋的能力,故称为自律细胞(autorhythmic cell)。

2. 心肌细胞的生物电现象

　　(1) 工作心肌的生物电现象:心室肌细胞安静时,细胞膜处于外正内负的极化状态,静息电位为 -90 mV。其产生原理与神经纤维静息电位的产生原理基本相同,主要是由于安静时细胞内高浓度的 K^+ 向细胞膜外侧扩散而形成的电-化学平衡电位。

　　心室肌细胞接受刺激由静息状态转入兴奋时,即产生动作电位。与神经纤维比较,心室肌动作电位的明显特征是复极过程时间长,升支与降支明显不对称。动作电位全过程可分去极化和复极化两个过程共 5 个时期,即去极过程的 0 和复极过程的 1,2,3,4 期,其中 4 期膜电位处在静息电位水平(图 6-17)。

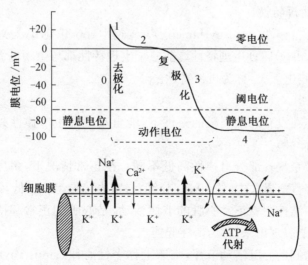

图 6-17　心室肌细胞动作电位与离子转运

　　在 5 个时期中,0,1,3,4 四个时期的形成原理与神经纤维动作电位的形成原理相同,唯一不同的是 2 期。此期膜电位持续保持在接近零电位水平,历时约 0.1～0.15 s,形成平台状,故又称为平台期。2 期平台期是造成心室肌细胞动作电位持续时间长以及一次兴奋后有效不应期长的主要原因,也是心室肌细胞动作电位区别于神经细胞和骨骼肌细胞动作电位的主要特征。2 期的形成是由于膜上 Ca^{2+} 通道已经开放,Ca^{2+} 缓慢而持久地内流,同时有少量 K^+ 外流,两种离子流动方向相反,在电位上相互抵消而造成。4 期主要是因钠泵和 Na^+—Ca^{2+} 交换体转运加强,排出在动作电位期间进入细胞内的 Na^+ 和 Ca^{2+},摄回流出细胞的 K^+,使细胞内外的离子分布恢复到兴奋前的静息状态,从而保证心肌的正常兴奋性。

(2) 窦房结细胞和浦肯野细胞的生物电现象:窦房结细胞和浦肯野细胞都为自律细胞。与工作细胞相比,自律细胞跨膜电位最显著的特点是:无静息电位,在动作电位复极化达到最大舒张电位(即复极末的膜电位数值)时,4 期膜电位并不稳定于这一水平,而是自动缓慢地去极化,称为 4 期自动去极化(图 6-18)。当 4 期去极化到达阈电位时即产生一次新的动作电位,这种现象周而复始,于是动作电位就不断地自动产生,这是自律细胞与非自律细胞的最主要区别,也是形成自律性的基础。浦肯野细胞 4 期自动去极化速度比窦房结细胞 4 期自动去极化速度慢,因而浦肯野细胞的自动节律性比窦房结细胞低。

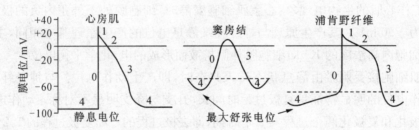

图 6-18　自律细胞的动作电位

(二) 心肌的生理特性

心肌组织具有自律性(autorhythmicity)、传导性(conductivity)、兴奋性(excitability)和收缩性(contractility)四种生理特性。前三个生理特性都与生物电有关,故称为电生理特性;收缩性与生物电无关,称为机械特性。

1. 自动节律性

心肌自律细胞在没有外来刺激的条件下,能自动地发生节律性兴奋的特性,称为自动节律性(简称自律性)。

心脏特殊传导系统各部分自律性高低不同。在正常情况下,窦房结自律性最高,约为 100 次/分钟;房室交界次之,约 50 次/分钟;心室内传导组织最低,约 20~40 次/分钟。自律性最高的窦房结控制着正常心脏的节律活动,是心脏的正常起搏点;其他特殊传导组织,其自律性不能表现出来,称为潜在起搏点。

由窦房结所控制的心脏活动节律,临床上称窦性心律(sinus rhythm)。由潜在起搏点引起的心脏活动,临床上称为异位节律。在窦房结受到抑制或窦房结兴奋下传受到阻碍,以及潜在起搏点的自律性过高等情况下,可以出现异位节律。如果心跳的时间间隔不等,就称为心律不齐。

2. 传导性

心脏自律细胞和工作细胞都有传导兴奋的能力。其传导兴奋的基本原理和神经纤维相同。

正常心脏内兴奋传导主要依靠特殊传导系统来完成。当窦房结发出兴奋后,通过心房肌传播到整个心房,同时迅速传到房室交界。房室交界是正常兴奋由心房传入心室的唯一通路,但其传导速度慢,尤以结区最慢,占时较长,约需 0.1 s,这种现象称为房室延搁(atrioventricular delay)。房室延搁具有重要的生理意义,它使心房与心室的收缩不在同一时间进行,只有当心房兴奋和收缩完毕后才引起心室的兴奋和收缩,使心室得以充分充盈,有利于射血。

3. 兴奋性

所有的心肌细胞都与其他可兴奋细胞一样,具有对刺激发生反应的能力。心肌细胞在每次的兴奋过程中,其兴奋性都要发生一次周期性的变化。

(1) 心肌细胞兴奋的周期性变化

① 有效不应期(effective refractory period,ERP):是指由 0 期开始到复极化 3 期 −60 mV 为止的这段不能再次产生动作电位的时期。

② 相对不应期:从有效不应期完毕,膜电位 −60 mV 到 −80 mV 的这一时期,心肌兴奋性逐渐恢复,但仍低于正常,受到阈上刺激才可能产生动作电位。这个时期称为相对不应期(relative refratory period,RRP)。

③ 超常期:在复极化完毕前,膜内电位由约 −80 mV 到 −90 mV 这一时期内,膜电位的水平较接近阈电位,引起兴奋所需的阈刺激较小,即兴奋性较高,这个时期称为超常期(supernormal period,SNP)。最后,膜复极化完毕到达静息电位时,兴奋性恢复正常。

心肌兴奋性变化的特点是有效不应期特别长,相当于心肌机械性收缩的整个收缩期加上舒张早期(图 6−19)。心肌的这一特点具有重要意义,它使心肌不能产生像骨骼肌那样的强直收缩,始终保持着收缩与舒张交替的节律性活动,保证心脏的充盈和射血正常进行。

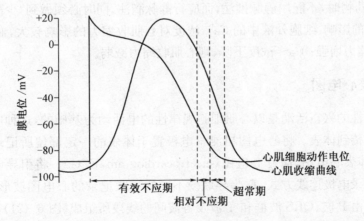

图 6−19 心肌动作电位期间兴奋性的变化及其与机械收缩的关系

（2）期前收缩与代偿间歇：正常心脏的节律受窦房结控制，如果在有效不应期之后到下一次窦房结兴奋传来之前，受到一个较强的额外刺激，可提前产生一次兴奋和收缩，称为期前收缩（premature systole）。期前收缩又称额外收缩或早搏。期前收缩之后出现一个较长的心室舒张期，称为代偿间歇（compensatory pause）（图 6-20）。

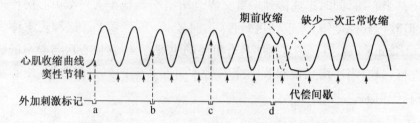

图 6-20　期前收缩和代偿间歇

4. 收缩性

工作心肌细胞具有收缩性，其收缩活动具有如下特点：① 对细胞外液的 Ca^{2+} 浓度有明显的依赖性；② 不发生强直收缩；③ "全或无"式收缩。

（三）理化因素对心肌特性的影响

1. 温度和酸碱度的影响

在一定范围内，温度升高，心率加快；温度降低，心率减慢。一般体温升高 1℃，心率加快约 10 次/分钟。血液 pH 降低时，心肌收缩力减弱；pH 增高时，心肌收缩力增强而舒张不完全。

2. 离子对心肌的影响

心肌的电生理特性是以离子活动为基础的，因而细胞外液中离子浓度过低或过高可影响心脏活动。其中以 K^+，Ca^{2+} 的影响较重要。

（1）K^+ 的影响：血 K^+ 浓度变化对心肌的影响最重要。当血 K^+ 浓度过高时，心肌自律性、传导性、兴奋性、收缩性均下降，表现为心动过缓、传导阻滞、心肌收缩力减弱，严重时心脏活动停止于舒张状态；血 K^+ 浓度降低时，心肌自律性、兴奋性、收缩性增高，传导性降低，容易产生期前收缩和异位节律。由于 K^+ 对心肌有抑制作用，所以临床上在使用含有 K^+ 盐的药物时，不能用静脉推注，而应行静脉滴注，同时必须做到"少而慢"。

（2）Ca^{2+} 的影响：细胞外液中的 Ca^{2+} 浓度对心肌收缩力的影响较大，血 Ca^{2+} 浓度升高时，心肌收缩力增强；Ca^{2+} 浓度下降，则心肌收缩力减弱。

七、体表心电图

心脏规律性的兴奋活动是以心肌细胞规律性的电活动为基础的，这种电位变化可通过组织和体液传到体表。将心电图机测量电极置于体表的一定部位所记录到的心电变化波形，称为体表心电图，简称心电图（electrocardiogram，ECG）。将引导电极在体表放置的部位或记录电极连线方式，称为导联。不同的导联记录的心电图波形也有所不同。正常心电图是由 P 波、QRS 波群和 T 波及各波间的线段所组成（图 6-21），各波、段及间期的含义和正常值见表 6-4。

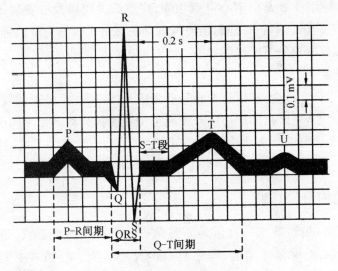

图 6-21　体表心电图

表 6-4　心电图各波、段及间期的含义和正常值

名称	含义	波形特点	波幅(mV)	历时(s)
P 波	反映两心房去极化过程	小而圆钝	0.05~0.25	0.08~0.11
QRS 波群	反映两心室去极化过程	三个波在不同的导联上不一定都出现		0.06~0.10
T 波	反映两心室复极化过程	在 R 波为主的导联中,T 波与 R 波方向一致	0.1~0.8	0.05~0.25
P-R 间期	从 P 波起点到 QRS 波群起点,代表从心房开始兴奋到心室开始兴奋所需的时间			0.12~0.20
ST 段	从 QRS 波群终点到 T 波起点之间的线段,表示心室肌已全部去极化	与基线平齐		0.05~0.15
Q-T 间期	从 QRS 波群起点到 T 波终点,代表两心室开始去极化到复极化结束所需的时间	时间长短与心率有关		<0.40

八、心音

心音(heart sound)是由心肌收缩、瓣膜启闭、血液流动引起机械振动所产生。用听诊器在胸壁前适当的部位可听到。一般在每一个心动周期中可以听到两个心音。

(一) 第一心音

第一心音发生在心缩期,它标志着心室收缩的开始,其特点是音调较低,持续时间较长。第一心音的产生,主要是由于心室肌收缩、房室瓣关闭以及心室射出的血液冲击动脉壁引起振动而产生的。第一心音的强弱可以反映心室肌收缩力量的强弱;而第一心音性质的改变,可以反映房室瓣的机能状态。

(二)第二心音

第二心音发生在心舒期,它标志着心室舒张的开始,其特点是音调较高,持续时间较短。第二心音的产生,主要是由于心室舒张期主动脉瓣和肺动脉瓣关闭引起振动而产生的。第二心音的强弱可以反映动脉压的高低;而第二心音性质的改变,可以反映动脉瓣的机能状态。

九、心脏的内分泌功能

几个世纪以来,生物学家一直认为心脏是一个单纯的循环器官,近年来关于心钠素的研究,认识到心脏除循环功能外,还具有内分泌功能。心钠素主要在心房肌细胞内合成,具有利尿、利钠、舒张血管和降血压作用,参与机体水和电解质平衡、体液容量和血压的调节。除心钠素外,从哺乳动物的心肌组织中还提取分离出某些生物活性多肽,如抗心律失常肽和内源性类洋地黄素等,还发现心肌细胞内有肾素-血管紧张素系统存在。

第七节　血　管

一、血管的分类及特点

(一)血管的结构分类及特点

血管从结构上分为动脉、毛细血管和静脉三大类。

1. 动脉

动脉管壁较厚,具有一定的弹性,可随心的舒缩、血压的高低而明显地搏动,称动脉脉搏,用手指在体表可触摸到一些动脉的脉搏。临床上常可据此作为诊脉点和压迫止血点。

2. 毛细血管

毛细血管是循环系统中极为重要的组成部分,连接在微动脉与微静脉之间,为管径最细、分布最广的血管,管壁薄而通透性高,其中的血流缓慢,有利于血液与周围组织之间进行物质交换。

3. 静脉

静脉是输送血液流回心脏的血管。体循环的静脉有浅、深之分。浅静脉位于皮下筋膜内,称皮下静脉。临床上可通过浅静脉取血检查或输入液体、药物。深静脉管壁内有向心开放的静脉瓣,可阻止血流逆流。

(二)血管的功能分类及特点

根据不同血管的生理功能,可将血管分为以下几类。

1. 弹性血管

弹性血管是指主动脉、肺动脉主干及其发出的最大的分支。这些血管的管壁坚厚，富含弹性纤维，具有较高的弹性。

2. 阻力血管

小动脉和微动脉的管径小，管壁富含平滑肌。它的舒缩可以使血管的口径发生改变，从而改变血流的阻力。

3. 交换血管

交换血管是指真毛细血管，因为是血液与周围组织之间进行物质交换的主要场所，故称为交换血管。

4. 容量血管

静脉和相应的动脉相比，数量较多，口径较粗，管壁较薄，可扩张性大。在安静状态下，整个静脉系统容纳了全身循环血量的 $60\%\sim70\%$，起着血液贮存库的作用。

二、肺循环的血管

（一）肺循环的动脉

肺动脉干（pulmonary trunk）短而粗，起自右心室，分为左、右肺动脉。左肺动脉分上、下两支进入左肺上、下叶。右肺动脉较长，分 3 支进入右肺的上、中、下叶。左、右肺动脉，在肺实质内逐渐分支，最后达肺泡壁，形成毛细血管网。在肺动脉干分叉处稍左侧，有一结缔组织索，连于主动脉弓的下缘，称动脉韧带（arterial ligament），是胚胎时期动脉导管闭锁后的痕迹（图 6-11）。

（二）肺循环的静脉

肺静脉（pulmonary veins）左右各两支，分别称为左上肺静脉与左下肺静脉和右上肺静脉与右下肺静脉（图 6-8）。肺静脉均起自肺泡壁的毛细血管网，逐级汇合成肺静脉出肺门，注入左心房。

三、体循环的动脉

（一）体循环动脉分布的特点

动脉左右对称性地分布于人体的头颈、躯干和四肢（图 6-22）；人体每一局部有一条动脉主干，动脉离开主干进入器官前的一段，称器官外动脉，入器官后称为器官内动脉；躯干部分动脉保留明显的节段性，并分为脏支和壁支；动脉常与静脉、神经伴行，称血管神经束。

（二）主动脉

主动脉（aorta）是体循环的动脉主干，根据它的行程，可分为升主动脉、主动脉弓和降主动脉（图 6-23）。

1. 升主动脉

升主动脉在胸骨左缘后方平第 3 肋间隙处，起自左心室，续于主动脉弓。升主动脉起始处略显膨大，左、右冠状动脉起始于此。

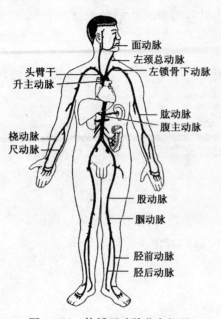

图6-22 体循环动脉分布概况

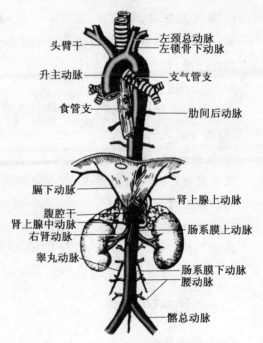

图6-23 主动脉

2. 主动脉弓

主动脉弓是续升主动脉,呈弓状向左后方弯曲,延续为降主动脉。主动脉弓壁内有压力感受器,感受血压的变化。主动脉弓下方有2~3个粟粒状小体,称主动脉小球,属化学感受器。从主动脉弓的凸侧,自右向左依次发出3条大的动脉,即头臂干、左颈总动脉和左锁骨下动脉。头臂干短而粗,分支为右颈总动脉和右锁骨下动脉。

3. 降主动脉

降主动脉续主动脉弓,沿脊柱下降,穿膈主动脉裂孔入腹腔,下行至第4腰椎体下缘前方分为左、右髂总动脉。其在胸腔一段称胸主动脉,在腹腔一段称腹主动脉。

(三)颈总动脉

颈总动脉为头颈部的动脉主干,沿气管、喉和食管的外侧上升。外侧邻颈内静脉,动、静脉后方有迷走神经,三者共同包在一个血管神经鞘内,称颈动脉鞘。

颈总动脉(common carotid artery)平甲状软骨上缘处,分颈外和颈内动脉。在此分叉处有两个重要结构。① 颈动脉窦:位于颈总动脉末端和颈内动脉起始处的膨大部,为压力感受器;② 颈动脉球:位于颈内、外动脉分叉处后方,为化学感受器。

1. 颈外动脉

颈外动脉(external carotid artery)起自颈总动脉,主要有以下几个分支。

(1) 甲状腺上动脉:分支布于甲状腺上部和喉。

(2) 舌动脉:分支布于舌、舌下腺和腭扁桃体。

(3) 面动脉:面动脉分支布于面部软组织、下颌下腺和腭扁桃体等。面动脉在下颌骨下缘咬肌止点前缘处,位置表浅,可触及搏动和压迫止血。

(4) 颞浅动脉:分支布于额、颞、顶部软组织及腮腺、眼轮匝肌等。在外耳门前方,位置表浅可触及其搏动,当头前外侧部出血时,可在此处压迫止血(图6-24)。

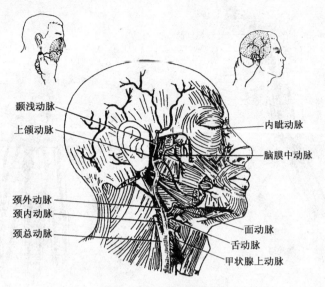

图6-24　头颈部的动脉

（5）上颌动脉:其主要分支有脑膜中动脉,穿棘孔入颅,贴颅骨内面分前后支营养硬脑膜和颅骨。前支大,经翼点内上行,骨折时易损伤此血管,形成硬膜外血肿。

2. 颈内动脉

颈内动脉(internal carotid artery)自颈总动脉分出后,上升达颅底,穿过颈动脉管入颅中窝,分支布于脑与视器。

（四）锁骨下动脉

锁骨下动脉(subclavian artery)左侧起于主动脉弓,右侧起于头臂干,至第1肋外侧缘移行为腋动脉。上肢出血时可在锁骨中点上方向后下方将该动脉压向第1肋进行止血。其主要分支有椎动脉、胸廓内动脉、甲状颈干等,其中椎动脉为锁骨下动脉最大的分支,向上穿过上位6个颈椎横突孔,经枕骨大孔入颅腔,左右汇合成基底动脉,分支布于脑和脊髓。

（五）上肢动脉

1. 腋动脉

腋动脉(axillary artery)自第1肋外侧缘续锁骨下动脉,穿过腋窝,移行为肱动脉。在腋窝内腋动脉与腋静脉、臂丛相伴。

2. 肱动脉

肱动脉(brachial artery)续腋动脉,与正中神经相伴,沿肱二头肌内侧缘下行至肘窝平桡骨颈处,分为桡动脉和尺动脉。在肘窝稍上方,肱二头肌腱内侧可触到肱动脉的搏动,是测量血压时的听诊部位。当前臂大出血时,可在肱二头肌内侧缘,向肱骨压迫止血(图6-25)。

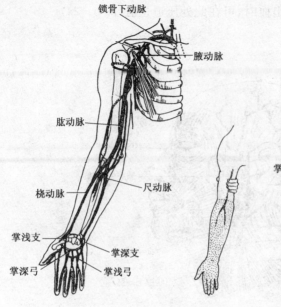

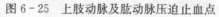

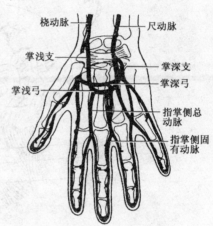

图 6-25　上肢动脉及肱动脉压迫止血点　　　　图 6-26　手的动脉

3. 桡动脉

桡动脉(radial artery)自肱动脉发出,在腕上方行于肱桡肌腱与桡侧腕屈肌之间,此处位置表浅,可触及脉搏,是临床切脉之部位。桡动脉沿途分支布于前臂桡侧肌,并参与肘、关节网的组成。

4. 尺动脉

尺动脉(ulnar artery)自肱动脉分出,在前臂尺侧下行,经豌豆骨桡侧入手掌。当手出血时,可在腕上方的两侧,同时压迫桡、尺动脉可暂时性止血。尺动脉沿途发出分支分布于前臂尺侧诸肌。

5. 掌浅弓和掌深弓

掌浅弓和掌深弓是由尺动脉和桡动脉的终末支在手掌形成的吻合网,它们的分支分布于手掌和手指。其分布于手指的分支沿手指掌面的两侧行向指尖,当手指出血时,可在指根两侧压迫血管止血(图6-26)。

（六）胸部动脉

胸主动脉(thoracic aorta)是胸部的动脉主干(图 6-23),位于脊柱的左前方,其分支有壁支和脏支两种。

1. 脏支

脏支均细小,主要有:支气管支,有数支布于支气管和肺;食管支,有数支布于食管胸段;心包支,布于心包。

2. 壁支

壁支为节段性对称的分支,有肋间后动脉和肋下动脉。肋间后动脉9对,布于3~11肋间隙,主干沿肋骨下缘的肋沟内前行,在肋角处,肋间后动脉发出分支沿下位肋骨上缘前行。肋下动脉沿第12肋的下缘走行。肋间后动脉和肋下动脉的分支布于脊髓、背部、胸壁和腹壁的上部等处。

（七）腹部动脉

腹主动脉（abdominal aorta）是腹部的动脉主干，自膈主动脉裂孔处续于胸主动脉，沿脊柱前左侧下行，至第4腰椎体下缘前方，分左、右髂总动脉。腹主动脉亦分脏支和壁支，布于腹腔脏器和腹壁。壁支主要是4对腰动脉，分支分布于腹后壁及背部肌肉和脊髓等处；脏支的分支多、分布广，又可分为不成对脏支和成对脏支二大类。

1. 不成对的脏支分布于腹腔不成对器官

（1）腹腔干（coeliac trunk）：粗短，平第12胸椎向前发出，立即分为胃左动脉、肝总动脉和脾动脉三个分支，分布于肝、胆、胰、脾、胃、十二指肠和食管腹段等上腹部器官（图6-27）。

（2）肠系膜上动脉（superior mesenteric artery）：平第1腰椎高度发出，经胰头与十二指肠水平部之间进入小肠系膜根，呈弓状行至右髂窝，沿途发出多个分支分布到回肠、空肠、盲肠、阑尾、升结肠和横结肠（图6-28）。

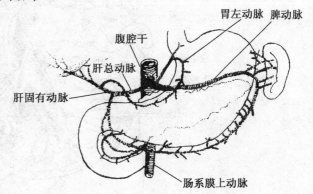

图6-27 腹腔干及其分支

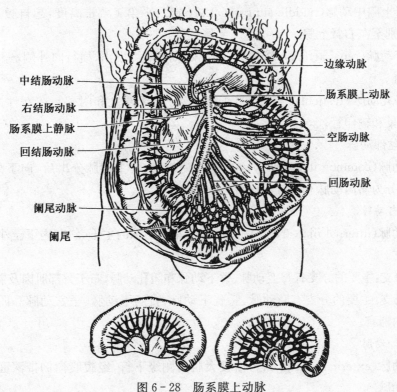

图6-28 肠系膜上动脉

（3）肠系膜下动脉(inferior mesenteric artery)：平第 3 腰椎水平发出，沿腹后壁腹膜深面向左下方行，分支分布于降结肠、乙状结肠和直肠上部（图 6-29）。

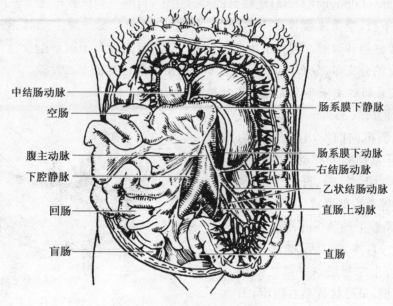

中结肠动脉
空肠
腹主动脉
下腔静脉
回肠
盲肠

肠系膜下静脉
肠系膜下动脉
右结肠动脉
乙状结肠动脉
直肠上动脉
直肠

图 6-29　肠系膜下动脉

2. 成对的脏支分布于腹腔成对的器官

（1）肾上腺中动脉(middle suprarenal artery)：平第 1 腰椎高度，起自腹主动脉的侧壁，外行分别至左右肾上腺。

（2）肾动脉(renal artery)：较粗大，平第 2 腰椎高度发出，横行向外侧，经肾静脉后面至肾门入肾。

（3）睾丸动脉(testicular artery)：细而长，分布于睾丸和附睾。在女性则为卵巢动脉，布于卵巢和输卵管。

（八）盆部动脉

髂总动脉(common iliac artery)左、右各一条，从腹主动脉分出后，向下外斜行至骶髂关节处，分为髂内动脉和髂外动脉（图 6-30）。

1. 髂内动脉

髂内动脉(internal iliac artery)短而粗，是盆部动脉的主干，斜向内下至小骨盆，发出壁支和脏支。

（1）壁支：主要的分支有臀上动脉、臀下动脉和闭孔动脉，布于臀部肌肉及髋关节。

（2）脏支：主要的分支有脐动脉、膀胱下动脉、直肠下动脉、子宫动脉和阴部内动脉，布于盆腔内器官。

2. 髂外动脉

髂外动脉(external iliac artery)沿腰大肌内侧缘下行，经腹股沟韧带深面入股前部，移行为股动脉。

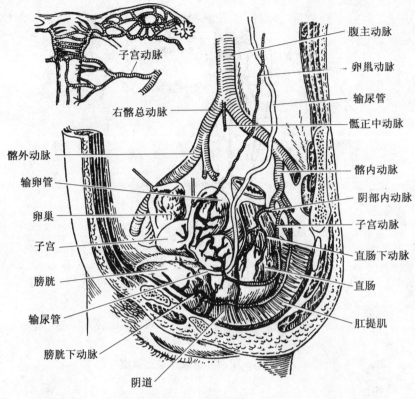

图 6-30 盆部的动脉(女性)

(九) 下肢动脉

1. 股动脉

股动脉(femoral artery)为髂外动脉的延续,下行经股三角至腘窝,移行为腘动脉。在股三角内,股动脉位于股静脉外侧,股神经的内侧,前面仅盖以筋膜和皮肤,位置表浅在腹股沟韧带中点稍下方可触及到搏动。当下肢出血时,可在此处压迫止血(图 6-31)。股动脉沿途分支布于大腿肌和髋关节。

2. 腘动脉

腘动脉(popliteal artery)续于股动脉,沿股骨后面下行,位于腘窝中央至腘窝下角处,分为胫前动脉和胫后动脉。腘动脉的分支布于膝关节及附近诸肌。

3. 胫前动脉

胫前动脉(anterior tibial artery)由腘动脉分出后,立即穿小腿骨间膜,至小腿前群肌之间,下行至踝关节前方移行为足背动脉,沿途发出分支布于小腿前群肌和附近皮肤。

4. 胫后动脉

胫后动脉(posterior tibial artery)是腘动脉的延续,沿小腿后面浅、深层肌之间下行,经内踝后方进入足底,分为足底内侧动脉和足底外侧动脉。胫后动脉沿途分支至小腿后群肌和外侧群肌,足底内、外侧动脉分布于足底和足趾。在内踝后下方可触及胫后动脉的搏动。

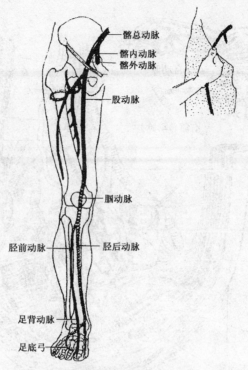

图 6-31　股动脉及其压迫止血点

5. 足背动脉

足背动脉(pedis dorsalis artery)在踝关节前方续于胫前动脉,沿途分支布于足背、足趾等处。在踝关节前方,内外踝连线中点处,可触及足背动脉的搏动(图 6-32)。

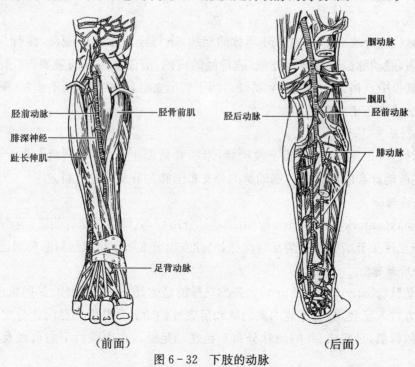

（前面）　　　　　　　　（后面）

图 6-32　下肢的动脉

四、体循环的静脉

体循环的静脉分为上腔静脉系、下腔静脉系(包括肝门静脉系)和心静脉系(见心脏)。

(一)上腔静脉系

上腔静脉系的主干是上腔静脉(superior vena cava),由左、右头臂静脉在右侧第一胸肋关节后方汇合而成,在升主动脉右侧垂直下行,注入右心房,入心前尚有奇静脉注入。上腔静脉借各级属支收集头颈、上肢、胸壁和部分胸腔器官回流的静脉血。头臂静脉由同侧的颈内静脉和锁骨下静脉汇合而成,汇合处的夹角称静脉角(venous angle)(见后面图6-46),是淋巴导管注入静脉的部位。

1. **头颈部的静脉**

头颈部静脉主要为颈内静脉和颈外静脉(图6-33)。

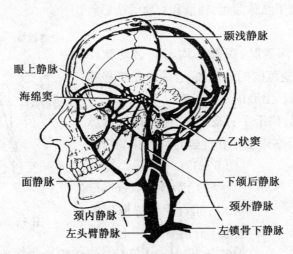

图6-33 头颈部的静脉

(1)颈内静脉(internal jugular vein):为颈部最大的静脉干,上于颈静脉孔处与颅内乙状窦相续,与颈总动脉同行在颈动脉鞘内。由于颈内静脉壁附于颈动脉鞘,管腔经常处于扩张状态,有利于血液的回流。颈内静脉损伤时,管腔不能闭锁,可导致气体进入静脉,发生空气栓塞。

颈内静脉的属支有颅内支和颅外支。颅内支通过硬脑膜窦收集脑和视器的血液。颅外支收集头面部、颈部、咽等处的静脉血,重要的属支有面静脉。面静脉(facial vein)起自内眦静脉,收集面前部软组织的血液。面静脉在口角平面以上一般无静脉瓣,借内眦静脉、眼静脉与颅内海绵窦相交通,故面部,尤其是鼻根至两侧口角间的三角区发生感染时,若处理不当(如挤压等),感染可经上述途径传入颅内,故临床上称此区为危险三角。

(2)颈外静脉(external jugular vein):是颈部最大的浅静脉,由下颌后静脉、耳后静脉和枕静脉汇合而成,沿胸锁乳突肌表面下行至其下端后方穿颈深筋膜注入锁骨下静脉,收集枕部及颈浅部的静脉血。颈外静脉位置表浅,皮下可见,临床儿科常作为注射、

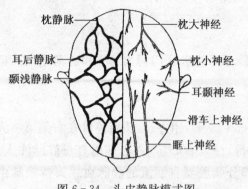

图 6-34 头皮静脉模式图

枕静脉
耳后静脉
颞浅静脉
枕大神经
枕小神经
耳颞神经
滑车上神经
眶上神经

输液、抽血的部位。

（3）头皮静脉：分布于颅顶软组织内,位置表浅,多与同名动脉伴行。头皮静脉有丰富的吻合。静脉管壁与头皮的纤维束紧连,如果血管受损,管壁不易回缩,因此出血较多,必须加压止血。头皮静脉较固定而不易滑动,故特别适用于小儿静脉穿刺。头皮静脉穿刺时,应确认静脉后才可进针,以免刺入动脉（图6-34）。

2. 锁骨下静脉

锁骨下静脉（subclavian vein）是腋静脉的延续,位于颈根部,伴同名动脉走行,在胸锁关节后方与颈内静脉汇合成头臂静脉。锁骨下静脉壁与颈部筋膜以及第1肋骨膜紧密结合,位置恒定,利于静脉穿刺、输液和心血管造影等。

3. 上肢的静脉

上肢静脉分浅、深静脉,深静脉均与同名动脉伴行,收集同名动脉供应范围的静脉血,合成一条腋静脉后延续为锁骨下静脉。上肢的浅静脉有以下几种。

（1）手背静脉网：位于手背皮下,由附近的浅静脉吻合而成,位置表浅,临床上常在此进行静脉穿刺输液（图6-35）。

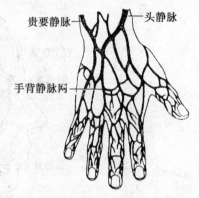

图 6-35 手背静脉网

贵要静脉
头静脉
手背静脉网

（2）头静脉（cephalic vein）：起自手背静脉网的桡侧,沿前臂桡侧上行至肘窝处,借肘正中静脉与贵要静脉相交通。本干继续沿肱二头肌外侧缘上升,经三角胸大肌沟,穿深筋膜注入腋静脉。

（3）贵要静脉（basilic vein）：起自手背静脉网的尺侧,沿前臂尺侧上行,至肘窝处接受肘正中静脉后,继续在肱二头肌内侧缘上升,至臂中点稍下方,穿深筋膜注入肱静脉。由于贵要静脉较粗,其注入处与肱静脉方向一致,位置表浅恒定,临床常用此静脉进行插管。

（4）肘正中静脉（median cubital vein）：斜位于肘窝皮下,连接头静脉和贵要静脉,变异较多,是临床注射、输液或抽血的常用部位（图6-36）。

4. 胸部的静脉

奇静脉（azygos vein）是胸部静脉的主干,该静脉起自右腰升静脉,穿膈沿脊柱右侧上行至第4胸椎高度,沿途收集胸壁、食管、支气管和脊髓等处的静脉血,注入上腔静脉。半

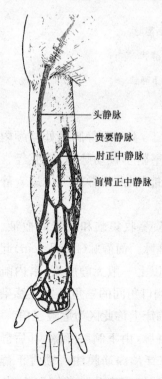

头静脉
贵要静脉
肘正中静脉
前臂正中静脉

图 6-36 上肢浅静脉

奇静脉和副半奇静脉位于脊柱左侧,收集左侧肋间后静脉血液,注入奇静脉。

（二）下腔静脉系

下腔静脉系的主干是下腔静脉(inferior vena cava),由左右髂总静脉汇合而成,借各级属支收集下肢、盆部和腹部的血液。

1. 下肢的静脉

下肢静脉亦分为浅静脉和深静脉。深静脉与同名动脉伴行,收集同名动脉供应范围的静脉血,最后经股静脉延续为髂外静脉。在股三角处,腹股沟韧带的稍下方,股静脉位于股动脉的内侧,临床上有时经股静脉穿刺进行采血。下肢的浅静脉有如下几种(图 6-37)。

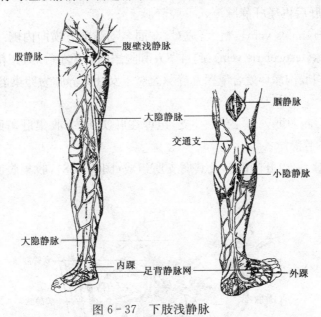

图 6-37　下肢浅静脉

（1）足背静脉网:位于足背远侧的皮下,由相近的足背浅静脉吻合而成。其两端沿足内、外侧上行,分别汇成大、小隐静脉。足背静脉网在临床上也可作为静脉穿刺的部位。

（2）大隐静脉(great saphenous vein):起自足背静脉网内侧,经内踝前方,沿小腿内侧及大腿前内侧上升,注入股静脉。大隐静脉经内踝前方位置表浅,临床常在此做静脉切开或穿刺。大隐静脉是下肢静脉曲张的好发部位。

（3）小隐静脉(small saphenous vein):起自足背静脉网外侧,经外踝后方,沿小腿后面中央上升,至腘窝处穿筋膜注入腘静脉。小隐静脉亦是下肢静脉曲张的好发部位。

2. 盆部的静脉

（1）髂内静脉(internal iliac vein):短而粗,与髂内动脉伴行,其属支收集各同名动脉分布区域回流的血液。盆腔内静脉的特点是在器官周围或壁内形成广泛的静脉丛,如膀胱、子宫及直肠静脉丛等。

（2）髂外静脉(external iliac vein):是股静脉的延续,与同名动脉相伴,收集同名动脉分布区域回流的血液。

（3）髂总静脉：在骶髂关节前方，由髂内静脉和髂外静脉汇合而成，斜向上内至第 5 腰椎右侧，与对侧髂总静脉汇合成下腔静脉。

3. **腹部的静脉**

下腔静脉是腹部静脉的主干，也是人体最粗大的静脉干。下腔静脉沿脊柱右前方、腹主动脉的右侧上升，穿膈进入胸腔，注入右心房。下腔静脉的属支分为脏、壁两种。

（1）壁支：有 4 对腰静脉，与同名动脉相伴。

（2）脏支：成对器官和肝的血液直接注入下腔静脉。不成对器官（肝除外）先汇集成肝门静脉系，入肝后再经肝静脉流入下腔静脉。

① 肾静脉（renales vein）：粗大，成对，在同名动脉前方横向内侧注入下腔静脉。

② 睾丸静脉（testicularis vein）：起自睾丸和附睾的数条小静脉，在精索内彼此吻合形成蔓状静脉丛，在腹股沟深环处合成睾丸静脉。对于女性此静脉为卵巢静脉，起自卵巢，其回流同男性。

③ 肝静脉（hepatic vein）：有 2～3 支，包埋在肝实质内，收集肝窦回流的血液，在腔静脉沟上部注入下腔静脉。

④ 肝门静脉系：由肝门静脉及其属支所组成（图 6 - 38），收集腹腔不成对器官（除肝外）的血液。

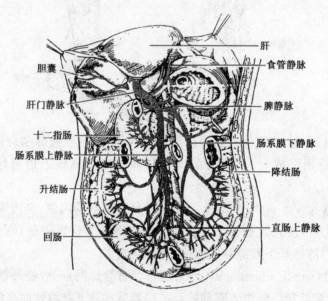

图 6 - 38　肝门静脉及其属支

肝门静脉（hepatic portal vein）为肝的功能性血管，长约 6～8 cm，在胰头后方，由肠系膜上静脉和脾静脉汇合而成。肝门静脉的起、止端均为毛细血管网，其主干及其属支内均无静脉瓣，当肝门静脉压力升高时，血液可发生逆流。

肝门静脉的属支与上、下腔静脉之间有丰富的吻合，当肝门静脉因病变而回流受阻时，通过这些吻合可形成侧支循环。因此，这些吻合有着重要的临床意义，其中主要吻合部位有三处：① 通过食管静脉丛与上腔静脉系的吻合；② 通过直肠静脉丛与下腔静脉系的吻合;③ 通过脐周静脉网分别与上下腔静脉系的吻合(图 6-39)。

正常情况下,食管和直肠静脉丛及脐周静脉网的小静脉细小,血流量很少。当肝门静脉回流受阻时(如肝硬化所致肝门静脉高压),血液不能畅通入肝,则通过上述吻合途径形成侧支循环,流入上下腔静脉。由于血流量增多,吻合部位的小静脉变得粗大弯曲,于是在食管下端及胃底、直肠黏膜和脐周围出现静脉曲张,甚至血管破裂,引起呕血和便血等;亦可导致脾和胃肠的静脉淤血,产生脾肿大和腹水等。

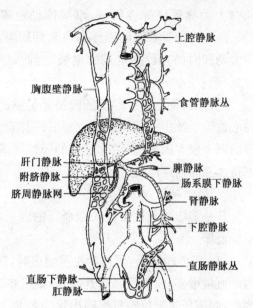

图 6-39 肝门静脉及其侧支循环

五、动脉血压与动脉脉搏

(一)动脉血压的概念

动脉血压就是血液对单位面积动脉管壁的侧压力。临床上所说的血压,是指体循环的动脉血压。在一个心动周期中,当心室收缩,动脉血压升高所达到的最高值,称为收缩压(systolic pressure);心室舒张,动脉血压降低所达到的最低值,称为舒张压(diastolic pressure)。收缩压与舒张压的差称为脉搏压或脉压(pulse pressure)。在一个心动周期中,动脉血压的平均值称为平均动脉压(mean arterial pressure)。平均动脉压约等于舒张压+1/3脉压。

我国健康年轻人安静状态时收缩压为 13.3~16.0 kPa(100~120 mmHg),舒张压为 8.0~10.6 kPa(60~80 mmHg),脉压为 4.0~5.3 kPa(30~40 mmHg)。临床上习惯记录动脉血压的方式是"收缩压(kPa)/舒张压(kPa)"或"收缩压(mmHg)/舒张压(mmHg)"。正常人的动脉血压可随年龄、性别及其他生理情况而改变。

动脉血压的相对稳定具有重要生理意义。一定高度的动脉血压是推动血液循环和保证各器官、组织灌流的必要条件。动脉血压过低,血液供应不能满足各器官的代谢需求,尤其是脑、心、肾等重要器官可因缺血、缺氧造成严重后果;动脉血压过高,心室肌的后负荷增加,久之可导致心室扩大,甚至心力衰竭。此外,动脉血压过高,血管壁容易发生损伤,如脑血管受损,可造成脑溢血。

(二)动脉血压的形成及其影响因素

1. 动脉血压的形成

在密闭的心血管系统中,足够的血液充盈是形成血压的前提。动脉内充盈的血量增多,则动脉血压升高,反之则低。而形成动脉血压的根本因素是心脏射血产生的动力(心输出量)和血流所遇到的阻力。心脏收缩时射出的血液,由于外周阻力的存在,只有小部分(约1/3) 流至外周,大部分(约2/3)暂时贮存在大动脉内,因此收缩期动脉血压升高,但由于大动脉管壁的弹性扩张,收缩压不致过高。心室舒张时射血停止,动脉血压下降,同时大动脉管壁弹性回缩，继续推动血液向外周流动。由于大动脉管壁的弹性回位和外周阻力的存在，使大动脉内仍充盈一定量的血液，因此，舒张压不致过低（图6-40）。

简言之，动脉血压形成的前提是足够的血液充盈在心血管系统中；心脏收缩射血和外周阻力是形成血压的两个根本因素；大动脉管壁的弹性能缓冲血压及保持血液的连续流动。

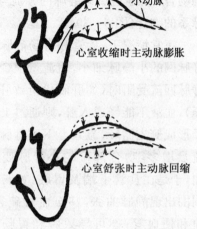

图6-40 动脉血压的形成示意图

2. 影响动脉血压的因素

凡是能影响上述形成动脉血压的因素，均可影响动脉血压。

（1）每搏输出量：每搏输出量增多时，射入主动脉内的血量增多，收缩压必然升高，舒张压亦有所升高，但幅度不如收缩压大，故脉压增大。因此，收缩压主要反映每搏输出量的多少。

（2）心率：若其他因素不变，心率增加时，心动周期缩短，在心舒期内流到外周的血量减少，故心舒期末在主动脉内存留的血量增多，舒张压升高，脉压减小。因此，心率的改变对舒张压影响较大。

（3）外周阻力：外周阻力增大时，舒张压升高较为明显，脉压减小。反之，外周阻力减小时，主要使舒张压降低，脉压增大。因此，舒张压的高低主要反映外周阻力的大小。

（4）大动脉管壁的弹性：大动脉管壁的弹性具有缓冲动脉血压变化的作用，大动脉管壁的弹性好，则脉压小；反之，大动脉管壁的弹性降低时，脉压变大。老年人由于大动脉管壁的弹性降低，导致收缩压升高，舒张压降低，脉压增大。但若同时伴有小动脉硬化时，则外周阻力增加，此时收缩压和舒张压都会升高。

（5）循环血量和血管容积：在正常情况下，机体的循环血量和血管容积是相适应的。在大量失血时，因循环血量减少而使得血管不能充盈，造成动脉血压急剧下降，甚至危及生命。故对大失血病人的抢救措施主要是补充血容量。如果循环血量不变，而血管容量增大，也会使动脉血压降低。

（三）动脉脉搏

在每个心动周期中，由于动脉内周期性压力变化引起动脉血管产生的搏动称为动脉脉搏（arterial pulse）。在一些浅表动脉，如颈动脉、桡动脉、足背动脉等处，用手指即可触摸到动脉脉搏。动脉脉搏可以反映心率、心律和心缩力，也可以反映血管壁的弹性和外周阻力等心血管的机能状态，故诊脉是我国医学诊断疾病的重要手段之一。

六、静脉血压与血流

静脉血压的高低能有效地调节回心血量和心输出量，使循环机能能够适应机体在各种生理状态时的需要。

（一）静脉血压和中心静脉压

静脉血管越接近心脏血压越低，流经下腔静脉时为 $0.40\sim0.53$ kPa（$3\sim4$ mmHg），汇入右心房时，压力最低接近于零。通常把人体各器官的静脉血压称为外周静脉压，而将右心房内或胸腔大静脉的压力，称为中心静脉压（central venous pressure，CVP）。正常人的中心静脉压为 $0.39\sim1.18$ kPa（$4\sim12$ cmH$_2$O）。

中心静脉压的高低，取决于心脏的射血能力（反比关系）和静脉回流的速度（正比关系）。临床上用输液治疗休克时，常将中心静脉压作为控制输液速度和输液量的指标。

（二）影响静脉回心血量的因素

单位时间内由静脉回流入心脏的血量，称回心血量。促进静脉血量回流的基本动力是外周静脉压和中心静脉压之间的压力差，凡是能改变这个压力差的因素都能影响静脉回流量。

1. 心肌收缩力

心肌收缩力愈强，搏出量愈多，心室排空愈完全，心舒期心室内压力愈低，对心房和大静脉血液的抽吸作用愈强，静脉回心血量愈多；反之，则回心血量减少。

2. 重力与体位

当人体由卧位变为直立位时，因重力作用使血液滞留于心脏以下的静脉中，以致回心血量减少。所以由平卧位或蹲位突然起立时，血液大量淤滞于下肢，从而导致静脉回心血量不足，心输出量减少，动脉血压急剧下降，此时由于大脑和视网膜缺血，可出现头昏眼花的症状。长期卧床的病人，静脉管壁紧张性较低，更易扩张，加之肌肉无力，挤压作用减弱，上述症状更为明显，甚至出现晕厥，因此在护理工作中要加以重视。

3. 骨骼肌的挤压作用

人体在立位的情况下，如果下肢进行肌肉运动，肌肉收缩时可对静脉产生挤压作用，由于静脉内的静脉瓣只允许血液向心脏方向流动，从而促进静脉血的回流。因此，骨骼肌和静脉瓣对静脉血的回流起着"泵"的作用，称为"静脉泵"或者"肌肉泵"。长期从事站立工作的人，由于骨骼肌挤压作用减弱使下肢静脉淤血、下肢水肿，甚至静脉曲张。

4. 呼吸运动

胸膜腔内的压强低于大气压。因静脉管壁较薄，其周围的压力可影响血管内的压力。吸气时，胸膜腔内压进一步降低，可使胸腔内的大静脉和心房被动扩张，容积增大，中心静脉压降低，因而静脉回流增加。呼气时，则相反，静脉回心血量减少。

七、微循环

（一）微循环的概念及功能

微循环（microcirculation）是指微动脉和微静脉之间的血液循环。微循环的基本功能是实现血液和组织之间的物质交换。典型的微循环由微动脉、后微动脉、毛细血管前括约肌、真毛细血管网、通血毛细血管、动静脉吻合支、微静脉七个部分组成（图 $6-41$）。

（二）微循环的通路

血液流经微循环的通路有三条，它们各具有不同的功能。

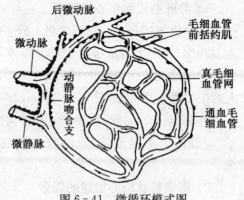

图6－41　微循环模式图

1. 迂回通路

血液经微动脉、后微动脉、毛细血管前括约肌、真毛细血管网而回到微静脉，这条通路称为迂回通路。真毛细血管管壁薄，通透性好，毛细血管迂回曲折，相互交织成网，血流缓慢，是物质交换的主要场所，所以此通路又称营养通路。

2. "直捷"通路

血液经微动脉、后微动脉、通血毛细血管而回到微静脉，这条通路称为直捷通路。这条通路直而短，经常处于开放状态，血流速度快，对物质交换意义不大，主要功能是使部分血液迅速通过微循环回心，保证回心血量。

3. 动静脉短路

血液经微动脉、动静脉吻合支回到微静脉，这条通路称为动静脉短路。血液经此通路时，不进行物质交换，所以这条通路又称为非营养通路。在一般情况下，此通路经常处于关闭状态。人体皮肤中动静脉吻合支较多，此通路开放，流经皮肤的血流量增加，有利于散热；此通路关闭，有利于保存体温。所以这条通路有参与体温调节的功能。

在安静状态下，微循环的血流量大部分经直捷通路，小部分经迂回通路，而动静脉短路则无血液通过。

八、组织液的生成与回流

（一）组织液的生成与回流过程

血液与组织细胞之间的物质交换必须通过组织液（interstitial fluid）。组织液不断生成，又不断地回流入血液，因此组织液得以不断更新，保持内环境的稳态。组织液是血浆从毛细血管滤出而形成的。毛细血管壁的通透性是组织液生成的结构基础，血浆中除大分子蛋白外，其余成分都可通过毛细血管壁滤出。组织液的生成与回流的动力取决于有效滤过压（effective filtration pressure），有效滤过压取决于以下四个因素：毛细血管血压、组织液胶体渗透压、血浆胶体渗透压和组织液静水压。其中毛细血管血压和组织液胶体渗透压是促进组织液生成的力量，而血浆胶体渗透压和组织液静水压是促进组织液回流的力量。其关系可用下列算式表示：

$$有效滤过压 ＝（毛细血管血压＋组织液胶体渗透压）－$$
$$（血浆胶体渗透压＋组织液静水压）$$

按公式计算，毛细血管动脉端的有效滤过压为 $1.33\ kPa$（10 mmHg），而毛细血管静脉端的有效滤过压为 $-1.07kPa$（－8 mmHg），所以在毛细血管动脉端液体滤出，而在毛细血管静脉端液体回流(图6-42);一部分组织液则流入毛细淋巴管内,成为淋巴液,以后经淋巴循环归入静脉系。

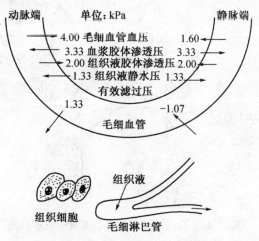

图6-42 组织液生成与回流示意图

(二)影响组织液生成与回流的因素

当组织液的生成与回流之间的动态平衡一旦被破坏时,就会发生组织液生成过多或回流减少,组织间隙中就会有过多的液体潴留,形成水肿(edema)。

1. 毛细血管血压

毛细血管血压升高,有效滤过压增大,组织液生成增多;反之减少。

2. 血浆胶体渗透压

血浆胶体渗透压降低,有效滤过压增大,组织液生成增多;反之减少。

3. 毛细血管壁的通透性

毛细血管壁的通透性增加,部分血浆蛋白质滤出,血浆胶体渗透压下降,组织液胶体渗透压升高,有效滤过压增大,组织液生成增多,产生水肿。

4. 淋巴回流

淋巴回流受阻,组织液积聚,也可导致水肿。

第八节 心血管活动的调节

心血管活动受神经和体液的调节,使心输出量与各组织器官血流量能适应机体不同状态的需要,并保持动脉血压的相对稳定。

一、神经调节

(一)心脏和血管的神经支配

心脏受交感和副交感神经的双重支配。体内大部分血管只接受交感缩血管神经支配,仅小部分器官的血管受交感和副交感舒血管神经支配(图6-43)。

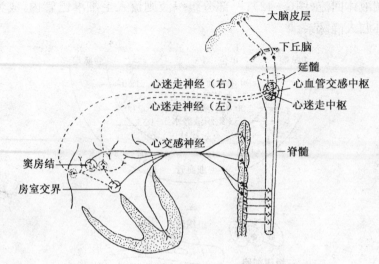

图 6-43 心的神经支配及心血管中枢示意图

1. 心交感神经及其作用

支配心脏的心交感神经(cardiac sympathetic nerve)节前纤维起自脊髓胸段第 1~5 节灰质侧角的神经元,其节后纤维支配窦房结、房室交界(房室结)、房室束、心房肌和心室肌。当交感神经兴奋时,其节后纤维末梢释放的递质去甲肾上腺素与心肌细胞膜上的 β_1 受体相结合,使心率增加,房室传导速度加快,心肌收缩力增强,使心输出量增加,血压升高。

2. 心迷走神经及其作用

支配心脏的心迷走神经(cardiac vagus nerve)其节前纤维起源于延髓心迷走中枢,其节后纤维支配窦房结、心房肌、房室交界(房室结)、房室束及其分支。此外,有些纤维也分布到心室肌。当迷走神经兴奋时,其节后纤维末梢释放的递质乙酰胆碱与心肌细胞膜上的 M 受体结合,使心率减慢,房室传导速度减慢甚至传导阻滞,心肌收缩力减弱,致使心输出量减少,血压下降。

3. 交感缩血管神经及其作用

交感缩血管神经发自脊髓胸腰各段的灰质外侧角,当其兴奋时,其节后纤维末梢释放去甲肾上腺素,它作用于血管平滑肌,使血管收缩而增加外周阻力,提高动脉血压;同时也可减少静脉血管的容量,促进静脉回流和增加心输出量。

4. 舒血管神经及其作用

(1) 交感舒血管纤维:主要支配骨骼肌血管,其末梢递质为乙酰胆碱。

(2) 副交感舒血管纤维:支配唾液腺、舌、外生殖器等部位的血管,其末梢释放的递质为乙酰胆碱。

舒血管神经纤维的分布比较局限,仅增加局部血流量,对全身血压的调节影响不大。

(二)心血管中枢

在中枢神经系统中,与心血管反射有关的神经元集中的部位,称为心血管中枢(cardiovascular center)。心血管中枢分布在大脑皮层、丘脑下部、延髓和脊髓等部位,但基本中枢在延髓。延髓心血管中枢包括:心迷走中枢、心交感中枢和交感缩血管中枢。它们

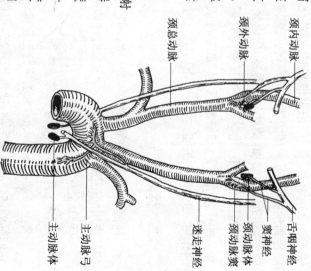

图6-44 颈动脉窦和主动脉弓区的压力感受器与化学感受器

分别通过心迷走神经、心交感神经和交感缩血管神经调节心血管的活动(图6-43)。在正常情况下，它们保持一定的低频冲动，使心血管活动统一——安静时，心迷走中枢紧张性较高，因此心率一定的低频冲动，使心血管活动协调一致；当情绪激动或活动时，心交感中枢紧张性增高，故心跳加强，加快。

(三) 心血管活动的反射性调节

1. 颈动脉窦和主动脉弓压力感受性反射

颈动脉窦和主动脉弓内有压力感受器(baroreceptor)，能感受动脉血压对血管壁的牵张刺激(图6-44)。当动脉血压升高时，颈动脉窦和主动脉弓管壁扩大的程度加大，压力感受器所受的牵张刺激增高，由颈动脉窦、主动脉弓传入至心脏的冲动增多，使心跳减慢、心肌收缩力减弱，心输出量减少；同时由于交感缩血管神经纤维传出的冲动减少，血管舒张，外周阻力减小。由于心输出量减少和外周阻力降低，因而动脉血压回降至原来的正常水平。由于这一反射使血压下降，故又称为减压反射(depressor reflex)。反射过程如图6-45所示。

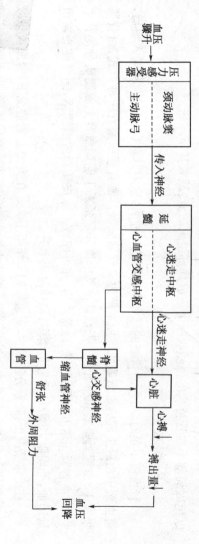

图 6-45 减压反射过程示意图

减压反射是一种双向性的负反馈调节机制，其生理意义在于保持动脉血压的相对稳定，其调节范围大约为8.0～23.9 kPa(60～180 mmHg)。此外，减压反射对迅速变化的动脉血压比较敏感，对缓慢变化的血压或持续性高血压不敏感。

2. 颈动脉球(体)和主动脉球(体)化学感受性反射

颈动脉球和主动脉球化学感受器对血液中某些化学成分的改变敏感。例如，当血液缺O_2、CO_2增多，或H^+浓度增高时，这些化学感受器即兴奋，冲动经窦神经和主动脉神经传到延髓，一方面刺激呼吸中枢，使呼吸加强；另一方面刺激心血管中枢，使外周血管收缩，外周阻力增加，动脉血压升高，所以是一种加压反射。

在正常情况下，化学感受性反射主要调节呼吸运动，对心血管活动的影响很小。但在某些异常情况下，如缺氧、窒息、酸中毒或循环机能障碍时，则可通过化学感受性反射的作用，加强循环机能。

二、体液调节

体液调节是指血液和组织液中所含的一些化学物质对心脏和血管活动的调节作用。按其作用的范围，体液调节可分为全身性体液调节和局部性体液调节。

（一）全身性体液调节

1. 肾上腺素和去甲肾上腺素

肾上腺素（adrenaline）和去甲肾上腺素（noradrenaline）是肾上腺髓质所分泌的激素，它们都能加强心血管活动，使血压升高，但两者的作用并不完全相同。肾上腺素对心脏的作用较强，能使心肌收缩力加强，心率加快，心输出量增多，因而使血压升高。临床上常用它作为"强心"的急救药。肾上腺素对血管的作用较弱，并随器官不同而异，可使内脏和皮肤血管收缩，而对心脏和骨骼肌的血管则有舒张作用。因此，肾上腺素对血管总的外周阻力影响不大。去甲肾上腺素的作用较小，但对血管的作用很强，除冠状血管外，可普遍引起血管（特别是小动脉）收缩，增加外周阻力，提高血压。因此，临床上常用去甲肾上腺素作为"升压药"。

因为去甲肾上腺素具有强烈的缩血管作用，因此临床上禁忌用于肌肉或皮下注射，以免因局部小血管持续的强烈收缩而造成局部组织缺血、缺氧甚至坏死。

2. 血管紧张素

肾血流不足时，可刺激肾脏的球旁细胞释放一种酶，称为肾素（renin）。肾素入血后，将血浆中由肝生成的血管紧张素原水解为血管紧张素。其中血管紧张素有三种形式：血管紧张素Ⅰ、血管紧张素Ⅱ和血管紧张素Ⅲ。其中血管紧张素Ⅰ能刺激肾上腺髓质分泌肾上腺素；血管紧张素Ⅱ有很强的缩血管作用，并可使肾上腺皮质释放醛固酮，结果使心输出量增加，外周阻力增高，血容量增高，动脉血压上升。

在正常情况下，肾素分泌很少，对血压调节作用不大。在大失血的情况下，肾血流量减少，使肾素大量分泌，阻止血压过度下降。临床上肾血管痉挛或狭窄的患者，由于肾血流量长期减少，可使肾素分泌量增加，血管紧张素分泌过多，而导致肾性高血压。

（二）局部性体液调节

组织细胞活动时释放的某些化学物质（激肽、组织代谢产物、组胺、前列腺素等），能使组织中的小血管扩张，血流量增多，但这些物质产生后容易被破坏或稀释，只能在局部发挥作用，不影响全身的动脉血压，故称这些化学物质为局部性血管舒张物质。

三、心、肺、脑循环的特点

(一)冠脉循环的特点

心脏的血液循环称为冠脉循环(coronary circulation),在各个器官循环中占有重要地位。

1. 冠脉循环解剖的特点

冠脉循环解剖的主要特点有:① 心肌的血液供应来自于主动脉根部的左、右冠状动脉,其分支常常垂直穿入心肌层,在心肌收缩时易受到挤压致血流量减少,甚至中断血流;② 当心肌纤维发生代偿性肥厚时,毛细血管数量并无相应增加,故肥厚心肌较易发生缺氧;③ 当冠状动脉阻塞时,因不能立即建立侧支循环,常导致心肌梗死。

2. 冠脉循环的血流特点

冠脉循环的血流特点:① 途径短、血流快;② 血流量大,在安静状态下占心输出量的4%~5%;③ 血压高,循环途径短;④ 舒张期供血量多于收缩期。

(二)肺循环的特点

肺循环途径短、阻力小,血压也相应较低。肺循环的血压仅为体循环的1/6~1/5。肺循环毛细血管压只有0.9 kPa(7 mmHg),远低于血浆胶体渗透压,组织液生成的有效滤过压为负值,故正常情况下肺组织内无明显的组织液生成。肺血管有明显的可扩张性,故肺部血容量变动范围很大,可以起贮血库的作用。

(三)脑循环的特点

脑组织血流量大,耗氧量多而恒定,但能量贮存十分有限,因此脑组织对血流的依赖程度大,对缺氧敏感。由于颅腔容积固定,脑组织不可压缩,所以脑血管舒缩受到限制,脑血流量的变化较小。

脑循环的毛细血管与神经元之间并不直接接触,而是被神经胶质细胞隔开。这一结构特征对于物质在血液与脑组织之间的扩散起着屏障作用,称为血-脑屏障(blood-brain barrier)。血液与脑脊液之间也存在着类似的屏障,可限制物质在血液和脑脊液之间的自由交换,称为血-脑脊液屏障(blood-cerebrospinal fluid barrier)。这两个屏障对于保持脑组织内环境理化因素的相对稳定和防止血液中有害物质进入脑内,均有重要的生理意义。

第九节 淋巴系统

一、淋巴系统的组成及功能

淋巴系统(systema lymphaticum)由淋巴管道、淋巴器官组成。

组织液中的小部分进入毛细淋巴管成为淋巴液。淋巴液为无色透明的液体,沿淋巴管道向心性流动,途中经过若干淋巴结,最后流入静脉。因此,将淋巴系统视为静脉的辅助部分。

淋巴器官主要由淋巴组织构成,包括淋巴结、脾、胸腺和扁桃体等,具有制造淋巴细胞、过滤异物、吞噬细菌和产生抗体等作用。淋巴组织还分布在消化管和呼吸道的黏膜内。

淋巴循环的生理意义主要有以下几点:① 参与调节血管内外液体平衡;② 回收蛋白和转运营养物质;③ 防御功能;④ 参与免疫反应。

二、淋巴管道

淋巴管道分为毛细淋巴管、淋巴管、淋巴干和淋巴导管(图 6-46)。

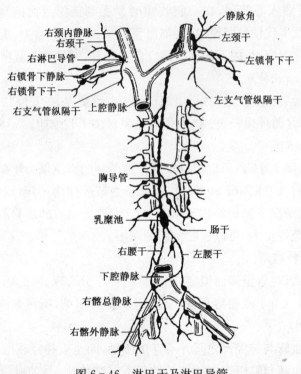

图 6-46 淋巴干及淋巴导管

(一)毛细淋巴管

毛细淋巴管是淋巴管道的起始部分。它以膨大的盲端起于组织间隙,彼此吻合成网,管壁很薄,由单层内皮细胞构成,壁外无基膜,其通透性比毛细血管大,在相邻内皮细胞的边缘呈瓦片状互相覆盖并向管腔内飘动,形成开口管内的单向活瓣。所以,一些大分子物质如蛋白质、脂滴、细菌、异物和癌细胞,都较容易通过这种活瓣而进入毛细淋巴管,但是不能倒流。除上皮、牙釉质、角膜、晶状体、软骨、脊髓和脑外,毛细淋巴管遍布于全身。

(二)淋巴管

淋巴管(vasa lymphatica)由毛细淋巴管汇合而成,管径较细,管壁较薄,瓣膜很多,外形成串珠状。淋巴管在向心行程中,通常经过一个或多个淋巴结。淋巴管亦分为浅、深两种,浅淋巴管位于皮下,常与浅静脉伴行,收集皮肤和皮下组织的淋巴;深淋巴管与深部的血管伴行,收集肌和内脏的淋巴液。浅、深淋巴管之间有广泛的交通。

（三）淋巴干

全身各部浅、深淋巴管，经过一系列淋巴结，汇集成 9 条淋巴干（trunci lymphatici）。头颈部淋巴管汇合成左、右颈干。上肢及部分胸壁的淋巴管汇合成左、右锁骨下干。胸腔器官及部分胸腹壁的淋巴管汇合成左、右支气管纵隔干。腹腔不成对器官的淋巴管汇合成 1 条肠干。下肢、盆部和腹腔成对器官及部分腹壁和淋巴管汇合成左、右腰干。

（四）淋巴导管

9 条淋巴干最后合成 2 条淋巴导管，即胸导管和右淋巴导管，分别注入左、右静脉角。

1. 胸导管

胸导管（ductus thoracicus）是全身最大的淋巴导管，长约 30～40 cm，通常起自第 1 腰椎体前方的乳糜池。乳糜池为胸导管起始处的膨大，由一条肠干和左、右腰干汇合而成。胸导管经膈的主动脉裂孔入胸腔，在左颈根部注入左静脉角。在注入静脉角前，还接纳左颈干、左锁骨下干和左支气管纵隔干。胸导管主要收集两下肢、腹盆部、左半胸、左上肢和左半头颈部的淋巴，即人体 3/4 的淋巴回流。

2. 右淋巴导管

右淋巴导管（ductus lymphaticus dexter）位于右颈根间，长约 1.5 cm，由右颈干、右锁骨下干和右支气管纵隔干汇合而成，注入右静脉角。右淋巴导管收集右半头颈部、右上肢和右半胸部的淋巴，即人体 1/4 的淋巴回流。

三、淋巴器官

（一）淋巴结

1. 淋巴结的形态

淋巴结（lymph gland）是淋巴管向心行程中不断经过的淋巴器官，为大小不等的圆形或椭圆形小体，直径约 2～25 mm，质软色灰红。其隆凸侧有数条输入淋巴管进入，而其凹陷侧称淋巴结门，有 1～2 条输出淋巴管及血管和神经出入。

2. 淋巴结的功能

（1）滤过淋巴液：可滤过流经淋巴结内淋巴液中的细菌、病毒、毒素等抗原，正常时对细菌的清除率达 99.5%。

（2）免疫应答：病菌等抗原物质进入淋巴结，首先被巨噬细胞吞噬、处理；然后将抗原信息传递给 B 细胞，产生抗体，行使体液免疫功能；被处理的抗原物质也可激活 T 细胞，使其分裂、增生，形成效应 T 细胞，行使细胞免疫功能，所以淋巴结是重要的免疫器官。

3. 人体内主要的淋巴结群

全身淋巴结约 800 多个，常聚集成群，亦有浅、深之分。在四肢淋巴结多位于关节的屈侧，在体腔内多沿血管干排列或多位于器官门的附近。当局部感染时，细菌、病毒或癌细胞等可沿淋巴管侵入，引起局部淋巴结肿大。掌握淋巴结群的位置及收纳范围和流注方向，对诊断和治疗某些疾病有重要意义。

（1）头颈部的淋巴结群：头颈部的淋巴结较多，大部分分布于头颈交界处和颈内、外静脉的周围。主要包括下颌下淋巴结、颈外浅淋巴结、颈外深淋巴结和锁骨上淋巴结等。胃癌或食管癌患者，癌细胞常经胸导管由颈干逆行或通过侧支转移到左锁骨上淋巴结，引起该淋巴结肿大。

（2）上肢的淋巴结群：上肢浅、深淋巴管均直接或间接地汇入腋淋巴结（nodi lymphatici axillares）。腋淋巴结位于腋窝内，主要收纳上肢、脐以上腹壁浅层以及乳房上部和外侧部等处的淋巴液。

（3）胸部的淋巴结群：位于胸骨旁、气管和主支气管旁、肺门附近以及纵隔等处，主要收纳脐以上胸腹壁深层、乳房内侧和胸腔脏器的淋巴液。

（4）腹部的淋巴结群：数目较多，主要分布于腹腔脏器周围和大血管根部，收纳腹壁和腹腔脏器的淋巴液。

（5）盆部的淋巴结群：位于髂总动脉及髂内、外动脉周围，收纳盆壁、盆腔脏器和下肢的淋巴液。

（6）腹股沟淋巴结群：分浅、深两组，分别位于腹股沟韧带稍下方和股静脉根部周围，收纳腹前壁下部、臀部、会阴、外生殖器和下肢的淋巴液。

（二）脾

脾（spleen）是人体最大的淋巴器官，呈椭圆形，暗红色，质软而脆，受暴力打击易破裂。脾位于左季肋区胃底与膈之间，恰与第9～11肋相对，其长轴与第10肋一致。在正常情况下，左肋弓下缘不能触及。脾的上缘前部有2～3个切迹，称脾切迹。脾大时，脾切迹可作为触诊的标志（图6-47）。

脾的主要功能是参与免疫反应，吞噬和清除衰老的红细胞、细菌和异物，产生淋巴细胞及单核细胞，贮存血液，胚胎时期可造血。

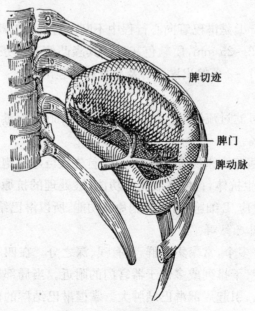

脾切迹

脾门

脾动脉

图6-47 脾的形态和位置

（三）胸腺

胸腺(thymus gland)呈扁条状,位于上纵隔前部,胸骨柄后方,分为不对称的左右两叶。新生儿为灰红色,老年人为淡黄色,质柔软借结缔组织相连。胸腺有明显的年龄变化。新生儿体积相对较大,随年龄增长继续发育,青春期发育到顶点,重达 25～40 g,以后逐渐退化,绝大部分被脂肪组织代替。

从功能上来讲,胸腺是一个中枢免疫器官,兼有内分泌功能,可分泌胸腺素,使骨髓的淋巴细胞转化成 T 淋巴细胞,并促进 T 淋巴细胞成熟和提高其免疫力。

（四）扁桃体

扁桃体包括舌扁桃体、咽扁桃体、腭扁桃体等,其中以腭扁桃体最大。扁桃体属机体的第一道防线,是一个易于接受抗原刺激的周围免疫器官,可引起局部或全身的免疫应答,对机体有重要的防御、保护作用;同时也容易遭受病菌侵袭,常常引起炎症。

知识运用

一、临床常用注射溶液

红细胞只有在等渗溶液中才能保持其正常形态和功能,因此临床上最常用的是各种等渗溶液,只有在某些特殊情况下才会使用低渗或高渗溶液。临床上静脉输液的常用溶液如下。

(1) 等渗溶液:5％葡萄糖溶液,0.9％氯化钠溶液,5％葡萄糖氯化钠溶液,复方氯化钠溶液。

(2) 碱性溶液:5％碳酸氢钠溶液,11.2％乳酸钠溶液。

(3) 高渗溶液:20％甘露醇溶液,25％山梨醇溶液,25％～50％葡萄糖溶液。

(4) 胶体溶液:右旋糖酐、代血浆、浓缩白蛋白、水解蛋白。

二、失血量与临床后果

在临床上,病人失血的后果主要取决于失血量的多少和失血的速度。一般认为少量出血,即成人一次失血不超过总血量10％时,通过反射性引起心血管活动加强,贮血库释放出一部分储存血液,组织液回流增加等代偿作用,迅速补充循环血量,因而不会出现明显的临床症状。血浆中丢失的水和电解质在 1～2 h 内得到补充,血浆蛋白在 1～2 天内得到补充,红细胞数量可在一个月左右恢复正常。当成人一次失血量超过总血量的 20％时,就会因为失代偿而出现动脉血压的下降。严重失血即失血量超过总血量的 30％时,如果不及时输血抢救,就可危及生命。综上所述可知,一次献血 200～400 mL,对一个健康人不会带来任何损害。作为一名医务工作者,应该积极宣传并参与无偿献血。

三、Rh 血型与新生儿溶血

在妇科、儿科临床工作中,可见 Rh 阴性的妇女孕育了 Rh 阳性的胎儿后,Rh 阳性胎儿的红细胞因某种原因(如少量胎盘绒毛脱落进入母体循环)进入母体后,也可使母体产生抗 Rh 抗体。在第二次妊娠时,母体抗 Rh 抗体可透过胎盘进入胎儿体内,使 Rh 阳性胎儿红细胞发生凝集和溶血,造成新生儿溶血性贫血,严重时可导致胎儿死亡。因此,临床上如发生孕妇多次不明原因的死胎时,应考虑是否存在母子之间的 Rh 血型不合。

四、心内注射与心包穿刺

临床在进行心腔内注射时,多在左侧第 4 肋间、胸骨左缘 0.5～1 cm 处进针,或左侧第 5 肋间隙、胸骨左缘旁开 2 cm 垂直刺入或于剑突下偏左肋弓下约 1 cm,向后上方,朝心底方向刺入,针的长轴与腹前壁呈 15°～35° 角,可不伤及胸膜和肺。

大量的心包积液可压迫心脏,必须通过心包穿刺进行引流。常用穿刺方法有心前区穿刺和胸骨下穿刺。心前区穿刺于左侧第 5 或第 6 肋间隙,心浊音界左缘内侧向后上方指向脊柱进针,成人进针深度约 2～3 cm。胸骨下穿刺取左侧剑肋角作为穿刺点,穿刺方向与腹壁角度为 30°～45°,针刺向上、后、内而入心包腔的底部,成人进针深度约 3～5 cm。

五、静脉穿刺原则

临床上行静脉穿刺时,若以采血或单次静脉注射为目的,应取肘窝附近较大且暴露的静脉进行穿刺;如果估计要长期输液者,应从手背小静脉开始,逐渐往上,而且注意交替使用几条血管,以延长每条血管的使用时限。穿刺部位尽可能避开关节,否则针头难以固定,也不利于病人的活动。

六、头皮静脉穿刺术

头皮静脉分布于颅外软组织内,数目多,在额部及颞区相互交通呈网状分布,表浅易见。静脉管壁被头皮纤维隔固定,故不易滑动,而且头皮静脉没有瓣膜,正逆方向都能穿刺,适用于小儿静脉穿刺,也可用于成人。穿经的层次为皮肤、皮下组织和静脉壁。由于头皮静脉被固定在头皮纤维隔内,管壁回缩力差,故穿刺完毕后要局部压迫片刻,以免出血形成皮下血肿。

七、女性乳房淋巴流向特点

女性乳房的淋巴管十分丰富,互相吻合成网。乳腺癌主要沿淋巴回流途径转移。乳房各部的淋巴流向不同,可大致归纳如下:① 乳房外侧部和上部的淋巴管多注入胸肌淋巴结、锁骨上淋巴结和尖淋巴结,这是乳腺癌转移的最主要径路;② 乳房内侧部的淋巴管注入胸骨旁淋巴结;③ 乳房内下部的淋巴管注入膈上淋巴结;④ 乳房深部的淋巴管穿过胸大、小肌注入尖淋巴结。故行乳腺癌根治术时,需清除上述淋巴结,并切除胸大、小肌。

复习思考题

一、名词解释

等渗溶液　红细胞渗透脆性　红细胞悬浮稳定性　生理性止血　血液凝固　血型　血浆　血清　窦房结　二尖瓣　侧支循环　心动周期　心输出量　房室延搁　窦性心律　颈动脉窦　动脉韧带　静脉角　血压　中心静脉压　危险三角　期前收缩　减压反射　心血管中枢

二、问答题

1. 血液有哪些生理功能?试举例说明之。

2. 何谓血浆晶体渗透压、胶体渗透压？其生理意义如何？

3. 红细胞、白细胞和血小板各有何主要生理功能？

4. 血液凝固的基本过程如何？内源性凝血与外源性凝血的主要异同点。

5. 何谓血型？ABO 血型的分型依据是什么？输血时 ABO 血型之间的关系如何？

6. 重复输同型血之前，为什么还必须做交叉配血试验？

7. 已知某人血型为 A 型或 B 型，能否鉴定他人血型？

8. 对于一个健康成年人来说，一次失血超过血量的多少，生命就会发生危险？

9. 简述心血管系统的组成和大小循环的途径。

10. 请说出血液在心脏内定向流动的结构基础。

11. 简述肝门静脉的组成、收集范围和侧支循环。

12. 叙述全身动脉的搏动点和压迫止血点。

13. 叙述全身静脉的穿刺点。

14. 何谓心动周期？它是如何划分的？心率改变对心动周期有何影响？

15. 在心动周期中，心腔内压力、容积、瓣膜启闭及血流方向有何变化？

16. 第一心音和第二心音各有何特点？

17. 正常心脏兴奋传导的顺序如何？有何特点和意义？

18. 影响心输出量的因素有哪些？各有什么作用？

19. 动脉血压是如何形成的？影响动脉血压的因素有哪些？

20. 微循环的血流通路及其主要功能是什么？

21. 人站立过久常致下肢水肿，其机制是什么？

22. 心迷走神经和心交感神经对心脏的作用特点是什么？

23. 长时间下蹲后突然站立时会发生头昏眼花，片刻即可恢复正常，为什么？

24. 在临床上凡应用含钾盐的药物时，为什么必须少量慢速地静脉滴注？

25. 临床上使用去甲肾上腺素时，禁忌做皮下或肌肉注射，为什么？

（钱春野　陈鹤林　成海龙）

第七章

呼吸过程与调节

掌握：呼吸系统与呼吸的概念；上下呼吸道的概念；肺的位置与形态；呼吸膜的概念；胸腔及胸膜腔的概念，胸膜腔负压的生理意义；肺活量、时间肺活量、肺泡通气量的概念；呼吸中枢的调节作用及血中 CO_2，H^+ 等对呼吸的影响。

熟悉：鼻、喉的构成与功能；气管与主支气管的位置及形态特点；肺与胸膜的体表投影；气体交换的动力和交换过程；影响肺换气的因素；O_2 和 CO_2 在血液中的运输形式。

了解：胸腹部标志线及腹部分区；鼻旁窦；肺的组织结构；肺泡表面张力与表面活性物质；肺通气原理；氧离曲线的概念及其特点。

第一节 概 述

一、呼吸系统的组成及功能

呼吸系统包括呼吸道、肺以及呼吸的辅助装置——胸膜和胸膜腔（图7-1）。呼吸道是传送气体的管道，肺是气体交换的器官。机体与环境之间进行的氧和二氧化碳交换的过程，称为呼吸（respiration）。呼吸由三个连续的环节组成（图7-2）：① 外呼吸，通过肺实现的外环境与血液间的气体交换，包括肺通气和肺泡气体交换；② 气体在血液中的运输；③ 内呼吸，主要指血液与组织细胞间的气体交换，亦称组织气体交换。

呼吸系统主要功能是进行机体与外界环境间的气体交换，吸入氧，排出

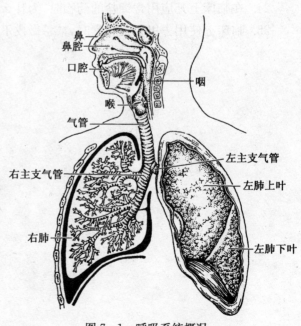

图7-1 呼吸系统概况

二氧化碳,维持机体内环境中氧和二氧化碳含量的相对稳定,确保新陈代谢正常进行。呼吸过程的任何一个环节发生障碍,均可导致机体缺氧和(或)二氧化碳聚积,使内环境稳态遭破坏,影响细胞的代谢和功能,甚至危及生命。

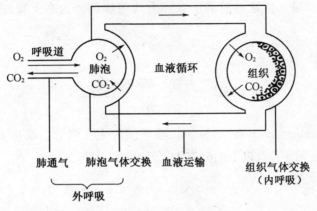

图7-2 呼吸过程示意图

二、胸腹部标志线及腹部分区

(一)胸部标志线

为便于描述胸部器官的位置及体表投影,可在胸部体表设定标志线(图7-3)。通常有以下几种。① 前正中线:沿人体前面正中所作的垂线;② 胸骨线:沿胸骨外侧缘所作的垂线;③ 锁骨中线:为通过锁骨中点所作的垂线;④ 腋前线:通过腋前襞所作的垂线;⑤ 腋后线:通过腋后襞所作的垂线;⑥ 腋中线:通过腋前后线之间中点所作的垂线;⑦ 肩胛线:通过肩胛骨下角所作的垂线。

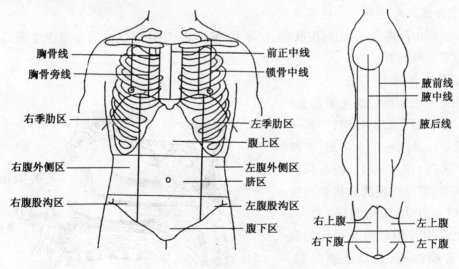

图7-3 胸腹部标志线及腹部分区

(二)腹部分区

为了描述腹腔内各器官的位置及毗邻关系,可将腹部分为9个区(图7-3)。在腹部前面作一条通过两侧肋弓最低点的连线即上横线,通过两侧髂结节的连线即下横线,通过左、右腹股沟韧带中点的垂线即纵线。将腹上部分为右季肋区、腹上区、左季肋区;腹中部分为右腹外侧区、脐区、左腹外侧区;腹下部分为右腹股沟区、腹下区、左腹股沟区。

临床工作中,通常又以通过脐的横线和垂线将腹部分为右上腹、左上腹、右下腹、左下腹4个区。

第二节 呼吸道

呼吸道(respiratory tract)包括鼻、咽、喉、气管、主支气管。临床上将鼻、咽、喉称上呼吸道,将气管、主支气管及以下的分支称下呼吸道。

一、鼻

鼻(nose)是呼吸道的起始部,也是嗅觉器官,并辅助发音,可分为外鼻、鼻腔和鼻旁窦三部分。

(一)外鼻

外鼻位于面部中央,以骨和软骨为支架,外覆皮肤,呈三棱锥体形。两眼间的狭窄部分称鼻根,向下移行部分称鼻背,末端称鼻尖。鼻尖两侧膨隆部位称鼻翼,左右鼻翼围成的孔称鼻孔。小儿在呼吸困难时,可出现鼻翼扇动。

(二)鼻腔

鼻腔(nasal cavity)被鼻中隔分为左右两腔,前以鼻孔通外界,后经鼻后孔通鼻咽。每侧鼻腔可分为鼻前庭和固有鼻腔两部分。

1. 鼻前庭

鼻前庭由鼻翼围成,内衬皮肤,生有鼻毛,能过滤、净化空气。该处缺少皮下组织,患疖肿时疼痛较剧烈。

2. 固有鼻腔

固有鼻腔是鼻腔的主要部分,外侧壁自上而下有上鼻甲、中鼻甲和下鼻甲以及相应的上鼻道、中鼻道和下鼻道(图7-4)。固有鼻腔内衬黏膜,根据黏膜的结构和功能不同,可分为嗅区和呼吸区。① 嗅区是上鼻甲及相对的鼻中隔的黏膜,内含嗅细胞,是嗅觉感受器。② 呼吸区是嗅区以外的鼻黏膜,内有丰富的静脉丛和混合腺,可调节

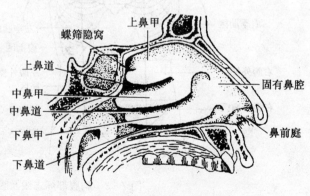

图7-4 鼻腔的外侧壁

吸入空气的温度和湿度。鼻中隔前下部的黏膜较薄且血管丰富,是鼻腔出血的好发部位。

（三）鼻旁窦

鼻旁窦（paranasal sinuses）又称副鼻窦，是鼻腔周围的颅骨内一些与鼻腔相通的含气空腔，内衬黏膜。鼻旁窦黏膜与鼻黏膜相延续，故鼻腔的炎症，可蔓延至鼻旁窦，引起鼻窦炎。鼻旁窦共有4对（图7-5），上颌窦窦腔最大，窦口位置高于窦底，分泌物不易排出，发生炎症后易转为慢性。

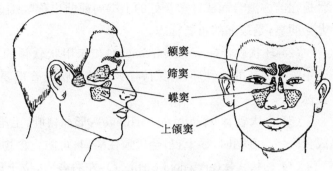

图7-5 鼻旁窦的体表投影

二、咽

咽是消化道与呼吸道的共同通道（见第八章物质的消化与吸收）。

三、喉

喉（larynx）既是呼吸道，又是发音器官。

（一）喉的位置

喉位于颈前部正中，成人喉相当于第3～6颈椎高度。喉上通咽腔，下接气管，前面被舌骨下肌群覆盖，后邻喉咽。喉的活动性较大，可随吞咽或发音上下移动。

（二）喉的结构

喉由软骨、韧带、肌和黏膜构成。

1. 喉软骨及其连接

喉软骨是喉的支架，包括不成对的甲状软骨、会厌软骨、环状软骨和成对的杓状软骨（图7-6）。

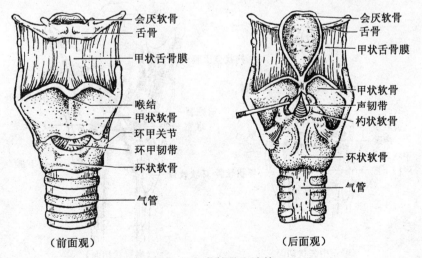

图7-6 喉软骨和连接

（1）甲状软骨（thyroid cartilage）：是喉软骨中最大的一块，由左右两块近似方形的软骨板在前方愈合而成。愈合处的上端向前凸出称喉结（laryngeal prominence），成年男子尤为明显，是颈部的重要标志。

（2）环状软骨（cricoid cartilage）：位于甲状软骨的下方，平对第六颈椎高度，是呼吸道中唯一完整的软骨环，对保持呼吸道的通畅起着重要的作用。环状软骨也是颈部的重要标志。

（3）会厌软骨（epiglottic cartilage）：形如树叶，上端宽而游离，连同其表面的黏膜构成会厌。当吞咽时，喉上提，会厌盖住喉口，可防止食物进入喉腔。

（4）杓状软骨（arytenoid cartilage）：左右各一，位于环状软骨后部的上方，呈三棱锥体形。杓状软骨底的前端与甲状软骨前角内面有声韧带附着，声韧带是发音的主要结构。

喉的连接主要包括环甲关节和环杓关节。

2. 喉肌

喉肌（laryngeal muscle）是骨骼肌，分为两组，一组作用于环甲关节，使声带紧张或松弛；另一组作用于环杓关节，使声门开大或缩小。

3. 喉腔

喉腔（laryngeal cavity）即喉的内腔。喉腔两侧壁的中部有上下两对呈矢状位的黏膜皱襞（图7-7）。上方的一对称前庭襞，其间的裂隙称前庭裂；下方的一对称声襞，与深部的声韧带共同构成发音的重要结构，即声带。两侧声襞间的裂隙称声门裂（fissure of glottis）（图7-8）。声门裂是喉腔最狭窄的部位，当气流通过时，振动声带而发出声音。喉腔借前庭裂和声门裂分为上、中、下三部分。前庭裂平面以上的部分称喉前庭；前庭裂和声门裂之间的部分称喉中间腔，其向两侧突出的隐窝称喉室；声门裂平面以下的部分称声门下腔。声门下腔的黏膜下组织较疏松，炎症时容易发生水肿，影响发音。婴幼儿的喉腔狭小，喉水肿时容易引起喉阻塞，导致呼吸困难。

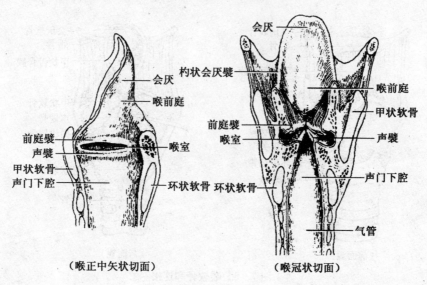

（喉正中矢状切面）　　　（喉冠状切面）

图7-7　喉腔

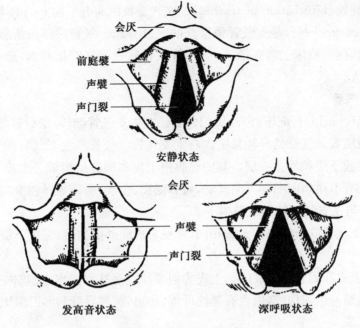

会厌
前庭襞
声襞
声门裂

安静状态

会厌
声襞
声门裂

发高音状态   深呼吸状态

图 7-8 声门裂上面观

四、气管与主支气管

气管和主支气管是连接喉和肺的管道（图 7-9）。

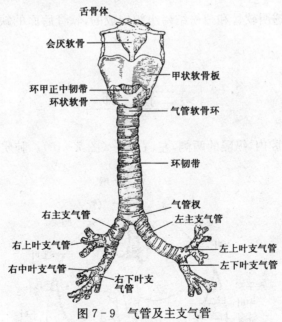

舌骨体
会厌软骨
甲状软骨板
环甲正中韧带
环状软骨
气管软骨环
环韧带
气管杈
右主支气管
左主支气管
右上叶支气管
左上叶支气管
右中叶支气管
左下叶支气管
右下叶支气管

图 7-9 气管及主支气管

（一）气管

气管（trachea）位于食管前方，由 14～16 个"C"形的软骨环以及连接于各环之间的结缔组织、平滑肌构成；上接环状软骨，经颈部正中下行，至胸骨角平面分为左右主支气管，其分叉处称气管杈(bifurcation of trachea)。在气管杈内面有一向上凸的半月状峭,称气管隆嵴(carina of trachea),是支气管镜检查的定位标志。气管颈部位置较表浅,在颈静脉切迹上方可摸到。临床上常在第3～5气管软骨环处行气管切开术,急救喉阻塞而致呼吸困难的病人。

(二) 主支气管

主支气管(bronchi)行向下外,经肺门入肺。左主支气管细长,走行较倾斜;右主支气管粗短,走行较陡直。气管的异物易坠入右主支气管。气管和主支气管的管壁由内向外依次为黏膜、黏膜下层和外膜三层。其中黏膜由上皮和固有层组成。上皮为假复层纤毛柱状上皮,纤毛有节律地向咽部方向摆动,将分泌物、尘埃、病菌等异物推向咽部而咳出。

(三) 气管与主支气管的组织结构

气管与主支气管的组织结构大致相同,管壁自内向外由黏膜、黏膜下层和外膜构成。

1. 黏膜

黏膜是由上皮和固有层构成的。上皮为假复层纤毛柱状上皮,上皮内有大量的杯状细胞;固有层由结缔组织构成,内含有弹性纤维、小血管、腺导管和淋巴组织。

2. 黏膜下层

黏膜下层是由疏松结缔组织构成的,内有血管、淋巴管、神经及较多的混合腺。混合腺和杯状细胞的分泌物,覆盖在上皮的游离面,可黏附吸入空气中的灰尘和细菌,经纤毛有节律的摆动,将黏附物排出。

3. 外膜

外膜是由"C"形透明软骨和疏松结缔组织构成的,软骨后面的缺口处,有横行的平滑肌束和结缔组织。

第三节　肺

肺(lung)位于胸腔内,纵隔的两侧,左、右各一(图7-10)。肺质地柔软,富有弹性。

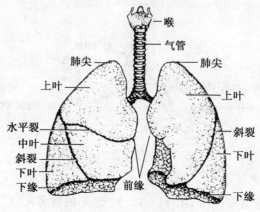

图7-10　气管及主支气管和肺

一、肺的位置与形态

肺形似半圆锥，有一尖、一底、二面和三缘。上端圆钝为肺尖，经胸廓上口突入颈根部，高出锁骨内侧 2～3 cm；下端为肺底，位于膈上面，又称膈面。肺外侧面邻肋称肋面；内侧面朝向纵隔，称纵隔面。纵隔面的中部凹陷称肺门（图 7-11），是主支气管、肺血管、淋巴管和神经出入肺的部位。出入肺门的诸结构被结缔组织包绕，称肺根。肺的后缘钝圆，前缘和下缘锐薄。左肺前缘下部有心切迹。

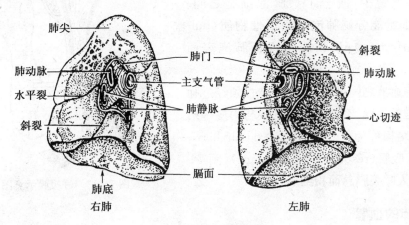

图 7-11　肺内侧面

肺被斜裂分为数叶，左肺狭长，被分为上、下两叶。右肺宽短，分为上、中、下三叶。

二、肺的组织结构

肺组织分实质和间质两部分。实质即肺内各级支气管和肺泡，分为导气部和呼吸部；间质为结缔组织及血管、淋巴管和神经等。

（一）导气部

导气部是主支气管经肺门入肺后反复分支所形成的各级支气管，依次为肺叶支气管、肺段支气管、小支气管、细支气管和终末细支气管，宛如树冠，称支气管树（bronchial tree）（图 7-12）。肺导气部只能传送气体，不能进行气体交换。随着支气管的反复分支，管径逐渐变细，管壁变薄，其结构也逐渐变化。

直径小于 1mm 的细支气管及其各级分支和所属的肺组织，称肺小叶。肺小叶的炎症称小叶性肺炎。

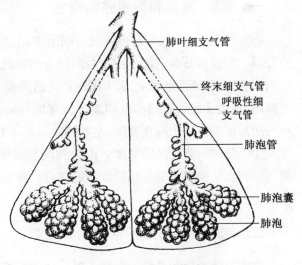

图 7-12　肺内结构模式图

（二）呼吸部

呼吸部是终末细支气管以下的各级分支直至肺泡,包括呼吸性细支气管、肺泡管、肺泡囊和肺泡(图 7-12)。肺泡(pulmonary alveoli)为多面形薄壁囊泡,大小不等。成人每个肺有 3 亿~4 亿个肺泡,总面积达 70~80 m²。肺泡具有气体交换功能。

肺泡上皮由两种细胞组成:① Ⅰ型肺泡细胞,为单层扁平细胞,数量多,为气体交换提供广而薄的面积;② Ⅱ型肺泡细胞,为单个圆形或立方形细胞,数量少,嵌于 Ⅰ型肺泡细胞之间。Ⅱ型肺泡细胞能分泌肺泡表面活性物质(pulmonary surfactant),该物质可降低肺泡表面张力。

肺泡与血液之间进行气体交换时,须经过肺泡上皮细胞的基膜、毛细血管的基膜与内皮等结构,把这些结构称为气-血屏障(blood-air barrier),又称呼吸膜(respiratory membrane)(图 7-13)。正常人呼吸膜总面积约 70 m²。

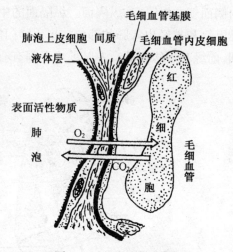

图 7-13 呼吸膜示意图

三、肺的血管

肺有两套血管:① 功能性血管,即肺循环血管,与气体交换有关;② 营养性血管,即支气管血管,营养肺组织。

第四节 胸膜与纵隔

一、胸腔、胸膜和胸膜腔的概念

胸腔(thoracic cavity):由胸壁与膈围成,上界经胸廓上口与颈部相连,下界借膈与腹腔分隔。胸腔被分为三部分:左、右两侧为胸膜腔和肺,中间为纵隔。胸膜(pleura):胸腔壁内面、纵隔两侧面和膈上面以及肺表面的浆膜,分壁层和脏层。被覆于胸壁内面的称壁胸膜,覆盖于肺表面的称脏胸膜。胸膜腔(pleura cavity):由壁、脏胸膜在肺根处互相移行所形成的密闭的潜在腔隙,左、右各一,互不相通。胸膜腔呈负压,内有少量的浆液,可减少呼吸时胸膜之间的摩擦。由肋胸膜与膈胸膜返折处形成的半环形间隙称肋膈隐窝(肋膈角、肋膈窦),是胸膜腔最低的部位。胸膜腔积液首先积存于肋膈隐窝,是临床胸腔抽液的部位。

二、胸膜下界与肺下缘的体表投影

胸膜的体表投影是指壁胸膜各部分之间互相移行形成的返折线在体表的投影位置,

其中最有实用意义的是胸膜前界和下界的体表投影(图7-14)。肺下缘与胸膜下界的体表投影见表7-1。

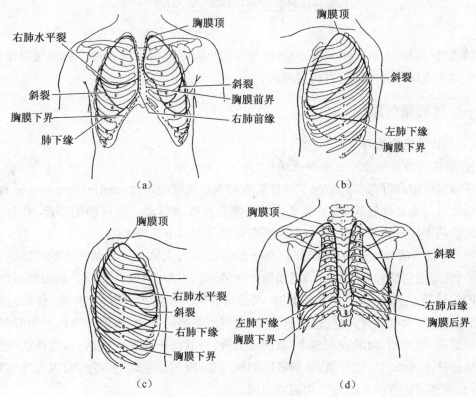

图7-14 肺和胸膜体表投影
(a) 前面观;(b) 左侧面;(c) 右侧面;(d) 后面

表7-1 肺下缘和胸膜下界的体表投影

	锁骨中线	腋中线	肩胛线	后正中线
肺下缘	第6肋	第8肋	第10肋	第10胸椎棘突
胸膜下界	第8肋	第10肋	第11肋	第12胸椎棘突

三、纵隔

纵隔(mediastinum)是两侧纵隔胸膜之间全部器官、组织的总称(图7-15)。其前界为胸骨,后界为脊柱胸段,两侧界为纵隔胸膜,上界是胸廓上口,下界是膈。通常以胸骨角平面为界,将纵隔分为上纵隔和下纵隔。下纵隔又以心包为界分为前纵隔、中纵隔、后纵隔。纵隔内主要有心、连接心的大血管、胸腺、神经、气管、食管及胸导管等。

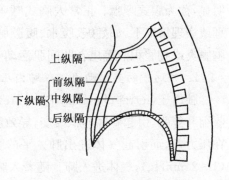

图7-15 纵隔分部示意图

第五节　肺的通气功能

肺通气（pulmonary ventilation）是指气体经呼吸道进出肺的过程。肺通气功能是肺通气的动力克服肺通气的阻力而实现的。

一、肺的通气原理

（一）肺通气的动力

1. 肺通气的原动力——呼吸运动

呼吸肌收缩和舒张引起胸廓节律性扩大和缩小称呼吸运动（respiratory movement）。它包括吸气运动和呼气运动，平常所说的呼吸是指呼吸运动。按呼吸的深度、参与活动的呼吸肌的主次及外观表现不同，可将呼吸运动分为以下几种类型。

（1）平静呼吸（eupnea）和深呼吸（deep breathing）：人体在安静状态下的呼吸称为平静呼吸，它是由膈肌和肋间外肌的活动而产生的。当平静吸气时，肋间外肌和膈肌收缩，胸廓的前后径、左右径和上下径都增加，因而胸廓的容积增大，肺随之扩张，使肺内压降低，当低于外界大气压时，空气进入肺，产生吸气。平静呼气时，膈肌和肋间外肌舒张，引起胸廓缩小，肺回缩，肺的容积缩小，肺内压上升，当其高于外界大气压时，气体顺气压差经呼吸道呼出体外。由此可见，平静呼吸的特点是，吸气是主动的，呼气时因无呼气肌收缩，故是被动的。呼吸运动是平和而均匀的。

人体在劳动或运动时，深而快的呼吸称为深呼吸或用力呼吸。其特点是：在深吸气时，除膈肌和肋间外肌收缩外，其他辅助吸气肌如胸锁乳突肌、胸大肌和胸小肌等也参与，使胸廓更加扩大，吸气量增加；深呼气时，不仅吸气肌舒张，而且呼气肌（肋间内肌、腹肌）也同时收缩，使胸廓进一步缩小，呼气量增加。因此，深呼吸时，吸气和呼气都是主动的。

（2）胸式呼吸（thoracic breathing）和腹式呼吸（abdominal breathing）：以肋间肌活动为主的呼吸运动，胸壁起伏明显，称为胸式呼吸；以膈肌活动为主的呼吸运动，腹壁起伏明显，称为腹式呼吸。正常人胸式呼吸和腹式呼吸同时进行，称为混合型呼吸。某些生理或病理情况下，如妊娠、腹水、腹腔肿瘤等，膈肌活动受限制，表现为胸式呼吸加强；而胸膜炎或胸腔积液等患者肋间肌活动受限制，表现为腹式呼吸加强。

2. 肺通气的直接动力——肺内压的变化

肺内压（intrapulmonary pressure）是指肺内气道和肺泡内的压力。呼吸肌的节律性收缩和舒张，引起胸廓容积改变，导致肺容积呈周期性变化，造成大气压与肺内压之间存在压力差，而引起气体进出肺。平静吸气初，肺内压下降，比大气压低 $0.13\sim0.27$ kPa（$1\sim2$ mmHg），气体进入肺。随着入肺气体的增加，肺内压逐渐升高，至吸气末，肺内压即与大气压相等；平静呼气时，伴随着胸廓的缩小，肺内压升高，呼气之初，肺内压高于大气压 $0.13\sim0.27$ kPa（$1\sim2$ mmHg），气体从肺内流出。随着呼气的继续，肺内气体减少，肺内压逐渐下降,至呼气末,肺内压又等于大气压。

3. 肺通气的偶联动力——胸膜腔负压

肺与胸廓在结构上互不连接,但肺能随胸廓运动而张缩,这与胸膜腔的结构及其腔内的压力有关。胸膜腔内的压力称为胸膜腔内压(intrapleural pressure)。由于它通常低于大气压,故称为胸膜腔负压(简称胸内负压)。胸内负压的形成与肺的回缩力有关,人出生后,肺因始终处于扩张状态而产生回缩力。胸膜腔内压受肺回缩力和肺内压两种相反力量的影响:肺内压通过脏胸膜压向胸膜腔,肺回缩力的作用方向与肺内压作用恰好相反,因而就抵消了一部分肺内压(图7-16)。这两种力的代数和即为胸膜腔内压,表达为

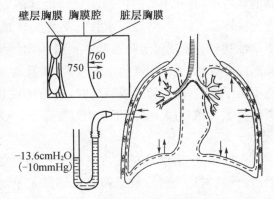

图7-16 胸内负压测定及其产生原理示意图

$$胸膜腔内压 = 肺内压 - 肺回缩力$$

简言之,胸内负压主要由肺回缩力所形成。肺泡扩张程度越大,则肺回缩力越大,胸内负压也越大,即越负。正由于胸内负压的存在,加之胸膜腔内存在少量浆液,才使得胸膜脏层与壁层紧紧地贴在一起,所以,肺能随胸廓运动而张缩。胸膜腔负压的生理意义在于:① 维持肺泡的扩张状态,并使肺能随胸廓运动而张缩;② 有利于扩张胸腔内的腔静脉和胸导管,促进静脉血和淋巴液回流。如果胸膜破裂,气体进入胸膜腔内,则形成气胸(pneumothorax)。发生气胸时,胸内负压减小或消失。肺与胸廓之间失去偶联作用,肺因本身的回缩力而塌陷,造成肺不张,严重时不仅影响呼吸功能,也影响循环功能,甚至危及生命。

(二) 肺通气的阻力

肺通气的阻力包括弹性阻力和非弹性阻力。平静呼吸时,弹性阻力是主要因素,约占总阻力的70%。

1. 弹性阻力

弹性阻力(elastic resistance)是指弹性组织在外力作用下变形时表现出的抗变形力。肺通气的弹性阻力包括肺弹性阻力和胸廓弹性阻力,一般指前者。

(1) 肺的弹性阻力:包括肺泡表面张力和肺的弹性回缩力。前者约占2/3,后者约占1/3。肺泡的内表面覆盖着一薄层液体,它与肺泡内气体形成液-气界面。由于液体分子之间相互吸引,因而产生了使液体表面趋于缩小的力,即肺泡表面张力(surface tension)。肺泡表面张力是使肺泡回缩的力,具有使肺泡回缩至最小面积的作用。但正常情况下,肺泡并未萎缩,这是因为有肺泡表面活性物质存在的缘故。

肺泡表面活性物质是指由肺泡Ⅱ型上皮细胞合成和释放的一种复杂的脂蛋白混合物,其主要成分是二棕榈酰卵磷脂(DPPG)。由于肺表面活性物质可减弱液体分子之间

的相互吸引力,从而降低肺泡的表面张力,使肺泡的表面张力下降至原来的 1/7～1/4。

肺泡表面活性物质具有重要的生理意义:① 降低肺泡表面张力,减小吸气阻力,增加肺的顺应性,有利于肺的扩张。② 降低肺泡表面张力对肺毛细血管中液体的吸引作用,避免液体渗入肺泡,防止肺水肿的发生。③ 维持肺泡的稳定性。由于在呼吸过程中肺表面活性物质的密度可随肺泡的半径减小而增大,随肺泡的半径增大而减小。因此,在小肺泡或呼气时,表面活性物质密度大,降低表面张力的作用强,表面张力小,回缩力小,肺泡不至于塌陷;而大肺泡或吸气时,表面活性物质密度减小,降低表面张力的作用弱,表面张力大,回缩力大,肺泡不至于过度膨胀,从而使大小肺泡内压及其容积保持相对稳定(图 7－17)。

在妊娠 6～7 个月左右才有肺表面活性物质分泌到肺泡的表面,随后分泌量逐渐增多,分娩时达高峰。故早产儿常因肺泡Ⅱ型细胞发育尚未成熟,缺乏肺表面活性物质,导致肺泡表面张力增大,易发生肺不张,出现新生儿呼吸窘迫综合征,甚至导致死亡。肺弹性阻力是一种吸气阻力,又是呼气的动力因素,当肺组织缺血、肺泡表面活性物质缺乏,肺泡表面张力增大,使弹性阻力增大,肺不易扩张;弹性纤维被破坏(肺气肿)时,则肺弹性回缩力减弱,肺泡气不易呼出。

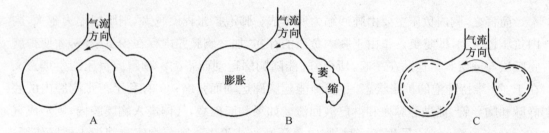

A:大小肺泡在无表面活性物质时,表面张力相同;B:为 A 的结果;C:大肺泡表面活性物质分布密度小,表面张力大;小肺泡表面活性物质分布密度大,表面张力小,大小肺泡容积相对稳定

图 7－17　肺泡表面活性物质使大小肺泡内压及其容积保持相对稳定

(2) 弹性阻力的度量指标——顺应性(compliance):肺的弹性阻力难以测定,通常可测定其顺应性。顺应性是表示弹性组织在外力作用下的可扩张性。容易扩张,表明其顺应性大;不容易扩张,表明其顺应性小。因此,顺应性与弹性阻力互为反变关系,即

$$顺应性 = 1/弹性阻力$$

临床见到的肺水肿、肺不张等病理情况,肺弹性阻力增大而其顺应性减小,表现为呼吸困难。

2. 非弹性阻力

非弹性阻力主要是指气流通过呼吸道时受到的阻力,又称为气道阻力(airway resistance)。呼吸道阻力的大小不仅与呼吸道的管腔半径变化有密切关系,而且也受呼吸速度和深度的影响。呼吸道的阻力与其半径的 4 次方成反比。支气管哮喘病人,就是由于支气管平滑肌痉挛,口径变小,呼吸道的阻力明显增加,而出现呼吸困难。

二、肺通气功能的评价指标

（一）肺容量

肺容量（pulmonary capacity）是指肺容纳的气体量，是衡量肺功能的指标。肺容量可随呼吸运动时进出肺的气量多少而发生变化，可用肺量计进行测量和描记（图7-18）。

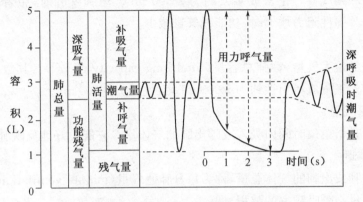

图7-18　肺容量变化的记录曲线

1. 潮气量

潮气量是指每次吸入或呼出的气量称为潮气量（tidal volume，TV）。正常成人平静呼吸时为400～600 mL，深呼吸时，潮气量增大。

2. 补吸气量

在平静吸气之后，再用力吸气所能增加的吸气量，称为补吸气量（inspira-tory reserve volume，IRV），正常成人为1 500～2 000 mL。

3. 补呼气量

在平静呼气之后再用力呼气所能增加的呼气量，称为补呼气量（exspira-tory reserve volume，ERV），正常成人为900～1 200 mL。

4. 肺活量和时间肺活量

最大吸气后，再尽力呼气所能呼出的气量，称为肺活量（vital capacity，VC）。其数值等于潮气量、补呼气量和补吸气量之和。正常成年男性平均为3 500 mL，女性为2 500 mL。肺活量反映一次呼吸的最大通气能力，常作为测试肺通气功能的指标之一。肺活量除与性别有关外，与年龄、身材大小和呼吸肌的强弱以及体位有关，而且个体间差异较大，一般认为个体差异与平均值相比，差距在±20％的范围内均属正常。某些病人虽然肺组织弹性降低或呼吸道狭窄，肺通气功能已经受到影响，若测定肺活量时，不限定时间，所测得的数值可能接近正常。因此，单凭测定肺活量了解肺通气功能是不够的。为了反应呼吸的动态机能，提出了时间肺活量（timed vital capacity，TVC）的概念。其测定方法是让受试者作最大吸气，再以最快的速度尽力呼出气体，届时分别记录第1，2，3 s末呼出的气体量，计算其占肺活量的百分数。正常成人分别为83％，96％和99％。时间肺活量能较准确地反映肺的通气功能，其中第1 s末的时间肺活量最有意义，若低于60％，应视为不正常。凡引起呼吸道狭窄的病变常常导致时间肺活量减少。

5. 残气量和功能残气量

最大呼气末,肺内存留的气量,称为残气量(residual volume,RV)。正常成人为 1 000～1 500 mL,患有支气管哮喘、肺气肿时,患者肺通气功能下降,残气量可增加。在平静呼气末肺内存留的气量,称为功能残气量(functional residual capacity,FRC),其中包括补呼气量和残气量。正常成年人约为 2 500 mL。患肺气肿时,患者功能残气量增加;肺纤维化、肺弹性阻力增大时,功能残气量减少。

6. 肺总容量

肺所容纳的最大气量,称肺总容量(total lung capacity,TLC)。其数值等于残气量和肺活量之和。正常成年男性约为 5 000 mL,女性约为 3 500 mL。

(二)肺通气量

肺通气量是指单位时间内吸入或呼出肺的气体量。它能更好地反映肺的通气功能。

1. 每分肺通气量

每分钟进肺或出肺的气体总量,称为每分肺通气量(minute ventilation volume)。其数值等于潮气量与呼吸频率的乘积,即

$$每分肺通气量 = 潮气量 × 呼吸频率(次/分)$$

正常成人安静时每分肺通气量为 6～9 L;剧烈运动或从事重体力劳动时,每分钟肺通气量增大,可达 70 L 以上。

2. 每分肺泡通气量

每分钟实际进入肺泡的有效通气量,称为每分肺泡通气量(minute alveolar ventilation volume)。每次吸入的新鲜空气并不全部进入肺泡,而是有一部分存留在自鼻腔至终末细支气管的呼吸道内,这部分气体不能与血液进行气体交换,因此称这段呼吸道为解剖无效腔(anatomical dead space),其容积约为 150 mL。每次吸入的新鲜空气,只有进入肺泡内才能与血液进行气体交换,故每分肺泡通气量应为

$$每分钟肺泡通气量 = (潮气量 - 解剖无效腔气量) × 呼吸频率$$

正常成人安静时,每分肺泡通气量约为 4.2 L,相当于每分肺通气量的 70%。正常情况下解剖无效腔的容积变化不大,因此每分钟肺泡通气量主要取决于呼吸的深度(潮气量)和频率。在一定范围内深而慢的呼吸比浅而快的呼吸效率更高(表 7 - 2)。

表 7 - 2　潮气量、呼吸频率与肺通气量、肺泡通气量的关系

潮气量/mL	呼吸频率/(次/分钟)	肺通气量/(mL/min)	肺泡通气量/(mL/min)
平静呼吸 500	12	500×12＝6 000	(500－150)×12＝4 200
浅快呼吸 250	24	250×24＝6 000	(250－150)×24＝2 400
深慢呼吸 1 000	6	1 000×6＝6 000	(1 000－150)×6＝5 100

由上表不难看出,如果潮气量减少一半,呼吸频率增加一倍,每分肺通气量不变,但

每分肺泡通气量可明显减少。反之,潮气量增加一倍,呼吸频率减少一半,每分肺通气量也不变,但每分肺泡通气量将明显增加。因此,在一定范围内深而慢的呼吸比浅而快的呼吸气体交换效率要高得多。临床某些呼吸浅而快的患者出现缺氧,大多是因肺泡通气量不足而引起的。

第六节　气体的交换和运输

一、气体交换

气体在体内的交换包含两个环节,即肺泡与血液间的气体交换称肺换气;血液与组织细胞间的气体交换称组织换气。这两种气体交换都是通过气体分子的单纯扩散而实现的,也就是气体分子从分压高处向分压低处扩散的结果。

气体交换的主要动力是气体的分压差。气体分压是指某种气体在混合气体总压力中所占的分压力。溶解在液体中的气体分子从液体中逸出的力,称该气体的张力,也就是这种气体在液体中的分压。由表7-3可看出:安静时,氧和二氧化碳在体内的肺泡气与静脉血之间、动脉血与组织之间,都存在着分压差,这些分压差就是氧和二氧化碳顺分压差扩散的动力。

表7-3　安静时肺泡、血液及组织内 O_2 和 CO_2 的分压[kPa(mmHg)]

	肺泡气	静脉血	动脉血	组　织
O_2	13.6(102)	5.3(40)	13.3(100)	4.0(30)
CO_2	5.3(40)	6.1(46)	5.3(40)	6.7(50)

(一)肺换气

1. **肺换气的过程**

由于肺通气使肺泡氧和二氧化碳分压相对稳定,肺泡内的氧分压总是高于静脉血中氧分压,所以氧顺分压差由肺泡内扩散至静脉血中;与此相反,肺泡内二氧化碳分压总是低于静脉血中的二氧化碳分压,因此,静脉血中的二氧化碳顺分压差扩散到肺泡内。通过上述肺换气过程,静脉血变为动脉血(图7-19)。

2. **影响肺换气的因素**

(1)气体扩散速度:气体扩散速度快,其交换也快;相反,气体扩散速度慢,其交换也慢。气体扩散速度与气体的分压差和溶解度成正比;而与气体分子量的平方根成反比。通过换算,CO_2 的扩散速度

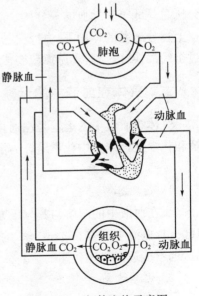

图7-19　气体交换示意图

比 O_2 约快 2 倍;当肺换气发生障碍时,缺 O_2 要比 CO_2 潴留更常见。

（2）呼吸膜:肺泡与毛细血管中血液进行气体交换,需要经过呼吸膜。正常时,呼吸膜极薄,且对气体的通透性很大,故气体扩散迅速。任何使呼吸膜厚度增加(如肺炎、肺水肿等)的因素,均可导致其通透性降低,气体的交换速度减慢;气体扩散量与呼吸膜面积成正比。在某些病理情况下,如肺气肿时肺泡融合、肺不张时肺泡萎缩等,使呼吸膜面积减少,导致气体扩散量减少。

（3）通气/血流比值(ventilation/perfusion ratio, V/Q):是指每分钟肺泡通气量与每分钟肺血流量的比值。正常成人在安静状态下每分钟肺泡通气量约为 4.2 L,每分钟肺血流量约为 5 L。通气/血流比值等于 0.84,此时表明通气量与血流量呈最佳匹配,肺换气效率最高。此比值增大或减小,都可导致肺换气效率降低。如肺的某一局部肺泡周围血管狭窄或阻塞(如肺动脉栓塞)时,其通气量虽然不变,但血流量减少,通气/血流比值增加,即增大了肺泡无效腔;如肺泡通气量不足(如支气管痉挛、肺不张)时,使流经肺泡的血液得不到充分的气体交换,就回流入心,形成功能性动静脉短路(图 7-20)。

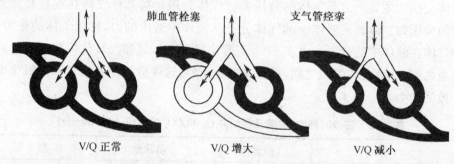

图 7-20　V/Q 比值变化示意图

（二）组织换气

由于组织细胞的新陈代谢过程中需要不断地消耗氧和产生二氧化碳,因此组织内氧分压总是低于动脉血的氧分压。而二氧化碳的分压总是高于动脉血中的二氧化碳分压。在上述分压差的作用下,血液中的氧进入组织,组织中的二氧化碳则扩散至动脉血中,通过组织的换气过程,动脉血就变成了静脉血(图 7-19)。

二、气体在血液中的运输

气体在血液中的运输是沟通内呼吸和外呼吸的途径,其运输形式有两种,即物理溶解和化学结合。其中化学结合为主要运输形式。

（一）氧的运输

1. 物理溶解

氧在血液中的溶解与其分压成正比。动脉血氧分压在 13.3 kPa(100 mmHg)时,每100 mL 血液中溶有 0.3 mL 氧,约占血液运氧总量的 1.5%。显然只靠溶解形式来运输氧,远不能适应机体代谢的需要。

2. 化学结合

化学结合是指氧和红细胞内血红蛋白(Hb)中的 Fe^{2+} 结合,形成氧合血红蛋白

（HbO_2）。HbO_2 呈鲜红色。由于 HbO_2 中的 Fe^{2+} 保持二价铁，故不是氧化作用而称为氧合（oxygenation）。正常成人每 100 mL 血液中与血红蛋白结合的氧约为19.5 mL，占血液运输氧总量的98.5%。

血红蛋白与氧结合是可逆性的，既能迅速结合，又能迅速离解，主要取决于血液中的氧分压的高低。当血液流经肺部时，因与肺泡进行气体交换后血液中的氧分压增高，使血红蛋白与氧结合成 HbO_2；血液流经组织时，由于组织的氧分压低于血液，则 HbO_2 迅速解离，成为脱氧血红蛋白，变为暗红，同时释放出氧，扩散入组织供其利用。以上过程可表示为：

$$Hb + O_2 \underset{O_2 \text{ 分压低（组织）}}{\overset{O_2 \text{ 分压高（肺）}}{\rightleftharpoons}} HbO_2$$

HbO_2 呈鲜红色，而 Hb 呈暗蓝色。当毛细血管血液中 Hb 含量超过 50 g/L 时，口唇或甲床出现浅蓝色，称为发绀（cyanosis）。Hb 还能与 CO 结合成 HbCO，呈樱桃红色。Hb 与 CO 结合后就失去了运输 O_2 的能力，此时病人虽有严重缺氧，但无发绀。发生 CO 中毒（煤气中毒）时，如果有 50% 以上的 Hb 与 CO 结合，人就会因组织缺 O_2 而死亡。

100 mL 血液中 Hb 能够结合的最大 O_2 量称为血氧容量，而 100 mL 血液中 Hb 实际结合的 O_2 量称为血氧含量。血氧含量占血氧容量的百分比，则称为血氧饱和度（oxygen saturation）。

3. 氧解离曲线

表示氧分压和血氧饱和度关系的曲线，称氧解离曲线（oxygen dissociation curve）。它反映在不同氧分压下 O_2 与 Hb 结合和解离的情况，曲线呈"S"型（图 7-21）。

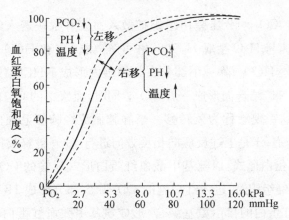

图 7-21 氧解离曲线及其主要影响因素示意图

这种"S"型曲线具有重要的生理意义。① 曲线上段：即 PO_2 在 8.0～13.3 kPa（60～100 mmHg）范围内变化的曲线，比较平坦，表明 PO_2 变化对 Hb 氧饱和度的影响不大，使机体在肺泡 PO_2 适当降低的情况下，如在高空、高原活动时，不至于发生明显的低氧血症；② 曲线中段：即 PO_2 在 5.3～8.0 kPa（40～60 mmHg）范围内变化的曲线，这段曲线较陡，表明随血液 PO_2 的降低，可有较多的 O_2 被释放出供组织细胞利用；③ 曲线下段：即

血液 PO_2 在 $2.0\sim5.3$ kPa（$15\sim40$ mmHg）范围内变化的曲线，是最陡的一段，表示血液 PO_2 稍有下降，HbO_2 就会释放大量 O_2，当组织细胞活动加强时，耗氧量增多，血液 PO_2 的改变即进入曲线的这一段，因而组织细胞可获得比安静时更多的 O_2，这段曲线体现了 HbO_2 具有较强的释放 O_2 的储备能力。

氧解离曲线还可受血液 PCO_2，pH 和温度等因素的影响。

（二）二氧化碳的运输

1. 物理溶解

物理溶解是指每 100 mL 静脉血中溶解的 CO_2 仅 3 mL，约占 CO_2 总运输量的 6%。

2. 化学结合

CO_2 的化学结合运输形式有两种。

（1）碳酸氢盐形式：CO_2 以碳酸氢盐（主要是钠盐）形式运输，约占 CO_2 运输总量的 87%，其运输过程参看图 7-22。

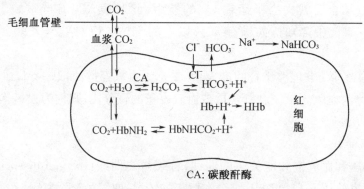

图 7-22　二氧化碳的运输

当血液流经组织时，CO_2 顺分压差由组织扩散入血浆并很快透入红细胞内，在碳酸酐酶的催化下，CO_2 迅速与 H_2O 生成 H_2CO_3，并可解离成 H^+ 和 HCO_3^-。由于红细胞膜对负离子容易通透，于是 HCO_3^- 除一小部分在红细胞内形成 $KHCO_3$ 外，大部分顺浓度差透入血浆，与血浆中 Na^+ 结合而形成 $NaHCO_3$。同时，血浆中的 Cl^- 向红细胞内转移，维持了膜内外电平衡，这一现象称为氯转移。当静脉血流经肺部毛细血管时，CO_2 顺分压不断由血浆扩散入肺泡，于是上述反应向相反方向进行，CO_2 被释放排出。

（2）氨基甲酸血红蛋白形式：以氨基甲酸血红蛋白形式运输的 CO_2，仅占 CO_2 运输总量的 7%。当血液流经组织时，进入红细胞的 CO_2 除大部分形成 HCO_3^- 外；同时还有一部分 CO_2 直接与血红蛋白的自由氨基结合，形成氨基甲酸血红蛋白（HbNHCOOH），又称碳酸血红蛋白（$HbCO_2$）。反应式如下：

$$CO_2 + Hb \underset{CO_2 \text{分压低（肺部）}}{\overset{CO_2 \text{分压高（组织内）}}{\rightleftharpoons}} HbNHCOOH$$

$HbCO_2$ 形成后随静脉血流经肺部时，又解离释放出 CO_2，故 $HbCO_2$ 的形成和解离也是可逆的，不需酶参与。此反应进行的快慢，主要取决于血液中二氧化碳分压的高低。

第七节　呼吸运动的调节

呼吸运动是一种节律性运动,而且呼吸的频率和深度还能随内外环境条件的改变而改变,以适应环境条件的变化,这都依靠神经系统的调节来实现。

一、呼吸中枢

中枢神经系统内产生和调节呼吸运动的神经细胞群,称为呼吸中枢(respiratory center)。它们分布于大脑皮质、脑干和脊髓等各级部位,对呼吸运动起着不同的调节作用。多年来,许多学者采用横断、电刺激等多种方法,进行了大量的动物实验并获得了许多宝贵资料,对认识各级中枢在呼吸节律的产生和调节中的作用有很大帮助。

(一)脊髓

呼吸肌的运动神经元位于脊髓前角,它们发出膈神经和肋间神经支配膈肌和肋间肌的活动。实验证明,在脊髓与延髓之间横切的动物呼吸运动立即停止并不能再恢复。这提示脊髓不能产生节律性呼吸运动,它只是上位脑控制呼吸肌的中继站以及整合某些呼吸反射的初级中枢。

(二)延髓

研究证明,如果在动物的延髓和脑桥之间横切,保留延髓和脊髓的动物,节律性呼吸仍存在,说明产生节律性呼吸的基本中枢在延髓。延髓呼吸中枢的神经元可分为两组:① 管理吸气运动的神经元,称吸气中枢;② 管理呼气运动的神经元,称呼气中枢。两者之间保持交互抑制作用,使呼吸运动协调进行。保留延髓的动物,其呼吸运动虽可维持,但节律不规则,说明正常节律性呼吸还有赖于上位呼吸中枢的调控。

(三)脑桥

在动物的脑桥和中脑之间横切,呼吸无明显变化,呼吸节律保持正常。研究表明,在脑桥内有呼吸调整中枢,该中枢的神经元与延髓的呼吸区之间有双向联系,其作用是限制吸气,促使吸气向呼气转换。目前认为,正常呼吸节律是脑桥和延髓呼吸中枢共同活动形成的。

(四)上位脑对呼吸的调节

上位脑虽不是形成节律性呼吸所必需的部位,但正常人体的呼吸要受下丘脑、边缘系统、大脑皮层等高位中枢的影响。人在一定范围内可以有意识地暂时屏气,或随意控制呼吸的深度与频率,也可由条件反射或情绪改变而引起呼吸变化,这些都是在大脑皮质的控制下进行的。

二、呼吸运动的反射性调节

(一)肺牵张反射

由肺扩张或缩小引起吸气抑制或加强的反射,称肺牵张反射。吸气时,肺扩张到一定程度,刺激位于气管到细支气管平滑肌内的肺牵张感受器,冲动沿迷走神经传入延髓,抑制吸气中枢神经元,促使吸气转为呼气;呼气时,肺缩小,对牵张感受器的刺激减弱,传入冲动减少,解除了对吸气中枢的抑制,从而吸气中枢再度兴奋,开始下一个呼吸周期。在动物这一反射较明显,人在平静呼吸时该反射不参与呼吸调节,但在肺淤血、肺水肿等病理情况下,肺的顺应性降低,肺扩张时呼吸道扩张较大,刺激较强,可引起此反射,使呼吸变浅变快。

肺牵张反射是一种负反馈调节,其主要作用是使吸气不致过长和过深,以促使吸气及时转为呼气,同时也避免肺泡不至于过度缩小,与脑桥呼吸调整中枢共同维持呼吸的频率和深度。

(二)呼吸肌本体感受性反射

呼吸肌与其他骨骼肌一样,当受到牵拉时,本体感受器(肌梭)受刺激,可反射性引起呼吸肌收缩,此即呼吸肌本体感受性反射。其意义在于增强呼吸运动,克服气道阻力,完成有效的肺通气。

(三)防御性呼吸反射

1. 咳嗽反射

咳嗽反射是喉、气管或支气管黏膜受到机械或化学刺激时所引起的一种反射,可将呼吸道内的异物或分泌物排出,具有清洁、保护和维护呼吸道通畅的作用。

2. 喷嚏反射

喷嚏反射是由鼻黏膜受刺激引起的反射活动,其作用在于清除鼻腔中的刺激物。

(四)化学感受性呼吸反射

血液中化学成分,特别是CO_2,H^+浓度增加和低O_2,可通过刺激化学感受器,反射性引起呼吸运动的增强,称为化学感受性呼吸反射。化学感受器依其所在部位的不同分为外周化学感受器(peripheral chemoreceptor)和中枢化学感受器(central chemoreceptor):前者是指颈动脉体和主动脉体,冲动分别沿窦神经和迷走神经传入呼吸中枢;后者位于延髓腹外侧浅表部位,能感受脑脊液中H^+的刺激,并通过神经联系,影响呼吸中枢的活动。

1. CO_2对呼吸的影响

CO_2是调节呼吸最重要的生理性体液因素,动脉血中一定水平的PCO_2是维持呼吸和兴奋呼吸中枢所不可缺少的条件。血中PCO_2过低时可引起呼吸暂停。相反,血中PCO_2适度升高时可使呼吸加强,肺通气量增加。但是当吸入气中CO_2含量超过一定限度(7%)以上时,肺通气量不能做相应增加,导致肺泡气和动脉血中PCO_2直线上升,以致CO_2堆积,使中枢神经系统(包括呼吸中枢)的活动受抑制而出现呼吸困难、头晕、头痛甚至昏迷。

CO_2对呼吸的调节作用是通过刺激中枢化学感受器和外周化学感受器两条途径兴奋呼吸中枢实现的,但以中枢化学感受器为主。CO_2通过血脑屏障进入脑脊液后,与H_2O生成H_2CO_3,再由H_2CO_3解离出的H^+刺激了中枢化学感受器,然后兴奋呼吸中枢。

2. 低 O_2 对呼吸的影响

动脉血中 PO_2 下降到 10.7 kPa（80 mmHg）以下，可出现呼吸加深、加快，肺通气量增加。低 O_2 对呼吸的刺激作用是通过外周化学感受器兴奋呼吸中枢实现的。而低 O_2 对呼吸中枢的直接作用是抑制，这种抑制作用随着低 O_2 程度加重而加强。轻度低 O_2 可通过刺激外周化学感受器而兴奋呼吸中枢，在一定程度上可对抗低 O_2 对呼吸中枢的直接抑制作用。但严重低 O_2 时，来自外周化学感受器的传入冲动将不能抗衡低 O_2 对呼吸中枢的抑制作用，则可导致呼吸减弱，甚至呼吸停止。

3. H^+ 对呼吸的影响

动脉血中 H^+ 浓度升高，呼吸兴奋；H^+ 浓度降低，使呼吸抑制。H^+ 对呼吸的调节作用主要通过刺激外周化学感受器所实现的，因血液中的 H^+ 不易通过血脑屏障，所以对中枢化学感受器的作用较小。

综上所述可以说明，当动脉血中 CO_2 和 O_2 分压以及 H^+ 浓度发生变化时，主要是通过化学感受器来调节呼吸运动，而呼吸运动的改变又恢复了动脉血液中 CO_2，O_2，H^+ 的水平，从而维持了内环境中这些因素的相对稳定。

知识运用

一、人工呼吸

呼吸是人生命体征的重要表现之一。当人体遭遇意外伤害如电击、溺水、气体中毒等，呼吸运动停止，应该立即采取人工呼吸，以维持肺通气功能，改善体内缺氧状况。人工呼吸的基本原理，就是人为地造成肺内与大气间的压力差，而达到维持肺通气并促进自发性呼吸运动恢复的目的。如举臂压胸法，就是用人工的方法使胸廓扩大和缩小，造成肺内压降低或升高，实现肺通气。口对口呼吸，是将气体吹入肺内，形成被动吸气，然后借肺的回缩力实现呼气。人工呼吸仪，是通过机械装置使空气有节律地进入肺内，按人的呼吸频率形成被动地呼吸运动。人工呼吸为一种简便而有效的急救方法，每个医护人员必须熟练掌握。

二、损伤性气胸

胸部损伤时，使胸膜腔的密闭性破坏，空气进入胸膜腔内，称为气胸。发生气胸时，胸内负压减小或消失，肺的扩张状不能维持，而因本身的回缩力发生萎陷。此时，不仅影响呼吸功能，还会影响循环功能，严重时可危及生命。临床上损伤性气胸可分为：① 闭合性气胸，有一部分气进入胸膜腔后，与胸膜腔相通的通道闭塞，不再有空气进入；② 开放性气胸，伤口造成胸膜腔与外界相通，空气随着呼吸运动自由进出胸膜腔；③ 高压性气胸，伤口漏气处有活瓣形成，气体可以进入胸膜腔，但不能排出，以至胸膜腔内压力不断增高。开放性及高压性气胸后果严重，如不及时抢救，可危及病人生命。

三、肺气肿与肺功能障碍

肺气肿是指肺泡过度膨胀和通气，同时伴有肺弹性减退，容积增大，肺功能障碍。引起该病的原因较多，其中因慢性支气管炎、尘肺、支气管哮喘、支气管扩张等引起细支气管炎症而导致"慢性阻塞性肺气肿"最为常见。

　　细支气管受到各种刺激时,黏膜充血、水肿及分泌物增多,使管腔狭窄,造成通气阻塞而导致阻塞性肺气肿。该病引起肺功能阻碍主要有:① 由于气道阻塞,影响气流通畅,时间肺活量和最大通气量减少;② 肺内气体排出受阻,引起肺泡过度膨胀,使肺残气量增多;③ 肺内压增高,肺泡因过度膨胀而破裂,多个肺泡融合形成肺大泡,使呼吸膜总面积减小,影响了气体交换;④ 肺毛细血管遭受破坏,部分肺泡壁无血流,形成肺泡无效腔,即通气/血流比值增大,产生缺氧;⑤ 由于肺动脉高压导致右心负担增加,引起"肺源性心脏病"乃至右心衰竭。

四、吸烟对呼吸系统的影响

　　吸烟时,烟中含有的焦油、尼古丁和镉等有害物质,可导致呼吸道功能异常。医学证明,长期吸烟是导致慢性支气管炎症的重要因素,可以削弱呼吸道"纤毛-黏液排送系统"的自净防御作用,损坏免疫活性物质与肺巨噬细胞构成的"天然屏障"的功能;有害气体刺激声带,可引起声带炎症,严重时导致声音嘶哑;流行病学表明,吸烟与癌的发生有关。烟中的致癌物质经肺吸收,诱发肺癌、食道癌、胰腺癌等多种癌的发生;吸烟量越大,癌的发病率和死亡率越高。

复习思考题

一、名词解释

上呼吸道　　下呼吸道　　鼻旁窦　　肺门　　呼吸膜　　胸膜腔负压　　呼吸运动　　肺活量　　每分肺泡通气量　　发绀

二、问答题

1. 呼吸系统包括哪些器官?

2. 何谓呼吸? 由哪些环节组成? 其生理意义是什么?

3. 气管腔内的异物易坠入哪侧主支气管? 为什么?

4. 喉主要由哪些部分构成? 喉腔结构有何重要特点?

5. 胸膜腔负压的形成及其生理意义?

6. 深慢呼吸与浅快呼吸相比较,哪种形式气体交换更有效? 为什么?

7. 简说 O_2 和 CO_2 在血液中的运输形式和过程。

8. 试说血液中 O_2,CO_2,H^+ 浓度发生变化时对呼吸的影响及其作用途径。

（成秀梅　唐成和）

第八章
物质的消化与吸收

学习目标

掌握：消化系统的组成；上、下消化道的概念；食管的三个狭窄；胃的位置、形态和分部；肝的位置；胆囊底的体表投影；阑尾根部的体表投影；影响酶作用的因素；糖的分解代谢；糖异生；脂肪酸的氧化；消化、吸收和胃排空的概念；胃液、胆汁和胰液的主要成分和作用；体温的测量部位和正常值。

熟悉：消化管的一般结构和黏膜特点；口腔的境界分部；小肠的位置、形态、分部和组织结构特点；肝的形态、组织结构；胆汁产生的部位和排出的途径；胰的位置；酶的活性中心；酮体的代谢；氨基酸的脱氨基作用；氨的代谢；ATP 生成方式；胃和小肠的运动形式；食物在胃、小肠的消化过程；营养物质吸收的部位和途径；能量代谢和基础代谢率的概念。

了解：牙和舌的一般形态结构；唾液腺的名称、位置、腺管开口部位；胰的形态结构；营养物质的吸收方式；大肠液的作用；皮肤散热的方式；消化器官活动的调节。

人体在新陈代谢的过程中，不仅要从外界摄取氧气，还要不断地摄取营养物质，作为生长、更新的原料和生命活动的能源。消化系统（alimentary system）的主要功能就是把食物中的营养转变为能为机体利用的物质形式，为机体新陈代谢和完成各种生命活动提供必要的物质。因此，消化与吸收是体内新陈代谢过程中的重要环节。

第一节 概 述

一、消化系统的组成

消化系统由消化管和消化腺两部分组成（图 8-1）。消化管包括口腔、咽、食管、胃、小肠（十二指肠、空肠、回肠）及大肠（盲肠、阑尾、结肠、直肠、肛管）。消化腺包括大消化腺和小消化腺两种。大消化腺为独立的器官，包括唾液腺、肝、胰；小消化腺位于消化管壁内，如舌腺、胃腺和肠腺等。

临床上常把十二指肠及其以上的消化管称上消化道，把空肠及其以下的消化管称下消化道。

二、消化、吸收的概念

食物在消化管内被加工、分解的过程,称为消化(digestion)。被消化后的小分子营养物质、水、无机盐等透过消化道黏膜进入血液或淋巴的过程,称为吸收(absorption)。

消化的方式有两种:① 机械性消化(mechanical digestion),是通过消化道的运动,将食物磨碎,与消化液混合,并向消化道远端推送的过程;② 化学性消化(chemical digestion),是通过消化液中各种消化酶的作用,将食物中大分子物质分解成可吸收的小分子物质的过程。两种消化方式同时进行,互相配合,共同完成消化过程。

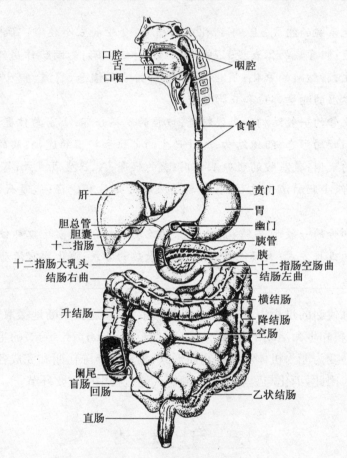

图 8-1　消化系统模式图

三、消化管平滑肌的生理特性

机械性消化主要靠消化管平滑肌的运动。消化管平滑肌与其他肌肉一样,也具有兴奋性、传导性和收缩性等特点;但它具有自身的功能特点,包括兴奋性较低,收缩缓慢且节律不规则,伸展性较大,以及对化学、温度和机械牵张刺激较敏感等。这些特点有利于完成消化和吸收功能。

第二节 消化管

一、消化管的组织结构

各部消化管管壁的组织结构基本相似,由内向外依次为黏膜、黏膜下层、肌层和外膜(图8-2)。

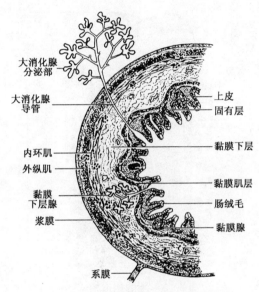

大消化腺分泌部
大消化腺导管
内环肌
外纵肌
黏膜下层腺
浆膜
系膜

上皮
固有层
黏膜下层
黏膜肌层
肠绒毛
黏膜腺

图8-2 消化管管壁一般结构模式图

(一)黏膜

由上皮、固有层和黏膜肌层组成。上皮衬于消化管腔面。口腔、咽、食管和肛管为复层扁平上皮,其余部分为单层柱状上皮,主要具有消化和吸收功能。

(二)黏膜下层

由疏松结缔组织构成,在消化管的某些部位,黏膜和部分黏膜下层共同突向管腔,形成纵行或环行皱襞,以扩大表面积。

(三)肌层

除口腔、咽、食管上段和肛管外括约肌为骨骼肌外,其余均为平滑肌。

(四)外膜

外膜是消化管壁最外层。咽、食管和肛管的外膜为纤维膜,其余各段为浆膜。

二、消化管各部形态结构

(一)口腔

口腔(oral cavity)系消化系统起始部,前为上、下唇,两侧为颊,上为腭,下为口底。

向前经口唇围成的口裂通向外界,向后经咽峡与咽相通。.

口腔可分为口腔前庭(oral vestibule)和固有口腔(oral cavity proper)。前者是上、下唇和颊与上、下牙弓和牙龈之间的狭窄空隙。后者位于上、下牙弓和牙龈所围成的空间,其顶为腭,口底由黏膜、肌和皮肤组成。

牙(teeth)是人体最坚硬的器官,嵌于上、下颌骨的牙槽内。每个牙在外形上分为牙冠、牙颈和牙根三部分(图8-3)。牙由牙质、牙釉质、牙骨质和牙髓构成。牙质构成牙的主体;牙釉质覆盖于牙冠部牙质表面;牙骨质包于牙颈和牙根部牙质表面;牙内的腔隙称牙腔,腔内含有牙髓。

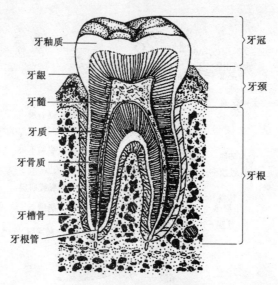

图8-3 牙的构造模式图

小儿出生后6个月,乳牙开始萌出,3岁左右出齐,计20颗,分乳切牙、乳尖牙和乳磨牙(图8-4)。6岁起乳牙陆续脱落,恒牙相继萌出,共计32颗,分为切牙、尖牙、前磨牙和磨牙(图8-5)。14岁左右恒牙基本出齐,只有第三磨牙一般在成年后才长出或终身不萌发。

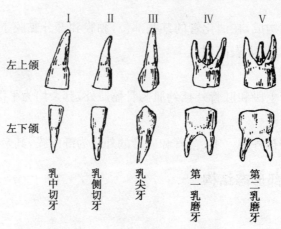

图8-4 乳牙的形态、名称及符号

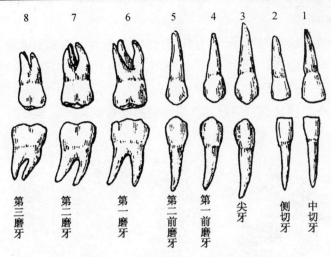

图 8-5 恒牙的形态、名称及符号

临床上，为便于记录牙的位置，用"＋"记号将上下颌牙弓划成四个区，以数字Ⅰ～Ⅴ表示乳牙，以数字1～8表示恒牙。例如，"Ⅳ┬"表示右下颌第一乳磨牙；"┴2"表示左上颌侧切牙。

舌(tongue)位于口腔底，舌后1/3为舌根，舌前2/3为舌体，舌体的前端称舌尖。舌的上面称舌背。舌背和舌侧缘的黏膜有许多小突起，称舌乳头，具有触觉和味觉等功能。舌下面的黏膜在正中线上有一舌系带，向下连于口腔底。舌系带根部两侧的黏膜隆起称舌下阜，其外侧的斜行黏膜皱襞称舌下襞(图8-6)。

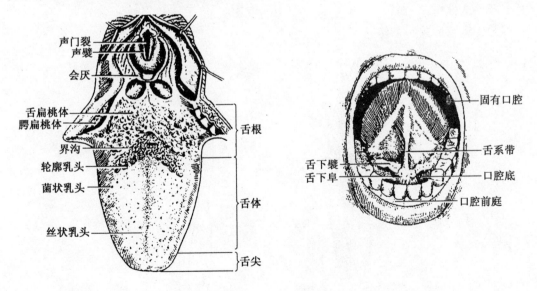

图 8-6 舌和口腔底

(二) 咽

咽(pharynx)系呼吸道和消化道的共同通道，位于第1～6颈椎的前方，上附于颅底，下至第6颈椎下缘水平移行为食管(图8-7,8-8)。咽是肌性管道，前壁不完整，分别与鼻腔、口腔、喉腔相通。

咽以软腭、会厌上缘平面为界,分为鼻咽、口咽和喉咽。鼻咽向前借鼻后孔与鼻腔相通,其外侧壁上有咽鼓管咽口,鼻咽经此口与中耳鼓室相通;口咽向前经咽峡通口腔,在其外侧壁上,腭舌弓与腭咽弓之间有一凹窝,窝内有腭扁桃体;喉咽向前经喉口通喉腔,在喉口两侧,各有一个深窝,称梨状隐窝,是异物易滞留处。

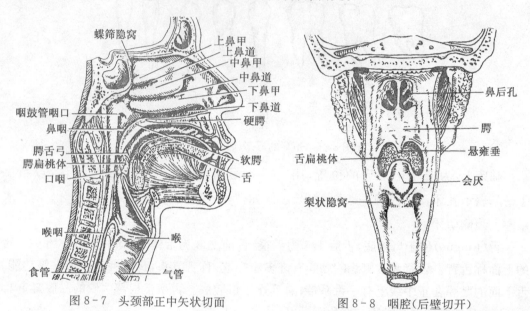

图 8-7 头颈部正中矢状切面　　　　图 8-8 咽腔(后壁切开)

(三) 食管

1. 食管的位置和分部

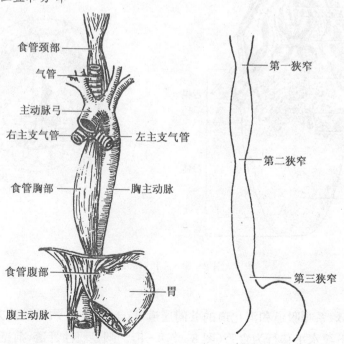

图 8-9 食管及其三个狭窄

食管(esophagus)上端在第 6 颈椎下缘与咽相接,下端在第 11 胸椎体左侧连于胃的贲门,全长约 25 cm(图 8 - 9)。其按行程可分为颈部、胸部和腹部。

2. 食管的狭窄

食管有三个生理性狭窄:第一个狭窄在食管的起始处,距中切牙约 15 cm;第二个狭窄在食管与左主支气管交叉处,距中切牙约 25 cm;第三个狭窄在食管穿膈处,距中切牙约 40 cm。

(四) 胃

胃(stomach)是消化管中最膨大的部分,成人容量约 1 500 mL。

1. 胃的位置

胃在中等充盈时,大部分位于左季肋区,小部分位于腹上区。胃前壁有一小部分在剑突的下方直接与腹前壁相贴,该处是胃的触诊部位。

2. 胃的形态和分部

胃有入、出两口,大、小两弯和前后两壁。入口称贲门,与食管相连;出口称幽门,与十二指肠相接。上缘称胃小弯,其最低处称角切迹;下缘称胃大弯(图 8 - 10)。

胃可分为两壁、四部。即前后壁和贲门部、胃底、胃体、幽门部。幽门部在临床上称胃窦。胃溃疡和胃癌多发生于幽门窦近胃小弯处。

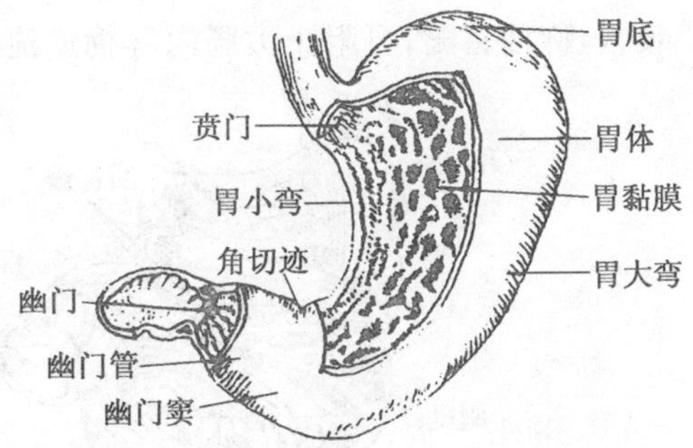

(五) 小肠

1. 十二指肠

图 8 - 10　胃的形态、分部及黏膜

十二指肠(duodenum)长约 25 cm,贴于腹后壁,呈"C"形包绕胰头,可分上部、降部、水平部和升部(图 8 - 11)。临床上将靠近幽门、长约 2.5 cm 的一段肠管称十二指肠球,是十二指肠溃疡的好发部位;其降部有一黏膜隆起,称十二指肠大乳头,是胆总管和胰管共同开口处。十二指肠升部在第二腰椎左侧急转直下续空肠,转折处的弯曲称十二指肠空肠曲,被十二指肠悬肌韧带(treitz 韧带)固定于腹后壁。

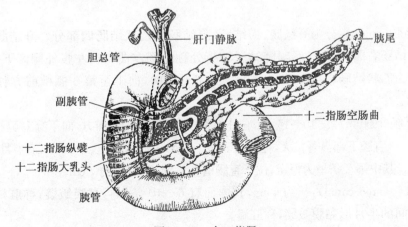

图 8 - 11　十二指肠

2. 空肠和回肠

空肠(jejunum)上端接十二指肠,回肠(ileum)下端连盲肠。空、回肠之间没有明显的界限,近侧 2/5 为空肠,位于腹腔的左上部;远侧 3/5 为回肠,位于腹腔的右下部。

(六) 大肠

大肠(large intestine)系从回肠末端至肛门的粗大肠管,长约 1.5 m,分为盲肠、阑尾、结肠、直肠和肛管五部分。除阑尾、直肠和肛管外,盲肠和结肠在外形上有三种特征性结构,即结肠带、结肠袋和肠脂垂(图 8-12),其是盲肠和结肠区别于小肠的重要标志。

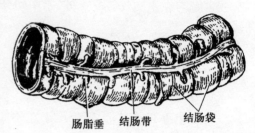

图 8-12　盲肠和结肠的特征

1. 盲肠(caecum):系大肠的起始部,位于右髂窝内。在回肠的开口处,黏膜形成上下两个皱襞,称回盲瓣,可阻止大肠内容物逆流到回肠(图 8-13)。

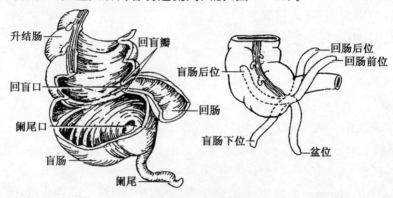

图 8-13　盲肠与阑尾

2. 阑尾(vermiform appendix):为一蚓状盲管,长 6～8 cm,其根部连通于盲肠后内侧壁,远端游离,位置变化大(图 8-13)。阑尾根部位置恒定,其体表投影在脐与右髂前上棘连线的中、外 1/3 交点处,称麦氏点。急性阑尾炎时,麦氏点附近常有明显的压痛。

3. 结肠(colon):分为升结肠、横结肠、降结肠和乙状结肠四部分。升结肠与横结肠转折处称结肠右曲,而横结肠与降结肠转折处称结肠左曲。在左腹外侧区下行,达左髂嵴处移行为乙状结肠。在左髂窝内呈"乙"字形弯曲,向下至第 3 骶椎前方移行为直肠(图 8-1)。

4. 直肠(rectum):长 10～14 cm,位于盆腔的后部,骶骨的前方,向下穿盆膈移行为肛管(图 8-14)。直肠下部显著扩大,称直肠壶腹。直肠内面常有上、中、下三条半月形皱襞,称直肠横襞。其中第 2 条最为恒定,位于直肠前右侧壁,距肛门约 7 cm。

5. 肛管(anal canal):长约 4 cm,其内面有 6～10 条纵行黏膜皱襞,称肛柱。相邻肛柱下端之间的半月形黏膜皱襞,称肛瓣。

肛瓣与相邻肛柱下端围成的小窝,称肛窦。所有肛瓣与肛柱下端围成锯齿状线,称齿状线(图 8-15)。齿状线是黏膜与皮肤的分界线,又是区分内外痔的标志。肛管部的环行平滑肌增厚,形成肛门内括约肌,有协助排便的作用;在肛门内括约肌的周围和下方,由骨骼肌构成肛门外括约肌,具有括约肛门和控制排便的作用。

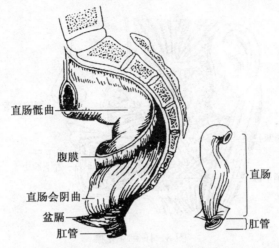

图 8-14　直肠和肛管的外形

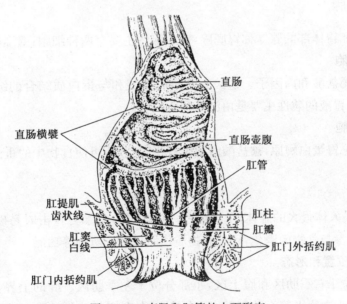

图 8-15　直肠和肛管的内面形态

第三节　消化腺

一、口腔腺

口腔腺又称唾液腺,包括腮腺、下颌下腺、舌下腺等三对大唾液腺以及分布于口腔黏膜的小腺体。

腮腺体积最大,位于耳的前下方,导管开口于平对上颌第二磨牙处的颊黏膜上。下颌下腺位于下颌体深面,导管开口于舌下阜。舌下腺位于舌下襞的深面,导管开口于舌下阜和舌下襞(图8-16)。

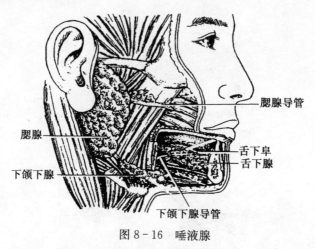

腮腺导管

腮腺

舌下阜
舌下腺

下颌下腺

下颌下腺导管

图8-16 唾液腺

二、胃底腺

位于胃底和胃体部的腺体称胃底腺,胃底腺体主要有两种细胞:壁细胞和主细胞。

(一)壁细胞

壁细胞分泌盐酸和内因子。盐酸有游离的盐酸和与蛋白质结合的结合酸两种形式并统称为总酸,胃液的酸性主要是由游离酸所决定。

(二)主细胞

主细胞分泌胃蛋白酶原,被盐酸激活为胃蛋白酶后,可使食物中的蛋白质水解。

三、肝

肝(liver)是人体最大的腺体,呈红褐色,质软而脆,受暴力打击时易破裂出血。肝不仅能分泌胆汁,参与食物的消化,还具有物质代谢、解毒、防御等功能。

(一)肝的位置和形态

肝大部分位于右季肋区和腹上区,小部分位于左季肋区。肝的上界,在右锁骨中线平第5肋,左锁骨中线平第5肋间隙;肝的下界,在右侧与肋弓一致,在腹上区可达剑突下3~5 cm。小儿肝相对较大,肝下界比成人低1~2 cm。肝似楔形,分上下两面。肝的上面隆凸,与膈相贴,称膈面,被镰状韧带分为左右两叶。肝的下面凹凸不平,称脏面。脏面有两条纵沟和一条横沟,呈"H"形排列。横沟称肝门(porta hepatis),是肝管、肝固有动脉、肝门静脉、神经和淋巴管出入肝的部位。右纵沟的前部凹陷,称胆囊窝,容纳胆囊(图8-17)。

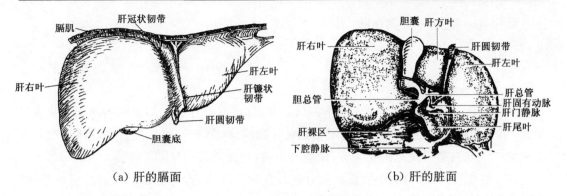

(a) 肝的膈面

(b) 肝的脏面

图 8-17 肝的膈面和脏面

（二）肝的组织结构

肝表面大部分有浆膜覆盖，浆膜下为薄层结缔组织。结缔组织在肝门处深入至肝内，将肝实质分隔成肝小叶（图 8-18）。相邻几个肝小叶之间为门管区。

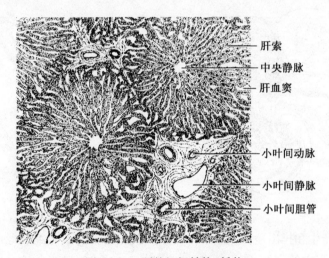

图 8-18 肝的组织结构（低倍）

1. 肝小叶

肝小叶（hepatic lobule）是肝的基本结构和功能单位，呈多面棱柱状。每个肝小叶中央有一条中央静脉。肝细胞以中央静脉为中心呈放射状排列，形成肝板。肝板在横切面上呈索状，又称肝索。肝索之间的间隙称肝血窦，其窦壁由一层内皮细胞围成，窦内含有吞噬能力很强的肝巨噬细胞（kupffer 细胞）。相邻的肝细胞细胞膜局部凹陷围成胆小管。

2. 门管区

门管区（portal area）是相邻肝小叶之间的区域，并有小叶间动脉、小叶间静脉和小叶间胆管通过（图 8-18）。

3. 肝的血液循环

肝的血液供应有肝固有动脉和肝门静脉。肝的血液循环途径如下：

肝固有动脉 → 小叶间动脉

肝门静脉 → 小叶间静脉

→ 肝血窦 → 中央静脉 → 小叶下静脉 → 肝静脉

→ 下腔静脉

4. 胆囊和输胆管道

(1) 胆囊(gallbladder):位于肝下面的胆囊窝内,有贮存和浓缩胆汁的功能。胆囊呈梨形,可分为胆囊底、胆囊体、胆囊颈和胆囊管四部分(图8-19)。胆囊底的体表投影在右锁骨中线与右肋弓交点的稍下方,胆囊发炎时,此处常有明显的压痛。

(2) 输胆管道:肝内胆小管逐级汇合成肝左管和肝右管,两管出肝门后合成肝总管。肝总管下行与胆囊管汇合成胆总管。胆总管经十二指肠上部的后方,下行到胰头与十二指肠降部之间,其下端与胰管汇合斜穿十二指肠壁,形成膨大的肝胰壶腹(vater壶腹),开口于十二指肠大乳头。在肝胰壶腹周围有环行平滑肌,称肝胰壶腹括约肌(addis括约肌),它控制胆汁和胰液的排放(图8-19)。

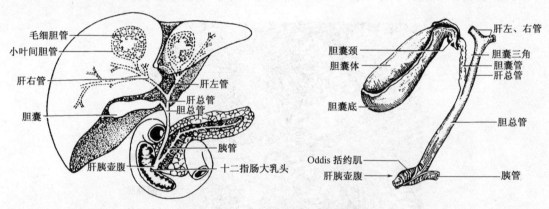

图8-19 胆囊、输胆管道及胰管

(3) 胆汁的产生和排出途径:空腹时,由于肝胰壶腹括约肌收缩,肝细胞分泌的胆汁经肝左管和肝右管、肝总管、胆囊管入胆囊贮存和浓缩;进食后,胆囊收缩,肝胰壶腹括约肌舒张,胆囊内的胆汁经胆囊管与肝细胞分泌的胆汁由胆总管排入十二指肠。

四、胰

胰(pancreas)位于胃的后方,横贴于腹后壁,分为胰头、胰体和胰尾三部分。胰头被十二指肠包绕,胰尾邻近脾门(图8-19)。

胰的实质由外分泌部和内分泌部组成(图8-20)。外分泌部占胰的绝大部分,由腺泡和导管构成,分泌胰液。内分泌部称胰岛(pancreas islet),是散在于腺泡之间的大小不

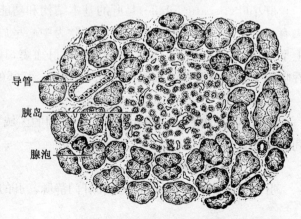

图8-20 胰的微细结构

等的内分泌细胞群,主要有 A 细胞、B 细胞、D 细胞等。A 细胞分泌胰高血糖素;B 细胞最多,分泌胰岛素。

第四节　腹　膜

一、腹膜与腹膜腔

腹膜(peritoneum)是覆盖于腹、盆壁与脏器表面的一层浆膜,其中被覆于腹、盆壁内面的称壁腹膜,其中被覆于腹、盆腔脏器表面的称脏腹膜。壁腹膜与脏腹膜相互移行围成的腔隙称腹膜腔(peritoneal cavity)。男性的腹膜腔是密闭的;女性则借输卵管的腹膜腔口,经输卵管、子宫、阴道与外界相通(图 8-21)。

二、腹膜与脏器的关系

根据脏器被腹膜覆盖的范围不同,可将腹、盆腔脏器分为腹膜内位、间位和外位器官(图 8-21,8-22)。

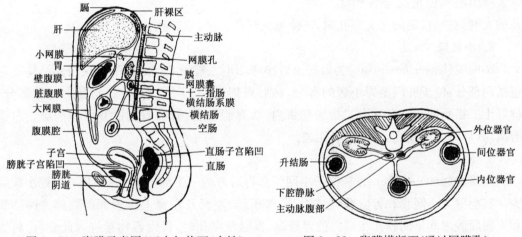

图 8-21　腹膜示意图(正中矢状面,女性)　　　图 8-22　腹膜横断面(通过网膜孔)

(一)腹膜内位器官

表面几乎都被腹膜覆盖的器官称腹膜内位器官,如胃、空肠、回肠、盲肠、阑尾、横结肠、乙状结肠、脾、卵巢和输卵管等。这类器官活动性大。

(二)腹膜间位器官

表面大部分被腹膜覆盖的器官称腹膜间位器官,如升结肠、降结肠、肝、胆囊、膀胱、子宫和直肠上段等。

(三)腹膜外位器官

仅有一面被腹膜覆盖的器官称腹膜外位器官,如十二指肠降部和水平部、胰、肾、肾上腺、输尿管等。这类器官活动性小。

三、腹膜形成的结构

腹膜在腹、盆壁与脏器之间，或脏器与脏器之间互相移行，形成许多腹膜结构，主要有网膜、系膜、韧带、陷凹等(图 8-21,8-22,8-23)。

(一)网膜

1. 大网膜

大网膜(greater omentum)为胃大弯至横结肠之间的四层腹膜结构，呈围裙状，覆盖于横结肠、空肠和回肠的前面，内含丰富的血管、淋巴管和脂肪组织。大网膜有重要的防御功能，当腹腔器官有炎症或胃肠穿孔时，即向病灶移动，包裹病灶，限制炎症蔓延。因此，手术时可借大网膜的移位情况寻找病灶。小

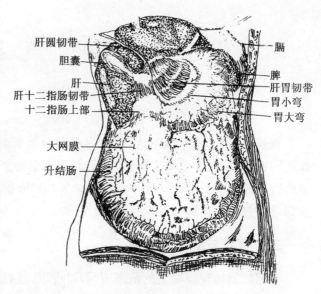

图 8-23 网膜

儿的大网膜较短，故阑尾炎穿孔时，不能被大网膜包裹，易导致弥漫性腹膜炎。

2. 小网膜

小网膜(lesser omentum)为肝门至胃小弯和十二指肠上部之间的双层腹膜结构。它包括两部分：位于肝门至胃小弯的部分，称肝胃韧带；位于肝门至十二指肠上部的部分，称肝十二指肠韧带。在肝十二指肠韧带内，含有胆总管、肝固有动脉和肝门静脉。右缘游离，其后方为网膜孔，与网膜囊相通。

3. 网膜囊

网膜囊(omental bursa)是位于小网膜和胃后方的一个前后扁窄的间隙，也称小腹膜腔。其前壁为小网膜和胃后壁，后壁为覆盖于胰、左肾及左肾上腺表面的腹膜。网膜囊和大腹膜腔之间借网膜孔相通。位置较深，胃后壁穿孔时，胃内容物常进入此囊，也可经网膜孔流入大腹膜腔。

(二)系膜

系膜是将肠管连于腹后壁的双层腹膜结构，两层之间夹有神经、血管、淋巴管和淋巴结等。

1. 肠系膜

肠系膜(mesentery)呈扇形，将空肠、回肠连于腹后壁，其根部附于腹后壁，自第二腰椎左侧斜至右骶髂关节的前方。因为肠系膜长而宽阔，故空、回肠的活动度大，易发生系膜扭转。

2. 阑尾系膜

阑尾系膜(mesoappendix)呈三角形，连于回肠末端与阑尾之间，其游离缘内有阑尾

血管,阑尾手术时应先予以结扎。

3. 横结肠系膜

横结肠系膜(transverse mesocolon)呈横位,将横结肠横向连于腹后壁。

4. 乙状结肠系膜

乙状结肠系膜(sigmoid mesocolon)将乙状结肠连于左下腹,此系膜亦较长,因此乙状结肠活动度大,也易发生扭转。

（三）韧带

韧带是连于腹壁与器官之间,或连于相邻器官之间的腹膜结构,对器官有固定或悬吊作用,主要有肝胃韧带、肝十二指肠韧带、肝镰状韧带、肝圆韧带、肝冠状韧带、胃脾韧带和脾肾韧带等。

（四）陷凹

凹陷主要位于盆腔内,是腹膜腔在脏器之间形成的凹陷。腹膜腔的渗出液或脓液,常集聚于这些陷凹中。① 直肠膀胱陷凹(rectovesical pouch):在男性盆腔内,直肠与膀胱之间形成的腹膜凹陷,为站立或半卧位时男性腹膜腔的最低处。② 直肠子宫陷凹(rectouterine pouch)和膀胱子宫陷凹(vesicouterine pouch):在女性盆腔内,分别位于子宫和直肠及子宫与膀胱之间。其中直肠子宫陷凹又称为 Douglas 腔。上述两陷凹尤其是直肠子宫陷凹,是站立或半卧位时女性腹膜腔的最低处。

第五节 食物的消化

一、机械性消化

（一）口腔的运动

1. 咀嚼

咀嚼(mastication)是由咀嚼肌群顺序收缩形成的反射动作,其由牙齿的切割、研磨,加上舌的搅拌,使食物与唾液混合,形成食团,便于吞咽。该过程受意识控制。

2. 吞咽

吞咽(deglutition)是使食物从口腔进入胃内的反射动作。吞咽包括三个过程:① 食团经舌的运动由口腔到咽,属随意动作;② 食团刺激咽部感受器,导致反射收缩,使其从咽部挤入食管;③ 食团机械性刺激咽和食管等处,反射引起食管蠕动。蠕动(peristalsis)是消化管推送内容物共有的一种运动形式,在内容物前方出现舒张波,而后方为收缩波,蠕动波不断向前移动,将食物推送到胃内(图 8-24)。

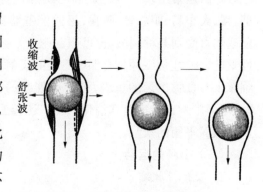

收缩波　舒张波

图 8-24 食管蠕动示意图

（二）胃的运动

1. 胃的运动形式和作用

（1）容受性舒张（receptive relaxation）：咀嚼和吞咽时，食物刺激咽、食管等处感受器，反射引起胃底和胃体上部肌的舒张，使胃的容积变大，利于容纳和贮存食物。

（2）紧张性收缩（tonic contraction）：胃壁肌经常处于一定程度的收缩状态，其有助于使胃保持其形态和位置，维持胃内压力，利于胃液渗入食物。

（3）蠕动：蠕动开始于食物进入胃后约 5 min，其从胃中部开始，有节律地向幽门推进，频率约每分钟 3 次，常一波未平，一波又起，使食物与胃液充分混合，并推进胃内容物通过幽门进入十二指肠。

2. 胃排空及其控制

食糜由胃排入十二指肠的过程称为胃排空（gastric emptying）。食物入胃后 5 分钟左右开始排入十二指肠。胃排空的速度与食糜的理化性状和化学组成有关。一般来说，稀的、液体的食糜比稠的、固体的排空快，颗粒小的比大块的排空快，等渗溶液比非等渗液体快。在三大主要营养物质中，糖类的排空最快，蛋白质次之，脂肪类最慢。混合食物由胃完全排空约需 4～6 小时。胃排空的动力是胃的运动以及由此形成的胃与十二指肠之间的压力差。凡能增强胃运动的因素，均使胃内压升高，因而都能加快胃排空；反之，则减慢胃的排空。

胃排空受胃内因素和十二指肠内因素共同调控。胃内容物对胃壁的机械刺激和化学刺激，可引起迷走-迷走反射以及促胃液素的分泌。两者可加强胃的运动，使内压升高，促进胃排空。食糜进入十二指肠后，对十二指肠的机械刺激和化学刺激，通过肠-胃反射（entero-gastric reflex）以及促胰液素、抑胃肽等分泌，抑制胃的运动使胃内压降低，抑制胃排空。随着食糜在十二指肠内被消化、营养物质被吸收以及盐酸被中和，十二指肠内对胃运动的抑制作用逐渐减弱，胃的运动又逐渐增强，于是又有一部分食糜被排入十二指肠。如此反复，直至食糜全部排入十二指肠。因此，胃排空是间断进行的。

3. 呕吐

将胃及小肠上段内容物经口腔强力驱出的一种反射动作称为呕吐（vomiting）。呕吐中枢位于延髓，与呼吸中枢、心血管中枢有着密切的联系，故呕吐前除有消化道症状（如恶心）外，还常出现呼吸急促和心跳加快等症状。机械性或化学性刺激作用于舌根、咽部、胃、大小肠、胆总管、腹膜、泌尿生殖器官等处的感受器，均可引起呕吐。视觉或内耳前庭器官受到某种刺激，也可引起呕吐。颅内压增高时可直接刺激呕吐中枢，引起喷射性呕吐。呕吐是一种具有保护意义的反射，通过呕吐可把胃、肠内有害物质排出。因此，临床上对食物中毒的患者，可借助催吐的方法将胃内的毒物排出。但剧烈而频繁的呕吐，不但影响正常进食和消化、吸收，还会丢失大量的消化液，严重时可造成体内水、电解质和酸碱平衡的紊乱。

（三）小肠的运动

1. 紧张性收缩

紧张性收缩是小肠各种运动的基础。其作用增强，利于肠内容物混合与推进。

2. 分节运动

分节运动（segmentation contraction）为环行肌为主的节律性舒缩活动（图8-25）。它使食糜与消化液充分混合，利于化学性消化，并能增加食糜与肠黏膜的接触机会，利于吸收。

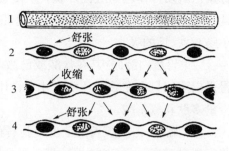

图8-25　小肠的分节运动

3. 蠕动

小肠的蠕动速度很慢，1～2 cm/s，每个蠕动波使食糜推进数厘米即消失。小肠还有一种传播速度很快，传播距离远的蠕动，称为蠕动冲。它可把食糜从小肠始端一直推送到小肠末端，有时还可推送到大肠，其是由于吞咽动作或食糜进入十二指肠及泻药的作用引起的。

肠蠕动时，肠内容物（包括水和气体）被推动而产生的声音，称为肠鸣音。肠鸣音的强弱能显示肠蠕动的状态，具有一定临床诊断意义。

（四）大肠的运动与排便

大肠运动形式有蠕动和集团运动。大肠蠕动少而慢，利于大肠吸收水分和贮存粪便；而集团蠕动是一种移动快而远的强烈蠕动，这种蠕动3～4次/日，多发生饭后，当食物进入十二指肠，可通过十二指肠-结肠反射出现集团运动，把肠内容物迅速推到结肠下端甚至直肠，引起便意。

粪便进入直肠，引起排便反射。粪便刺激直肠壁的压力感受器，经盆神经和腹下神经传入位于脊髓腰骶段的初级排便中枢，同时也上传至大脑皮层产生便意。排便是受意识控制的，如果环境许可，大脑皮层发生神经冲动使脊髓排便中枢的兴奋加强，从而引起排便动作。这时，通过盆神经的传出冲动，使降结肠、乙状结肠和直肠收缩，肛门内括肌舒张；与此同时，阴部神经的传出冲动减少，使肛门外括约肌的紧张性降低而松弛，粪便即被排出。排便时，膈肌和腹肌也发生收缩，使腹内压增加，可促进排便过程。昏迷或脊髓横断的病人，排便反射仍然存在，但失去了大脑皮质的意识控制，出现排便失禁。

二、化学性消化

消化液中起消化作用的主要成分是消化酶，能对食物进行化学性消化；但一些消化液如胆汁中并不含有酶，其主要对食物中的脂类物质进行乳化作用。

（一）唾液及其作用

口腔腺的主要功能是分泌唾液。正常成人唾液成分包括水（占99%）、有机成分（如唾液淀粉酶等）和无机成分（如钠、钾等）。唾液的主要作用：① 湿润和溶解食物，引起味觉并易于吞咽；② 清洁保护口腔；③ 其中的唾液淀粉酶可使食物中的淀粉分解为麦芽糖。

（二）胃液及其作用

胃液由胃腺分泌，pH为0.9～1.5，正常成人每日分泌量为1.5～2.5 L。胃液的主要成分有盐酸、酶蛋白酶原、黏液和内因子等。

（1）盐酸的主要生理作用：① 激活胃蛋白酶原，使其转变为有活性的酶，并提供适宜胃蛋白酶发挥作用的酸性环境；② 使食物中的蛋白质变性，易于分解；③ 抑制和杀灭随食物进入胃内的细菌；④ 盐酸进入小肠后能促进胰液、胆汁和小肠液的分泌；⑤ 有利于小肠对铁、钙的吸收。

（2）胃蛋白酶原：其在盐酸或已激活的胃蛋白酶作用下，转变为有活性的胃蛋白酶。胃蛋白酶原只有在酸性环境下才有作用，最适 pH 为 2.0，能将蛋白质水解为际和胨以及少量多肽和氨基酸。

（3）黏液：由黏膜表面上皮细胞、胃腺中的黏液细胞以及贲门腺和幽门腺分泌的，覆盖于胃黏膜表面，可保护胃黏膜免受食物的摩擦损伤。

（4）内因子：是由胃腺的壁细胞分泌的一种糖蛋白，在胃内与维生素 B_{12} 结合在一起，形成一种复合物，移行至回肠，从而促进维生素 B_{12} 的吸收。

（三）胆汁及其作用

胆汁由肝细胞分泌，分泌量 800～1 000 mL/d。胆汁除水分外，还含有胆色素、胆盐、胆固醇、卵磷脂、无机盐等成分。胆汁中无消化酶，其在消化中的作用主要由胆盐来发挥。

胆盐的作用是：① 降低脂肪的表面张力，使脂肪乳化成脂肪微滴，增加胰脂肪酶的作用面积，有利于脂肪的分解；② 与脂肪酸结合，形成水溶性复合物，促进脂肪酸的吸收，并促进脂溶性维生素的吸收；③ 促进胆汁的自身分泌。

（四）胰液及其作用

胰液是无色的碱性液体，pH 为 7.8～8.4 左右，正常成人每日分泌 1～2 L。胰液中主要成分有：① 碳酸氢盐，能中和进入十二指肠的胃酸，使肠黏膜免受损伤，并为小肠内的多种消化酶提供适宜的环境（pH 为 7～8）；② 胰淀粉酶，使淀粉分解为麦芽糖和葡萄糖；③ 胰脂肪酶，使脂肪分解为脂肪酸和甘油；④ 胰蛋白酶和糜蛋白酶，都是无活性的酶原，在小肠内被盐酸和肠激酶激活后，使蛋白质分解为小分子的多肽和氨基酸。胰液中的消化酶最全面，消化力最强，能使营养物质完全消化。胰液分泌过少或缺乏，将出现消化不良，食物中的脂肪和蛋白质不能被完全消化吸收。

（五）小肠液及其作用

小肠液是由小肠黏膜中的小肠腺所分泌，呈弱碱性，pH 约为 7.6。成人每日分泌量约 1～3 L。小肠液中除水和电解质外，还含有黏液、免疫蛋白和肠激酶（能激活胰蛋白酶原，见前文）和小肠淀粉酶。小肠液的作用：① 消化食物，即肠激酶和肠淀粉酶的作用；② 保护作用，即弱碱性的黏液能保护肠黏膜免受机械性损伤和胃酸的侵蚀，以及免疫蛋白能抵抗进入肠腔的有害抗原。

（六）大肠液

大肠没有消化功能，其主要是暂时贮存食物残渣，吸收水分和无机盐，形成和排出粪便。大肠液为碱性液体，主要作用是保护黏膜和润滑粪便。大肠内有大量细菌，占粪便固体总量的 20%～30%，能使糖及脂肪类物质发酵，使蛋白质腐败。大肠内细菌还能利用某些简单物质合成 B 族维生素和维生素 K，并由肠壁吸收后被人体利用。

现将糖类、脂肪、蛋白质在消化管内化学性消化过程概括如下：

$$淀粉 \xrightarrow[\text{（口腔）}]{\text{唾液淀粉酶}} 麦芽糖 \xrightarrow[\text{（小肠）}]{\text{二糖酶}} 单糖$$

$$\xrightarrow[\text{（小肠）}]{\text{胰、肠淀粉酶}}$$

$$蛋白质 \xrightarrow[\text{（胃）}]{\text{胃蛋白酶}} 蛋白胨、胨、多肽 \xrightarrow[\text{（小肠）}]{\text{肠肽酶}} 氨基酸$$

$$\xrightarrow[\text{（小肠）}]{\text{胰、糜蛋白酶}}$$

$$脂肪 \xrightarrow[\text{小肠}]{\text{胆盐}} 脂肪微滴 \xrightarrow[\text{小肠}]{\text{胰、肠脂肪酶}} 甘油和脂肪酸$$

第六节　营养物质的吸收

一、吸收的部位

　　营养物质在消化道吸收的速度和部位不尽相同，主要取决于各消化道的组织结构、内容物的成分和停留的时间。在口腔和食管，食物不被吸收，但某些药物（如硝酸甘油）可被口腔黏膜吸收；胃内可吸收酒精和少量水分；小肠是各种营养物质吸收的主要部位；大肠主要是吸收水分和盐类。

　　成人的小肠长约 4 m，它的黏膜具有环状襞皱，其上有大量绒毛，上皮细胞的顶端又有微绒毛，因而使肠管黏膜的表面积大为增加（图 8-26）。在小肠中，食物已被充分消化，适于吸收。食物在小肠内停留的时间也相当长。此外，小肠有丰富的毛细血管网和淋巴管网，提供了输送营养物质的途经。这些都是小肠吸收的有利条件。

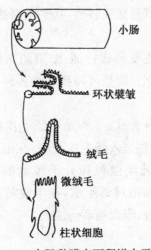

图 8-26　小肠黏膜表面积增大示意图

二、各种营养物质的吸收

糖类、脂肪和蛋白质的消化产物大部分在十二指肠和空肠吸收。食糜到达回肠时,营养物质多已吸收完毕。另外,胆盐和维生素 B_{12} 则主要在回肠主动吸收(图8-27)。

(一)糖的吸收

食物中的淀粉和糖原需要消化成单糖后,才被吸收。在肠管中吸收的主要单糖是葡萄糖,而半乳糖和果糖较少。

单糖是通过载体系统的主动转运而被吸收的。在转运过程中需要钠泵提供能量(图8-28)。当钠泵被阻断后,单糖的转运即不能进行。糖被吸收后,主要通过毛细血管进入血液,而进入淋巴的很少。

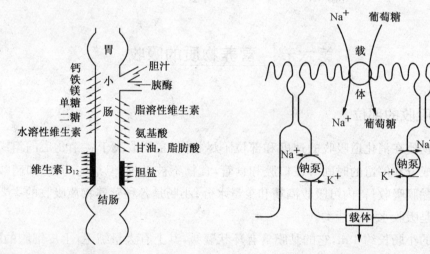

图8-27 各种营养物质在肠道吸收的部位　　　　图8-28 葡萄糖吸收过程示意图

(二)蛋白质的吸收

蛋白质食物分解为氨基酸后,由小肠全部主动吸收。与单糖的主动吸收相似,转运氨基酸也需要钠泵提供能量。氨基酸吸收后,几乎全部通过毛细血管进入血液。

(三)脂肪的吸收

脂肪(甘油三酯)在消化后主要形成甘油、游离脂肪酸和甘油一酯,此外还有少量的甘油二酯和未经消化的甘油三酯。胆盐可与脂肪的各种消化产物形成水溶性复合物,并聚集成混合微胶粒。

一般认为脂肪的吸收有两种方式:一种是小肠上皮细胞直接吞饮混合微胶粒;另一种是混合微胶粒的各种成分,分别进入肠上皮细胞,在细胞内,进入的脂肪分解产物又重新合成脂肪,形成乳糜微粒。乳糜微粒和分子较大的脂肪酸最后转移入淋巴管(图8-29)。甘油和分子较小的脂肪酸可溶于水,在吸收后扩散入毛细血管。所以,脂肪的吸收有淋巴途径和血液途径两种,但以前者为主。

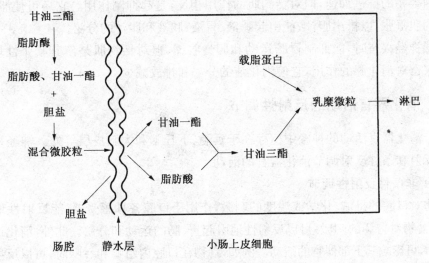

图 8-29 脂肪的吸收过程示意图

游离胆固醇和磷脂、甘油一酯及脂肪酸和胆汁酸盐共同组成混合微团,并运至肠黏膜细胞表面而被吸收。在肠黏膜细胞内,胆固醇与脂肪酸结合成胆固醇酯,并与脂肪、磷脂及载脂蛋白等共同组成乳糜微粒,经淋巴系统进入血液。

(四)水分的吸收

水分主要由小肠吸收,大肠可吸收通过小肠后余下的水分,而在胃中吸收很少。小肠吸收水分主要靠渗透作用。当小肠吸收其内容物的任何溶质时,都会使小肠上皮细胞内的渗透压增高,因而水分随之渗入上皮细胞。

(五)无机盐的吸收

一般单价碱性盐类,如钠、钾、胺盐吸收很快;而多价碱性盐类吸收很慢。凡能与钙结合而形成沉淀的盐,如硫酸盐、磷酸盐和草酸盐等,则不能吸收。三价的铁离子不易被吸收,维生素 C 可使高价铁还原为两价的亚铁而促进其吸收。钙的吸收需要维生素 D 的存在,钙盐在酸性环境下溶解较好,吸收较快。

(六)维生素的吸收

水溶性维生素一般以简单的扩散方式被吸收。脂溶性维生素的吸收也可能是简单的扩散方式。吸收维生素 K,D 和胡萝卜素(维生素 A 的前身)需有胆盐存在。

第七节　消化器官活动的调节

消化器官的活动能适应机体的需要,主要是在神经和体液调节下实现的。

一、消化器官的神经支配及作用

消化器官接受到副交感神经和交感神经的双重支配。
副交感神经兴奋时,能促进胃肠运动,使其紧张性增强,蠕动加快、加强,因而胃的排空和肠内容物的推进加速,但对括约肌的作用相反,是起抑制作用。它还可使胆囊收缩,壶腹括约肌舒张,以排出胆汁;能引起唾液、胃液、胰液和胆汁的分泌。

交感神经兴奋时,能抑制胃肠运动和胆囊收缩,但对括约肌是使其紧张性增强。交感神经兴奋对消化腺的作用,它使消化液的分泌和排放减少。

二、消化器官活动的反射性调节

调节消化器官活动的神经中枢存在于延髓、下丘脑和大脑皮层等处。神经系统通过非条件反射和条件反射调节消化器官的活动。

(一)非条件反射性调节

食物对口腔的机械、化学或温度的刺激,作用于口腔各种感受器,能反射性地引起唾液分泌;食物对胃肠的刺激,可以反射性地引起胃、肠的运动和分泌。此外,消化道上部器官的活动,可影响其下部器官的活动。例如,食物在口腔内咀嚼和吞咽时,可以反射性地引起胃的容受性舒张,以及胃液、胰液、胆汁的反射性分泌;消化道下部器官的活动也可影响上部器官。例如,回肠和结肠内容物的堆积,可以反射性地减弱胃的运动,使胃排空迟缓。

(二)条件反射性调节

人在进食时或进食前,食物的形状、颜色、气味,以及进食的环境和有关的语言,都能反射性地引起胃肠的运动和消化腺的分泌。"望梅止渴"、"画饼充饥"就是典型的例子。

(三)体液调节

从胃至结肠黏膜中有一些内分泌细胞,能感受消化管内食物分解产物的机械性和化学性刺激,分泌有关的激素和肽类物质,统称胃肠激素。胃肠激素在化学上都是多肽,相对分子质量在 $2\,000\sim5\,000$ 左右。目前已经确认的胃肠激素有促胃液素、胆囊收缩素、促胰液素和抑胃肽,其主要作用见表8-1。

表8-1 四种胃肠激素的产生部位和主要生理作用

名 称	产生部位	主要生理作用
促胃液素	胃幽门区和小肠黏膜	促进胃液和胃蛋白酶原的分泌 促进胃的运动 刺激消化管黏膜的生长
促胰液素	小肠上部黏膜	促进胰液和胆汁中 HCO_3^- 和水的分泌 加强缩胆囊素的作用
胆囊收缩素	小肠上部黏膜	促进胰酶的分泌 促进胆囊的收缩 加强促胰液素的作用
抑胃肽	小肠黏膜	抑制胃液分泌 抑制胃肠运动

知识运用

一、插胃管注意事项

临床上有许多不能进食者,如昏迷、术后或拒食者,常需要插鼻胃管或口胃管。在插管过程中涉及的解剖知识及注意事项:① 咽是消化与呼吸的交通要道。喉咽部向前通喉腔,向下延续为食管,插管时要避免误将导管插入喉腔。② 食管的三处狭窄是易受损伤的部位,插管时应随时注意导管进入相应部位的长度,避免食管壁损伤。③ 插胃管时,如患者牙关紧闭,可经第三颗磨牙后方的间隙插入。

二、肛裂、肛瘘与痔

肛裂是齿状线以下肛管皮肤层裂伤后的小溃疡,经久不愈。裂的方向为纵裂,绝大多数在肛管的后中线上,多为单发性。长期便秘的病人,粪便干硬,排便用力过猛,可撕裂肛管皮肤,反复损伤可裂伤全层皮肤,经久不愈,继发感染、溃疡。少数的肛裂由肛窦炎形成脓肿,破溃而形成与肛裂相似的慢性溃疡。

肛瘘主要侵犯肛管,是与肛周皮肤相通的感染性管道。内口位于齿状线附近,外口位于肛周皮肤上,经久不愈。肛瘘多为化脓性感染所致,少数为结核性。大多数肛瘘起自肛管直肠周围脓肿,当脓肿自行破溃或切开引流处成为外口,脓肿缩小,形成感染性管道,其原发病灶成为感染不断进入管道的内口,因此经久不愈。

痔是直肠黏膜下和肛管皮肤下直肠静脉丛淤血、扩张和屈曲而形成的柔软静脉团,并因此而引起出血、血栓或团块脱出。它是肛门部一种常见的慢性病,其原因并不完全了解。痔分为:① 内痔,是直肠上静脉丛的曲张静脉团块,位于齿状线以上,表面为直肠黏膜所覆盖;② 外痔,是直肠下静脉丛的曲张静脉团块,位于齿状线以下,表面为肛管皮肤所覆盖;③ 混合痔,由于直肠上下静脉丛互相吻合、互相影响,因而痔位于齿状线上下。痔发生时以内痔多见,对患痔的病人,应劝其注意饮食,多吃蔬菜,保持大便通畅,排便时避免过分用力,并进行非手术治疗(药物、冷冻等),当非手术治疗无效,应该选择手术治疗。

三、胃黏膜屏障

胃液的黏液主要成分是黏液蛋白,具有较高的黏滞性和形成凝胶的特性,分泌后覆盖在胃黏膜表面,形成一凝胶保护层。胃黏膜表面上皮细胞分泌的 HCO_3^- 也渗入到凝胶层中,形成黏液-碳酸氢盐屏障。这层屏障对胃黏膜有保护作用。胃上皮细胞的顶端膜及细胞之间存在着紧密连接,紧密连接与黏液-碳酸氢盐屏障共同构成胃黏膜屏障。它能防止 H^+ 由胃腔侵入胃黏膜,也防止 Na^+ 由胃黏膜向胃腔扩散,具有胃的自身保护作用。胃黏膜受到细菌侵袭、缺血、缺氧,以及与高浓度的酒精、醋酸和阿司匹林等物质接触后,可使胃黏膜屏障受损,大量 H^+ 迅速向黏膜内扩散,破坏胃黏膜细胞,导致胃炎或溃疡。

四、消化性溃疡

胃与十二指肠因酸性胃液直接对局部组织产生自身消化作用而导致溃疡,称为消化性溃疡。十二指肠溃疡较胃溃疡为多见。胃溃疡大多发生于胃小弯离幽门6 cm以内,十二指肠溃疡则多发生于球部离幽门3 cm以内的前壁。胃和十二指肠球部可同时发生溃疡。溃疡形成的直接过程是局部黏膜不能抵御酸性胃液的消化作用,所以好发于接触胃酸较多的部位(近幽门的胃小弯和十二指肠球部)。溃疡形成的原因是酸性胃液分泌过多或局部黏膜抵抗力减弱,也可能与神经精神因素、食物因素以及胃黏膜屏障受损等因素有关。溃疡若穿破一根较大的血管,可引起大出血,也可穿透整个胃壁或十二指肠壁而发生穿孔,引起弥漫性腹膜炎。制酸剂的服用能降低胃酸及胃蛋白酶的活力,从而促进溃疡的愈合或防止其复发。

五、灌肠术

灌肠术是将一定容量的液体经肛门逆行灌入大肠,促进排便,解除便秘,减轻腹胀,清洁肠道;或经肠道给药,借助肠道黏膜的吸收作用治疗某些疾病。根据不同的诊疗目的,导管插入的深度不同,一般清洁灌肠肛管插入肛门 10～12 cm,不保留灌肠插入肛门 7～10 cm;保留灌肠时应插入 15～20 cm,至直肠以上部位。做治疗灌肠时,根据病变部位不同,深度可达 30 cm 以上。患者一般取左侧卧位,结肠灌洗应取右侧卧位。插管应以脐的方向为准,插入 3～4cm 后转向后上,以便顺利进入直肠,直肠在矢状面上有两个弯曲,下部的会阴曲凸向前,上部的直肠骶曲凸向后,直肠腔内面黏膜形成 2～3 个横襞,直肠与乙状结肠移行处有直肠乙状结肠曲,内腔较窄,插管时勿用强力,以免损伤黏膜。

复习思考题

一、名词解释

上消化道　消化与吸收　咽峡　梨状陷窝　胃窦　麦氏点　齿状线
oddi 括约肌　蠕动　容受性舒张　胃排空　分节运动　酶竞争性抑制
三羧酸循环　血浆脂蛋白　酮体　氧化磷酸化

二、问答题

1. 简述消化系统的组成和主要功能。

2. 食管三个狭窄各在何处? 距中切牙的距离各是多少?

3. 简述胃的位置、形态和分部。

4. 简述肝的位置和上下界体表定位及胆汁排出途径。

5. 消化道的运动形式有哪些? 各有何生理意义?

6. 试归纳胃液、胰液和胆汁的主要成分及其作用。

7. 为什么说小肠是消化吸收的主要部位?

8. 简述糖、蛋白质和脂肪的吸收过程。

（杨留才　田　郡　唐成和）

第九章

肾的排泄功能

学习目标

掌握：泌尿系统的组成及肾的功能；肾的位置；肾单位的组成；肾泌尿的基本过程及其影响因素；肾小管和集合管重吸收功能的特点；泌尿对维持内环境稳态的意义；尿量。

熟悉：肾的剖面结构；肾的血液循环特点；排泄的概念及途径；有效滤过压、滤过膜和滤过率的概念；抗利尿激素和醛固酮对泌尿过程的影响；水利尿、渗透性利尿的概念；女性尿道的特点。

了解：重吸收的方式；输尿管的 3 个狭窄；膀胱的位置及膀胱三角的概念；排尿反射。

第一节 概 述

一、泌尿系统的组成

泌尿系统（urinury system）由肾、输尿管、膀胱和尿道组成（图9-1）。其中肾具有泌尿功能，是人体最重要的排泄器官。尿在肾生成后，经输尿管输送到膀胱贮存，当贮存达到一定量时，通过排尿反射，使尿经尿道排出体外。

二、排泄的概念和途径

排泄（excretion）是指机体将代谢终产物和过剩或不需要的物质，经血液循环由排泄器官排出体外的过程。人体主要的排泄途径有：① 由肺排出 CO_2 和少量水；② 由消化道排出来自胆汁的胆色素及无机盐（如钙、镁、铁等）；③ 由皮肤和汗腺排出水、氯化钠和少量尿素等；④ 由肾排出代谢终产物和剩余物质等。

通过肾排出的物质不仅种类多，且数量最大。因此，肾的排泄也具有极其重要的意义。

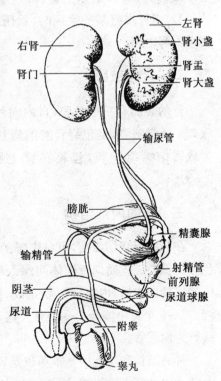

图 9-1 泌尿系统概况

三、肾的功能

肾以泌尿的形式排泄终产物,其功能不仅在于排泄物质,更重要的是维持内环境稳态。它根据机体具体情况,随时改变对水、盐类、酸或碱类物质的排出量,故对内环境中水、电解质、渗透压和酸碱平衡,起着极为重要的调节作用。此外,肾还具有内分泌功能,如产生肾素、促红细胞生成素以及前列腺素等生物活性物质。

第二节　肾的位置、形态和结构

一、肾的位置和形态

肾(kidney)俗称"腰子",左右各一个,位于腹后壁脊柱的两侧。左肾相当第 11 胸椎至第 2 腰椎的高度,右肾约低半个椎体(图 9-2)。肾呈大豆形,外缘凸隆,内缘中部凹陷称肾门。肾门是肾的血管、淋巴管、神经和肾盂出入之处,这些结构共同组成肾蒂。肾的上方各有一腺体称肾上腺。肾门在腹后壁的体表投影,一般在竖脊肌外侧缘与第 12 肋所形成的夹角内,临床上称肾区(肋脊角,脊肋角)。当肾患有某些疾病时,触压或叩击肾区常引起疼痛。

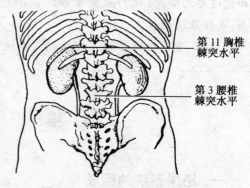

第 11 胸椎
棘突水平

第 3 腰椎
棘突水平

图 9-2　肾的体表投影(背面观)

二、肾的被膜

肾的表面有三层被膜,自内向外为:① 肾纤维膜,薄而韧,主要由致密结缔组织构成;② 肾脂肪囊,是包绕肾脏的囊状脂肪层,为肾囊封闭药物注入的部位;③ 肾筋膜,为致密结缔组织膜,包裹在肾上腺和肾囊周围,对固定肾的位置起重要作用(图9-3)。

三、肾的内部结构

在肾的冠状切面上,可见表层的皮质和深层的髓质(图 9-3)。皮质呈红褐色,有红色点状颗粒。皮质向肾锥体间深入称肾柱。髓质色较浅,由 10～20 个肾锥体组成。锥体的底朝向皮质,内有放射状条纹,称髓放线,尖端形成肾乳头为漏斗状的肾小盏所包绕。2～3 个肾小盏合成一个肾大盏,2～3 个肾大盏再汇合成漏斗状肾盂,肾盂出肾门后移行为输尿管。

肾的结构和功能的基本单位是肾单位(nephron),每侧肾约有 100 多万个肾单位,它由肾小体和肾小管组成(图 9-4)。根据肾小体在皮质中的分布不同,肾单位可分为皮质肾单位和近髓肾单位(图9-5)。两者具有不同的结构和功能,见表9-1。

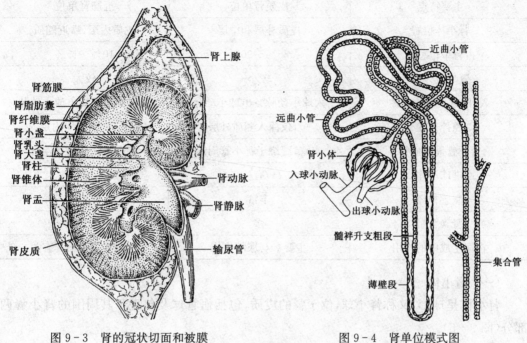

图9-3　肾的冠状切面和被膜

图9-4　肾单位模式图

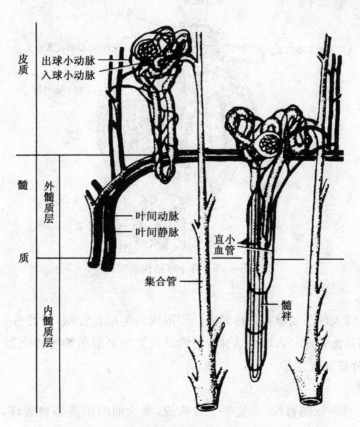

图9-5　肾单位和肾血管示意图

表9-1　两类肾单位特点比较

主要特点	皮质肾单位	近髓肾单位
肾小体位置	皮质外层和中层	皮质内层,靠近髓质
占肾单位总数	85%~90%	10%~15%
肾单位体积	较小	较大
入、出球小动脉口径	入球小动脉>出球小动脉	入球小动脉≤出球小动脉
髓袢长度	短,仅深入髓质外层	长,深入髓质内层
肾小管周围血管	丰富,缠绕于肾小管周围	直小血管与髓袢伴行
进球小体	有	无
交感神经	丰富	少
肾素含量	多	少
在尿生成中的作用	主要参与尿的生成	与尿浓缩和稀释有关

（一）肾小体

肾小体呈球形,又称肾小球,位于肾的皮质,包括血管球及包裹于其周围的肾小囊两部分(图9-6)。

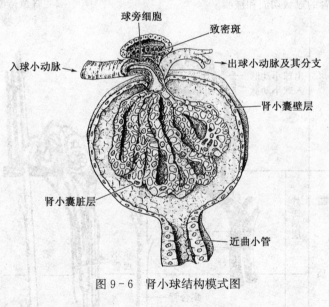

图9-6　肾小球结构模式图

1. 血管球

血管球是肾入球小动脉在肾小囊内分支形成的毛细血管网,网的另一端汇合成一条出球小动脉离开血管球。入球小动脉在血管球处管壁平滑肌细胞转化为上皮样细胞,称球旁细胞,能分泌肾素。

2. 肾小囊

肾小囊是肾小管的盲端,为扁平上皮构成,膨大而凹陷裹着血管球,其内层(脏层)紧贴血管球形成滤过膜(filtration membrane),外层(壁层)与肾小管相连续,二层间形成囊腔,与肾小管腔相通。血液流经肾小球毛细血管时,血浆中某些成分向肾小囊腔滤出。

滤过膜有滤过作用,由三层结构构成(图9-7)。① 毛细血管的内皮细胞层:内皮细胞膜有许多排列整齐的筛孔;② 基膜:基膜较厚,由许多微丝构成,呈网状排列;③ 肾小囊的内层细胞:其细胞形态很特殊,有许多足状突起,也称足细胞。滤过膜对血浆成分有选择性通透作用。

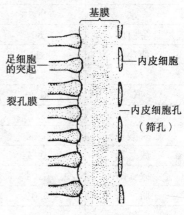

图9-7　滤过膜模式图

(二) 肾小管

肾小管(renaltubule)是一条细长而弯曲的单层上皮管道,共分三段(图9-4)。与肾小囊相连续的一段称为近曲小管;中段较细而直呈"U"形,伸向肾髓质,称为髓袢;与髓袢升支相连续的一段称为远曲小管。

许多个远曲小管汇合于集合管,自肾皮质行向肾髓质,达肾乳头时移行为乳头管,开口于肾小盏。集合管不属于肾单位,但在尿生成过程中起着重要作用。

与肾单位功能相关的另一重要结构是球旁器(近球小体),由球旁细胞和致密斑等组成(图9-6)。当交感神经兴奋时,球旁细胞(前述)分泌肾素。致密斑是远曲小管起始部上皮细胞转化而成的斑状结构,可感受小管液中 Na^+ 含量的变化,并将信息传递给球旁细胞,调节肾素的分泌。

四、肾的血循环特点

肾的血液循环一是营养肾组织,二是参与尿生成。其特点是:① 肾动脉直接发自腹主动脉,血管粗短,压力高,血流量大;② 入球小动脉粗短,出球小动脉细长,所以血管球内压力高,有利于血浆滤出生成原尿;③ 出球小动脉在肾小管周围形成第二次毛细血管网,压力低,有利于肾小管和集合管的重吸收;④ 肾血流量的自身调节,当动脉血压在10.7~24.0 kPa(80~180 mmHg)范围内变动时,肾血流量保持相对稳定。

第三节　肾的泌尿过程

肾的泌尿活动是在肾单位和集合管中进行的,包括3个基本环节:① 肾小球的滤过;② 肾小管和集合管的重吸收;③ 肾小管和集合管的分泌。

一、肾小球的滤过功能

肾小球滤过是指当血液流经肾小球毛细血管时,血浆中的水分和小分子溶质通过滤过膜滤入肾小囊中,形成滤液(原尿)的过程。滤液与血浆的主要区别在于前者没有蛋白质,其他成分基本相同,见表9-2。

表9-2 血浆、原尿和终尿的成分比较(g/L)

成 分	血 浆	原 尿	终 尿	尿液中浓缩倍数
水	900	980	960	1.1
蛋白质	80	0.3	0	—
葡萄糖	1	1	0	—
Na⁺	3.3	3.3	3.5	1.1
K⁺	0.2	0.2	1.5	7.5
Cl⁻	3.7	3.7	6	1.6
磷酸根	0.04	0.04	1.5	37.5
尿 素	0.3	0.3	8	60
尿 酸	0.04	0.04	0.5	12.5
肌 酐	0.01	0.01	1.5	150.0
氨	0.001	0.001	0.4	400.0

(一)滤过的结构基础——滤过膜

血液中的物质是否能通过滤过膜,取决于物质分子的大小和所带电荷情况。在滤过膜上,存在着大小不等的孔道,形成滤过的机械屏障,在正常情况下,只允许相对分子质量不超过69 000的物质通过。在滤过膜上还含有糖蛋白等带负电荷的物质,形成滤过的电屏障,它阻止血浆中带有负电荷的大分子物质(如血浆蛋白质)通过。在某些病理情况下,滤过膜带负电荷的糖蛋白减少,就会导致带负电荷的血浆蛋白滤出,而出现蛋白尿。

正常人双侧肾的滤过膜总滤过面积约在1.5 m²以上,十分有利于原尿的生成。

(二)滤过的动力——有效滤过压

有效滤过压(effective filtration pressure)是肾小球滤过作用的动力,它是由滤过膜两侧的力量对比决定的,与组织液生成原理相似。促进肾小球滤过的力量是肾小球毛细血管血压,阻止肾小球滤过的力量是血浆胶体渗透压和囊内压(图9-8)。由于肾小囊内的滤液中蛋白质含量低,囊内胶体渗透压可忽略不计。肾小球有效滤过压公式为:

肾小球有效滤过压 = 肾小球毛细血管血压 —
(血浆胶体渗透压+囊内压)

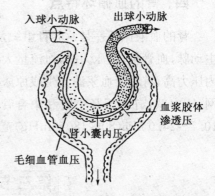

图9-8 肾小球滤过压组成示意图

肾小球毛细血管血压平均值为6.0 kPa(45 mmHg)。入球端和出球端几乎相等。肾小囊内压为1.3 kPa(10 mmHg)。血浆胶体渗透压在入球端为2.7 kPa(20 mmHg),由于血液在肾小球毛细血管流动时,血浆中部分水和小分子物质不断滤出,血浆蛋白相对增多,到出球端血浆胶体渗透压升高到4.7 kPa(35 mmHg)。根据以上数据,有效滤过压计算如下:

入球端为   6.0-(2.7+1.3)=2 kPa

出球端为   6.0-(4.7+1.3)=0 kPa

通过计算可以看出，肾小球的滤过作用是从入球端的毛细血管开始，至出球端的毛细血管终止。

（三）滤过的指标——肾小球滤过率

肾小球滤过率（glomerular filtration rate）是指单位时间内（每分钟）两肾生成的原尿量。正常成人约为 125 mL/min。照此推算，每昼夜生成原尿总量约 180 L，将近体重的 3 倍。肾小球滤过率是衡量肾功能的重要指标之一。

（四）影响肾小球滤过的因素

1. 滤过膜的通透性和滤过面积

由于滤过膜的机械屏障和电屏障，保证了血浆蛋白质和红细胞不能进入到肾小囊内；由于滤过面积保持稳定，保证尿量的正常。在病理情况下，例如急性肾小球肾炎时，由于炎症部位肾小球毛细血管口径变窄或完全阻塞，有效滤过面积减少，使肾小球滤过率降低，出现少尿或无尿。再如，某些因素如炎症、缺氧或中毒等，使滤过膜通透性增加，则出现蛋白尿甚至血尿。

2. 有效滤过压

构成有效滤过压的 3 个因素中任一因素发生改变，都会影响肾小球滤过率。

（1）肾小球毛细血管血压：当全身动脉血压在 10.7～24.0 kPa（80～180 mmHg）范围内波动时，肾通过自身调节，使肾小球毛细血管血压保持稳定。如果大失血、休克等使动脉血压低于 10.7 kPa 时，肾血流量减少，肾小球毛细血管血压相应降低，使有效滤过压减小，肾小球滤过率减少而引起少尿或无尿。

（2）血浆胶体渗透压：血浆胶体渗透压在正常情况下无明显波动。当某些原因使血浆蛋白浓度降低时（如静脉输入大量生理盐水），可使血浆胶体渗透压降低，有效滤过压增大，肾小球滤过率增加，尿量增多。

（3）囊内压：囊内压在正常情况下也比较稳定。在病理情况下，如肾盂或输尿管结石、肿瘤压迫等，使尿路梗阻，囊内压升高，有效滤过压减小，肾小球滤过率降低。

3. 肾血浆流量

在正常情况下，在肾血流量自身调节的基础上，肾血浆流量可保持相对稳定。只有在剧烈运动或处于大失血、严重缺氧等病理情况下，因交感神经兴奋，肾血管收缩使肾血流量和肾小球血浆流量显著减少，肾小球滤过率也因而显著减少。

二、肾小管和集合管的重吸收功能

（一）重吸收的概念和方式

小管液中的物质通过肾小管和集合管上皮细胞的转运，重新回到血液的过程，称为重吸收（reabsorption）。重吸收有主动重吸收和被动重吸收两种方式：① 主动重吸收是肾小管上皮细胞逆浓度差或电位差的转运，需要消耗能量。如葡萄糖、氨基酸及 Na^+，K^+，Ca^{2+} 等都属主动重吸收。② 被动重吸收是顺浓度差、电位差或借助渗透的转运，不需要消耗能量。如 Cl^-，HCO_3^- 及尿素、水等主要是被动重吸收。

由于肾小管各段和集合管的结构各有特点，故重吸收能力差异很大。重吸收的主要部位在近端小管。小管液中几乎全部的葡萄糖、氨基酸、大部分的水分、Na^+等物质的重吸收，均在此完成（图9-9）。其余各段小管主要是重吸收 Na^+，Cl^-，HCO_3^-，水等。

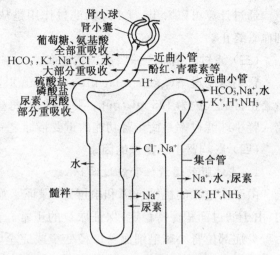

图9-9 肾小管对各种物质重吸收示意图

（二）重吸收的特点

1. 选择性重吸收

肾小管和集合管的重吸收具有选择性。一般来说，小管液中对机体有用的物质大多全部或大部被重吸收，如葡萄糖、氨基酸等营养物质可全部被重吸收，水和电解质（Na^+，K^+，Cl^- 等）大部分被重吸收。机体的代谢产物如尿素小部分被重吸收，而肌酐则完全不被重吸收。这一特点，有利于机体废物的排出，保持内环境的稳定。

2. 有限性重吸收

当小管液中某种物质含量过多而超过肾小管重吸收限度时，尿液中该物质便出现或增多。以葡萄糖的重吸收为例，肾小管对葡萄糖的重吸收有一定的限度，当血糖超过重吸收限量时，一部分肾小管对葡萄糖的重吸收已达极限，终尿中即可测出葡萄糖，即出现糖尿。

（三）几种主要物质的重吸收

肾小管对重吸收的物质具有选择性，如葡萄糖、氨基酸等营养物质可全部被重吸收，Na^+，Cl^-，水等物质大部分被重吸收，尿素等部分被重吸收，肌酐则完全不被重吸收。

1. Na^+，Cl^- 的重吸收

小管液中的 Na^+ 和 Cl^- 重吸收率为99％，其中70％在近端小管被重吸收。Na^+ 的重吸收除髓袢升支粗段外，各段均依靠钠泵来完成，属主动重吸收，Cl^- 和水随之被动吸收。Na^+ 在近端小管重吸收时还促进葡萄糖和氨基酸的重吸收。

2. 葡萄糖的重吸收

在正常情况下，葡萄糖在近端小管全部被重吸收。葡萄糖的重吸收是以载体为媒介借助于 Na^+ 主动重吸收的一种继发性主动转运。

上述肾小管对葡萄糖的重吸收有一定的限度，当血糖超过一定浓度时，一部分肾小管对葡萄糖的重吸收已达极限，此时在尿中可测出葡萄糖，即出现糖尿。通常将不出现糖尿的最高血糖浓度，称为肾糖阈（renal glucose threshold），其正常值为 8.88～9.99 mmol/L（160～180 mg/dL）。

氨基酸的重吸收与葡萄糖的重吸收机制相类似，也是与 Na^+ 经载体运转而被主动重吸收。

3. 水的重吸收

水的重吸收完全是一种渗透过程。小管液中的水99％被重吸收，仅排出1％。水的重

吸收有两种情况：一种是在近端小管伴随溶质吸收而被重吸收，属等渗性重吸收，占重吸收水量的 60％～70％，与体内是否缺水无关，故称为必须性重吸收；另一种是在远曲小管和集合管，受抗利尿激素影响的重吸收，吸收量的多少与体内是否缺水有关，属调节性重吸收。当机体缺水时，重吸收量就增多，反之，就减少，以调节体内水的平衡。若调节性重吸收量稍有改变，即使只减少 1％，尿量也将成倍的增加。

氨基酸的重吸收与葡萄糖的重吸收机制相类似，也是与 Na^+ 经载体运转而被重吸收的，是一种继发的主动转运过程。

（四）影响重吸收的因素

1. 小管液中溶质的浓度

小管液中溶质的浓度是影响肾小管对水重吸收的主要因素。小管液溶质浓度决定小管液的渗透压，而小管液渗透压是对抗水分重吸收的力量。小管液溶质的浓度增大、渗透压升高时，就会使水的重吸收减少，因而尿量增加，这种利尿方式称为渗透性利尿（osmotic diuresis）。例如，糖尿病患者的多尿，是由于血糖浓度升高超过肾糖阈，小管液中的葡萄糖不能完全重吸收，没有被吸收的葡萄糖使小管液溶质浓度的增大，渗透压升高，水重吸收减少，于是尿量增加。临床上给病人静脉注射甘露醇，由于此物质可被肾小球滤过而不被肾小管重吸收，故而提高小管液溶质的浓度，使尿量增加，以达到利尿消肿的目的。

2. 抗利尿激素

抗利尿激素（antidiuretic hormone，ADH）又称升压素，其作用是增加远曲小管和集合管上皮细胞对水的通透性，从而促进水的重吸收，使尿量减少。调节抗利尿激素释放的主要因素是血浆晶体渗透压和循环血量的改变。

（1）血浆晶体渗透压的改变

在下丘脑视上核区域有渗透压感受器，对血浆晶体渗透压的改变十分敏感，并通过一定的联系影响抗利尿激素的合成与释放。当机体水分丢失过多时（如大量出汗、呕吐、腹泻等），血浆晶体渗透压增高，对渗透压感受器刺激增强，则抗利尿激素释放增多，使水重吸收增多，尿量减少，有利于血浆晶体渗透压的恢复（图 9-10）。反之，大量饮入清水后，血浆被稀释，血浆晶体渗透压降低，对渗透压感受器刺激减小，抗利尿激素释放减少，水重吸收减少，尿量增多，有利血浆晶体渗透压回升。这种大量饮入清水引起尿量增多的现象称为水利尿（water diuresis）。

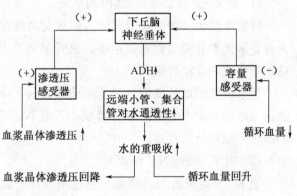

图 9-10　影响 ADH 释放的主要因素

（2）循环血量的改变

循环血量的改变，可作用于左心房和胸腔大静脉中的容量感受器，反射性调节抗利尿激素的释放。当循环血量增多时，对容量感受器刺激增强，容量感受器传入冲动增多，反射性抑制抗利尿激素释放，结果导致水重吸收减少，尿量增加；当循环血量减少时，对容量感受器刺激减弱,传入冲动减少,则抗利尿激素释放增多,使水重吸收增多,尿量减少,有利于血容量恢复(图9-9)。

下丘脑病变(如侵犯到视上核和室旁核)或下丘脑垂体束时,使抗利尿激素合成和释放发生障碍,可导致排尿明显增加,每日可达10 L以上,称为尿崩症。

3. 醛固酮

醛固酮(aldosterone)的主要作用是促进远曲小管和集合管对Na^+的重吸收,同时促进K^+的排出。Na^+的重吸收又伴水的重吸收。所以醛固酮有保Na^+排K^+,稳定细胞外液的作用。醛固酮的分泌主要受肾素-血管紧张素-醛固酮系统和血K^+,血Na^+浓度的调节(图9-11)。

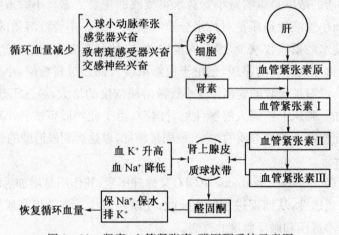

图9-11　肾素-血管紧张素-醛固酮系统示意图

(1) 肾素-血管紧张素-醛固酮系统

肾素能使血浆中的血管紧张素原转变为血管紧张素Ⅰ,血管紧张素Ⅰ可进一步降解为血管紧张素Ⅱ和血管紧张素Ⅲ。血管紧张素Ⅱ和血管紧张素Ⅲ均可刺激肾上腺皮质球状带合成和分泌醛固酮。

肾素由肾的球旁细胞分泌。当动脉血压下降、循环血量减少、使肾血流量减少时,可激活入球小动脉内的牵张感受器或小管液Na^+含量降低时,可激活致密斑感受器等,可刺激球旁细胞分泌肾素。

(2) 血K^+和血Na^+浓度

血K^+升高或血Na^+降低可直接刺激肾上腺皮质球状带使醛固酮分泌增加。反之,当血K^+降低或血Na^+升高时,醛固酮分泌减少。

4. 心房钠尿肽

心房钠尿肽(atrial natriuretic peptide,ANP)又称心钠素(cardionatrin)是由心房肌细胞合成和释放的激素。心房钠尿肽具有明显的促进NaCl和水排出的作用。循环血量增多使心房扩张和摄入钠过多时,刺激其释放。心房钠尿肽通过抑制集合管对NaCl的重吸收、促进入球和出球小动脉舒张(以前者为主)以及抑制肾素、醛固酮和抗利尿激素的分泌,使水的重吸收减少。

三、肾小管和集合管的分泌功能

肾小管和集合管的分泌是指肾小管和集合管的上皮细胞,将代谢产物或血液中的某些物质排入小管腔的过程。分泌的主要物质是 H^+,K^+ 和 NH_3,对调节酸碱平衡起着重要作用(见第四节)。

第四节　肾的排泄对维持内环境稳态的作用

肾在泌尿过程中,肾小管选择性重吸收,保留了机体所必需的物质,同时清除了对机体无用的甚至有害的废物,从而保证了机体内环境的相对稳定。

一、维持水、渗透压的相对平衡

人体每日进出水量是保持相对平衡的。进入机体的水量增多或减少,排出的水量也相应地增多或减少,以维持机体内体液量及其渗透压的相对恒定,这一作用主要依靠肾对尿的浓缩和稀释功能以及 ADH 的调节来实现的。

(一)尿的浓缩及稀释

肾可根据机体水平衡的需要对尿进行浓缩或稀释,以维持血浆渗透压的相对稳定。尿的浓缩或稀释与体内水含量有密切关系:当体内缺水时,肾排出尿液的渗透压高于血浆渗透压,称为高渗尿,表示尿液被浓缩;当体内水过多时,肾排出尿液的渗透压低于血浆渗透压,称为低渗尿,表示尿液被稀释。通过尿的浓缩或稀释,使尿的排出能很好地适应机体水平衡的需要。如果肾对尿的浓缩或稀释功能受损,则不论体内缺水或水过多,患者排出尿液的渗透压均与血浆渗透压相等,称为等渗尿。

(二)ADH 的调节

前述 ADH 的作用决定着肾对水的重吸收量,而肾对水重吸收量的多少决定着尿的浓缩或稀释,因此,ADH 释放的多少是决定尿浓缩或稀释的必要条件。当机体缺水时,血浆渗透压升高,引起 ADH 释放增加,远曲小管和集合管对水的重吸收不断增加,而小管液水分不断减少,最后尿的渗透压明显升高而使尿被浓缩,排出高渗尿。通过尿的浓缩,尿量明显减少,保存机体水分,以维持血浆渗透压的相对稳定;当机体水过多时,血浆渗透压降低,引起 ADH 释放减少,远曲小管和集合管对水的重吸收减少,且小管液中 Na^+ 仍继续被重吸收,因而尿的渗透压降低使尿被稀释,排出低渗尿。通过尿的稀释,尿量增多,排出体内过多的水,以恢复血浆渗透压。

二、维持酸碱相对平衡

肾在调节酸碱平衡中的作用,主要是通过排出机体代谢中产生的过多的酸或碱以及对 $NaHCO_3$ 的重吸收。代谢中产生的酸性物质,经血液的缓冲作用后所消耗的 $NaHCO_3$ 若不能及时恢复,将影响 $NaHCO_3/H_2CO_3$ 的正常比值(20:1)。肾的作用就在于排酸保碱,以恢复血浆中 NaHCO₃ 的消耗量,保持血浆 pH 的恒定,这种作用是通过肾小管分泌 H^+,NH_3 来实现的。

(一) H^+ 的分泌

肾小管分泌的 H^+ 是细胞的代谢产物。代谢产生的 CO_2 和 H_2O 在碳酸酐酶的催化下,形成 H_2CO_3 而解离出 H^+。肾小管上皮细胞每分泌一个 H^+ 就会有一个 Na^+ 被重吸收,形成所谓 H^+—Na^+ 交换。重吸收的 Na^+ 与 HCO_3^- 一起经组织液进入血液(图 9-12),从而补充碱储量。因此,H^+—Na^+ 交换起到排酸保碱的作用,对维持内环境的 pH 起着重要作用。

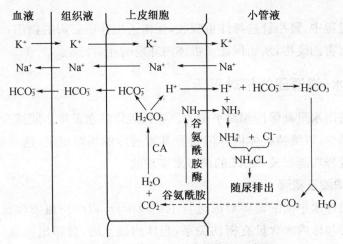

图 9-12 H^+,NH_3,K^+ 的分泌示意图

(二) NH_3 的分泌

NH_3 的主要来源是谷氨酰胺和其他氨基酸分解而成。NH_3 是脂溶性物质,可通过肾小管上皮细胞向管腔扩散,并与小管液中 H^+ 结合成 NH_4^+,进而与强酸盐($NaCl$)的负离子形成铵盐(NH_4Cl)随尿排出(图 9-11)。NH_3 的分泌,能降低肾小管内 H^+ 的浓度,从而进一步促进 H^+—Na^+ 交换,起到排酸保碱的作用。

三、维持 Na^+,K^+ 相对平衡

Na^+,K^+ 是体内最重要的电解质,在维持细胞内外液的相对稳定及细胞的正常功能都十分重要。

(一) Na^+ 的平衡

人体内 Na^+(包括 Cl^-)主要来自食盐。每天由肾小球滤出的 Na^+ 在流经肾小管和集合管时,有 99% 被重吸收。肾对 Na^+ 的排出有很强的调节能力,可概括为"多吃多排,少吃少排,不吃不排",从而维持体内 Na^+ 的平衡。肾脏对 Na^+ 重吸收调节有以下几种主要方式。

1. 球-管平衡

在正常情况下,不论肾小球滤过率有何变动,近球小管的重吸收率总是稳定在 65%~70%,即肾小球滤过率增加,近球小管重吸收率也增加,否则相反,这一现象称为球-管平衡。其意义在于使尿中排出的 Na^+ 和水不致因滤过率的增减而出现大幅度变动。

2. 肾小球滤过率的自身调节

通过肾的自身调节,使肾血流量和肾小球毛细血管血压可保持相对稳定,从而使肾小球滤过率保持不变,以维持正常的泌尿功能,使 Na^+ 保持相对恒定。

3. 醛固酮的调节

当血 Na^+ 浓度降低或血 K^+ 浓度升高时,醛固酮分泌增加,促进远曲小管和集合管对 Na^+ 的重吸收,同时促进 K^+ 的排出;反之,Na^+ 浓度升高或 K^+ 浓度降低时,醛固酮分泌减少,Na^+ 排泄量增加。

(二) K^+ 的平衡

正常人每天 K^+ 的需要量约为 $2\sim3$ g,体内 K^+ 主要来自食物、水果、蔬菜等。在正常情况下,K^+ 主要经肾随尿排出,肾排 K^+ 量可随 K^+ 的摄入量多少而增减,但肾保 K^+ 的能力不如保 Na^+ 的能力强,故排 K^+ 的特点是"多吃多排,少吃少排,不吃也排"。因此,对于禁食和呕吐、腹泻的患者要注意适量补 K^+。

肾小管原尿中的 K^+ 有着双向转运的特点,一是重吸收,二是分泌。肾小球滤过的 K^+ 在流经肾小管和集合管时,几乎全部被重吸收,终尿中的 K^+ 主要来自远曲小管和集合管的分泌。K^+ 的分泌与 Na^+ 的主动重吸收有关,形成 K^+—Na^+ 交换(图 9-12)。K^+ 的分泌受醛固酮的调节,血 K^+ 浓度升高时可促进醛固酮分泌增加,反之则抑制。临床上常用的利尿剂不但使 $NaCl$ 和水大量排出,还使 K^+ 排出增加,故使用利尿剂时要注意防止并发低血 K^+ 症。

第五节　排尿管道

一、输尿管

输尿管(ureter)左右各一个,为细长的肌性管道,起于肾盂,在腹膜后沿腰大肌前面下行,到小骨盆上口越过髂总动脉分叉处,进入盆腔,在膀胱底的外上角,斜穿膀胱壁,开口于膀胱底内面。输尿管平滑肌有节律的收缩,使尿液不断流入膀胱。

输尿管全长 $25\sim30$ cm,口径粗细不等,全程有 3 处狭窄(图 9-13)。分别在输尿管起始处,跨越髂血管处及穿膀胱壁处。这些狭窄是结石易嵌顿的部位。

输尿管壁分为黏膜、肌层和外膜三层。肌层为平滑肌,形成内纵、中环和外纵 3 层。平滑肌可做节律性的蠕动,使尿液不断地流入膀胱。当泌尿系统结石阻塞时,阻塞处管壁平滑肌可产生痉挛性收缩,形成肾绞痛。

二、膀胱

膀胱(urinary bladder)是贮存尿液的囊状肌性器官,伸缩性较

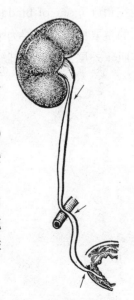

图 9-13　输尿管狭窄示意图

大。成人膀胱一般容量为 $300\sim500$ mL,最大容量可达 800 mL。新生儿容量约为 50 mL。

膀胱的形态和位置因其充盈程度不同而异。膀胱空虚时呈锥体形(图 9-14)。其尖朝向前上方,称膀胱尖;底朝向后下方,称膀胱底;尖与底之间的部分称膀胱体;膀胱的最下部叫膀胱颈,颈的下端有尿道内口,通尿道。

膀胱为腹膜间位器官。空虚时位于盆腔内,其前方一般仅达耻骨联合的上缘,后方在男性有精囊腺、输精管壶腹和直肠,在女性有子宫和阴道;在下方,男性邻前列腺,女性则与尿生殖膈邻接。

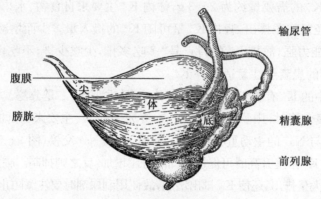

图 9-14 膀胱的形态

膀胱壁由黏膜、肌层和外膜 3 层构成。内层为黏膜,膀胱空虚时,由于肌层收缩,可见黏膜形成许多皱襞;当膀胱充盈时,皱襞消失。但在膀胱底的内面,两输尿管口与尿道内口之间的三角区域,无论膀胱空虚还是充盈时,黏膜表面始终光滑无皱襞,此区称膀胱三角(trigone of bladder)(图 9-15)。膀胱三角是肿瘤和结核的好发部位,也是膀胱镜检的重要标志。中层为平滑肌,又称逼尿肌。尿道内口有环形平滑肌增厚,称尿道内括约肌。外层为外膜,在膀胱的上面为浆膜,其他部分为纤维膜。

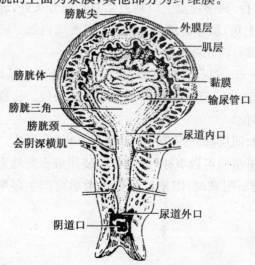

图 9-15 女性膀胱和尿道的额状切面

三、尿道

尿道是从膀胱通到体外的一条管道,起自膀胱尿道内口,止于尿道外口。

男性尿道是排尿与排精的共同通道。成人全长约 18 cm(见第十章,第一节男性生殖器官)。

女性尿道长 3～5 cm,紧贴阴道前壁,起于膀胱的尿道内口,穿过尿生殖膈,终于尿道外口(图 9-14)。女性尿道具有短、宽、直的特点,后方又邻阴道和肛门,容易引起逆行性尿路感染。给女病人导尿插导尿管时,要注意尿道外口的位置。

尿的生成和排出途径总结如下:

入球小 A→血管球(血液)→出球小 A→血液循环

滤过膜↓滤过

肾小囊腔(原尿)→肾小管→集合管(终尿)→肾小盏→肾大盏→肾盂→输尿管→膀胱(贮尿)→尿道→体外

第六节 尿液及其排放

一、尿量及尿的理化性质

(一)尿量

正常成年人每昼夜尿量约为 1 000～2 000 mL,平均为 1 500 mL,尿量的多少随摄入水量和经其他途径排出水量而有较大变化。如果每昼夜尿量长期超过 2 500 mL,称为多尿;每昼夜尿量在 100～500 mL 之间,称为少尿;每昼夜尿量低于 100 mL,称为无尿。尿量过少,将会导致代谢产物在体内堆积,破坏机体内环境,给机体带来严重影响。

(二)尿液的理化性质

(1)颜色:正常新鲜尿液(终尿)呈透明、淡黄色,其色素主要来自胆红素的代谢产物。饮水少或出汗多时,尿量减少尿液浓缩,尿色变为深黄。大量饮水时尿量增加,尿液稀释,尿色变浅甚至透明。尿液的颜色同时也受食物或色素药物的影响,如摄入大量胡萝卜素或服用黄连素、维生素 B_2 等尿液颜色则呈深黄色。病理情况下,尿液颜色可明显改变,出现血尿、血红蛋白尿,尿液呈洗肉水样色甚至酱油色;尿液中有淋巴时,呈乳白色,称乳糜尿。

(2)密度:正常尿液的密度在 1.015～1.025 之间。稀释尿密度可低于 1.003,浓缩尿可高达 1.035,等渗尿密度约为 1.007。

(3)pH:正常尿液的 pH 在 5.0～7.0 之间。尿液的 pH 与食物的成分有关,素食者,尿液偏碱性;而荤素杂食者,尿液偏酸性。

二、尿的排放

由肾脏连续不断产生的尿,经输尿管输送入膀胱贮存,到一定量时排出体外。尿由膀胱经尿道排出体外的过程称为排尿。

膀胱逼尿肌和尿道内括约肌受腹下神经(交感神经)和盆神经(副交感神经)双重支配。副交感神经纤维兴奋时可使逼尿肌收缩,内括约肌舒张,促进排尿;交感神经纤维兴奋时可使逼尿肌松弛,内括约肌收缩,阻止尿的排放。尿道外括约肌受阴部神经(躯体神经)支配,兴奋时可使外括约肌收缩,阻止排尿,这一作用受意识控制(图9-16)。

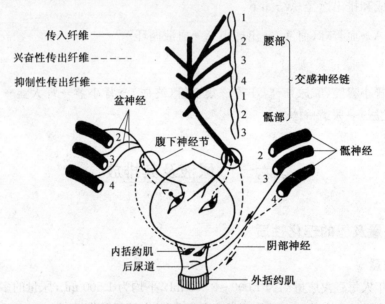

图9-16 膀胱和尿道的神经支配

一般成人膀胱内尿量在400 mL以下时,其膀胱内压力很低。当尿量达400~500 mL时,膀胱内压迅速上升超过0.98 kPa。这时,将刺激膀胱壁牵张感受器,冲动沿盆神经传至骶髓初级排尿中枢;同时,冲动也上传到大脑皮质,产生尿意。如果当时环境不适宜排尿,大脑皮质可下传抑制信息,抑制初级排尿中枢,暂不排尿;如环境许可,抑制解除,骶髓初级排尿中枢发放冲动沿盆神经传出引起膀胱逼尿肌收缩,尿道内括约肌松弛,尿液进入后尿道。后尿道感受器受到尿液刺激反射性抑制阴部神经,使尿道外括约肌舒张,尿液被排出体外。尿液刺激后尿道感受器还可进一步反射性加强排尿中枢活动,这是一种正反馈作用。

婴幼儿大脑皮质发育尚不完善,对初级排尿中枢的控制能力缺乏或较弱,故不能控制排尿,易发生夜间遗尿现象。当膀胱炎或受到机械刺激(如结石)时,可出现排尿次数过多、每次尿量少的现象,称为尿频,同时,多伴有尿急、尿痛。当大脑皮质与初级排尿中枢失去联系时,排尿反射存,但不受意识控制,称为尿失禁。当排尿反射弧任一环节受损时,即使膀胱充满尿液,却不能排出,称为尿潴留。

知识运用

一、肾性贫血与肾性高血压

肾具有内分泌功能,能分泌多种生物活性物质,如促红细胞生成素,肾素、前列腺素及胆钙化醇等。其中促红细胞生成素能促进红细胞生成;肾素能水解血浆中由肝脏合成的血管紧张素原,生成有活性的血管紧张素,其中血管紧张素Ⅱ能使阻力血管收缩,血压上升。某些肾脏疾病引起肾功能障碍,导致促红细胞生成素分泌减少,产生贫血,称为肾性贫血;当肾缺血时,可刺激肾的近球细胞分泌肾素增多,从而激活了"肾素-血管紧张素-醛固酮系统"。血管紧张素使血管收缩,外周阻力增加,血压上升,同时血管紧张素还促进肾上腺皮质释放醛固酮,后者可促进肾小管对 Na^+ 重吸收,使血容量增加,导致血压进一步升高,这种高血压称为肾性高血压。

二、急性肾衰竭与尿量异常

急性肾衰竭主要是由于急性肾中毒、肾缺血引起肾小管上皮细胞变性坏死,导致肾排泄功能迅速减退,表现为急性尿毒症的综合征。急性肾衰竭病程经过有一定规律性,临床上以尿量变化异常为特征,其病程分期为少尿或无尿期、多尿期。

(1) 少尿或无尿期:尿量剧减,日尿量少于 400 mL(少尿)或少于 100 mL(无尿)。本期一般为7～14天,最长可达 30 天以上。主要是由于肾中毒或肾缺血后,滤过膜滤过功能减退和肾血管反应性收缩,肾血流量过少,导致肾小球滤过率过低。由于少尿或无尿,机体排泄严重受阻,病人可出现尿毒症、酸中毒、电解质紊乱、高血钾、低血钠、水中毒及并发症等一系列严重后果,常危及病人生命。

(2) 多尿期:如能度过少尿或无尿期,肾缺血得到改善,肾小管逐渐修复。尿量逐渐恢复,日尿量可在 1 000 mL 以上,甚至可达 30 00 mL 或更多,进入多尿期。其原理是:少尿或无尿期积聚在体内的大量尿素和电解质等,引起渗透性利尿,水潴留过多亦加重利尿现象。由于肾小管浓缩功能很差,故排出大量低渗尿。多尿期历时约 14 天。多尿期开始阶段,由于排出大量尿液和电解质,因而可迅速出现脱水、低血钠、低血钾及低钙血症;由于肾功能尚未完全恢复,氮质血症有增无减,尿毒症往往加剧,病情反而加重,还可产生继发感染、肺栓塞等并发症,仍有危险性,不容疏忽。

三、尿毒症与肾移植

尿毒症是由慢性(或急性)肾功能不全引起体内氮质及其他代谢产物潴留所产生的综合征。临床上主要表现有自身中毒和水、电解质代谢紊乱、酸碱平衡失调两大类症状。其原发疾病常见的是肾小球肾炎、肾盂肾炎、多囊肾、肾结核、肾硬化等。尿毒症患者自身中毒症状是由于氮质及其他代谢产物潴留所引起,可发生于多系统多器官,尤其是消化、循环、呼吸、造血等系统,症状典型且预后较差;水、电解质紊乱和酸碱平衡失调常表现有:① 多尿,但晚期患者可发生少尿或无尿;② 低血钠、低血钙、低血钾(少尿或无尿时为高血钾)、高血磷等;③ 代谢性酸中毒。

尿毒症如发展到终末阶段,经一般治疗无明显效果时,可以进行肾移植。目前,肾移植是临床各类器官移植中疗效最稳定和最显著的。有报导肾移植最长有功能存活 29 年

11 个月。一般而言,亲属供肾较尸体肾移植为佳。肾移植手术已定型:移植肾放在髂窝,肾动脉与髂内动脉端吻合,肾静脉与髂外静脉端侧吻合;输尿管经过一段膀胱黏膜下隧道与膀胱吻合,以防止尿液回流。

四、导尿术

导尿术是指在严格无菌操作下,用导尿管经尿道插入膀胱引出尿液方法。女性尿道易发生逆行性尿路感染,应严格无菌操作,预防尿路感染。女性尿道约 3～5 cm 长,富于扩张性,尿道口在阴蒂下方,呈矢状裂,尿道口下方为较大的阴道开口。老年妇女由于会阴肌肉松弛,尿道口回缩,插导尿管时应正确辨认。男病人导尿时应提起阴茎,与腹壁成 60 度角,使耻骨前弯消失,以便导尿管顺利插入。通过尿道的三个狭窄部位时,易遇到阻力,切勿盲目用力,应动作轻柔,防损伤尿道黏膜。

复习思考题

一、名词解释

排泄　肾门　肾单位　滤过膜　原尿和终尿　膀胱三角　有效滤过压　肾小球滤过率　水利尿　渗透性利尿　肾糖阈　无尿

二、问答题

1. 泌尿系统包括哪些器官?

2. 简述肾的位置和形态。

3. 肾单位包括哪几部分?

4. 简述肾泌尿的基本过程及其影响因素。

5. 大量饮水和大量出汗时,尿量各有什么变化? 为什么?

6. 糖尿病患者为什么会出现糖尿和多尿?

7. 运用所学知识,归纳肾如何实现维持内环境中水、电解质、渗透压和酸碱度的相对稳定。

8. 何为尿潴留、尿失禁? 其原因是什么?

（成海龙　徐红涛）

第十章
生殖与人体发育

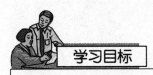

学习目标

掌握：男、女性生殖系统的组成和功能；男性尿道的分部和三个狭窄；女性子宫和卵巢的位置、形态；子宫内膜的特点与周期变化。

熟悉：睾丸、卵巢的主要结构；雄激素、雌激素及孕激素的主要作用；子宫的结构及固定装置；月经周期形成的原理；输卵管的分部；会阴的概念；乳房的形态和构造。

了解：受精的概念；胚层的形成和分化；胎膜、胎盘的结构及功能；胚后发育各阶段的特点。

生殖（reproduction）是生物繁殖自身、延续种系的重要生命活动。人类的生殖必须由男、女性共同完成。生殖是一个复杂的过程，它包括生殖细胞（精子和卵子）形成、交配、受精、着床、胚胎发育、分娩和哺乳等环节。生殖系统（reproductive system）包括男性生殖器官（图 10-1）和女性生殖器官（图 10-7，10-8），由四部分组成见表 10-1。男女生殖器官都可分为内生殖器和外生殖器，内生殖器多数位于盆腔内，包括生殖腺，生殖管道及附属腺体；外生殖器露于体表，主要为性的交接器官。

表 10-1 男、女性生殖系统的组成及主要功能

	男性生殖系统	女性生殖系统	主要功能
生殖腺	睾 丸	卵 巢	产生生殖细胞、分泌性激素
生殖管道	附睾、输精管、射精管、男性尿道	输卵管、子宫、阴道	输送生殖细胞（女性有孕育、娩出胎儿功能）
附属腺	精囊腺、前列腺、尿道球腺	前庭大腺	其分泌物在男性组成精液，在女性有润滑阴道的作用
外生殖器	阴囊、阴茎	女 阴	第一性征的表现

睾丸和卵巢分别产生男性和女性所特有的生殖细胞——精子和卵子，并分泌性激素。精子和卵子是人类生殖的"使者"，在性生殖过程中起决定作用。所以，把睾丸和卵巢称为主性器官（major sexual organ），而睾丸和卵巢以外的其他生殖器官称为附性器官（accessory sex organ）。附性器官在生殖过程中起辅助作用。

由于男、女性生殖腺所分泌的激素不同，使男、女两性在进入青春期后开始出现的一系列与性别有关的特征，则称为副性征。例如，男性长胡须，体态魁梧、肌肉发达、喉结突出、声音低沉；而女性则表现出脂肪丰满、皮肤细腻、声调高而尖细、乳房发育、骨盆宽大等。

人体发育是一个连续不断的过程,它始于精子与卵子结合(受精卵),终止于个体死亡。人体发育过程分为出生前(胚胎发育)和出生后(胚后发育)两大时期。

第一节　男性生殖器官

一、睾丸

(一)睾丸的位置、形态和结构

睾丸(testis)是生成精子和分泌雄激素的器官,呈卵圆形,位于阴囊内,共一对(图10-2)。睾丸前缘游离,后缘有附睾和输精管的起始段。

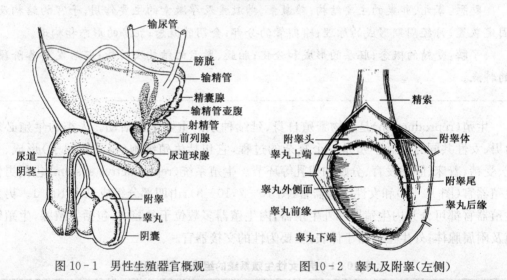

图10-1　男性生殖器官概观　　　图10-2　睾丸及附睾(左侧)

睾丸的表面有一层致密结缔组织膜,称白膜。白膜在睾丸后缘增厚形成睾丸纵隔,并发出许多结缔组织将睾丸实质分隔成许多睾丸小叶。每个睾丸小叶内含有1～4条生精小管,是精子产生的场所,含各级精细胞。生精小管之间富含血管和淋巴管的疏松结缔组织,称睾丸间质,内含间质细胞,能分泌雄激素。

(二)睾丸的功能

1. 睾丸的生精作用

精子是由紧贴于生精小管基膜上的精原细胞,自青春期开始,在垂体促性激素的作用下逐步发育,经多次分裂形成精子。睾丸生精功能很强,无周期性,整个生精过程大约历时两个半月。

2. 睾丸的内分泌作用

睾丸间质细胞分泌的雄激素,主要为睾酮。睾酮的主要作用是:① 刺激男性附性器官生长发育和副性征出现。青春期睾丸分泌大量睾酮,附性器官生长发育明显,随之就出现明显的副性征;② 维持生精作用和维持正常性欲;③ 促进体内蛋白质的合成代谢,特别是肌肉、骨骼等器官内的蛋白质合成,出现正氮平衡;④ 促进造血功能,使红细胞数增多。

睾丸的生精作用及分泌睾酮这两项功能都直接依赖于腺垂体分泌的促卵泡激素（follicle stimulating hormone，FSH）和黄体生成素（luteinizing hormone，LH）的调节。而腺垂体这两种激素的释放，又受下丘脑分泌的促性腺素释放激素（gonadotropin releasing hormone，GnRH）的控制。

二、生殖管道

（一）附睾

附睾（epididymis）呈新月形，贴附于睾丸的后上方，分附睾头、附睾体、附睾尾三部分（图 10-2，10-3），有输送精子、贮存精子和促进精子成熟的功能。

（二）输精管和射精管

输精管（ductus deferens）和射精管（ejaculatory duct）是输送精子的管道。输精管（图 10-3）连于附睾，沿睾丸后缘上行，出阴囊后经腹股沟管入腹腔，走行至膀胱底，在前列腺上缘处与精囊腺排泄管汇合成射精管，斜穿前列腺，开口于男尿道的前列腺部。

从腹股沟管内口到睾丸上端有一柔软的圆索状结构，内含输精管、睾丸动脉、蔓状静脉丛、神经和淋巴管等结构，称精索（spermatic cord）。输精管在阴囊根部位置表浅，临床上可在此进行结扎，从而达到男性绝育的目的。

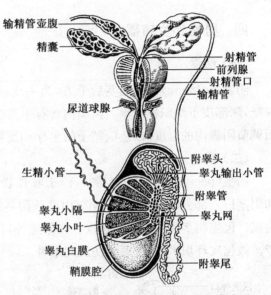

图 10-3　睾丸、附睾及精液排出路径模式图

三、附属腺

（一）精囊腺

精囊腺（seminal vesicle）是一对椭圆形囊状器官，位于膀胱底的后方输精管的外侧（图 10-4）。其末端与输精管汇合成射精管。精囊腺分泌碱性液体，构成精液的一部分。

（二）前列腺

前列腺（prostate）形似栗子，位于膀胱的下方，后邻直肠，通过直肠指检可触及（图 10-4）。前列腺内有尿道纵形通过。

小儿前列腺较小，青春期迅速增大；老年时腺组织退化，体积缩小。若结缔组织增生，可形成前列腺增生肥大，常压迫尿道，引起排尿困难。前列腺分泌乳白色碱性液体，直接排入尿道，参与精液的组成。

（三）尿道球腺

尿道球腺（bulbourethral gland）为一对豌豆大小的球形腺体，位于尿生殖膈内（图 10 - 4）。其分泌物参与组成精液。

由精囊腺、前列腺、尿道球腺和生殖管道产生的分泌物和精子共同构成精液（spermatic fluid）。精液为乳白色的黏稠液体。成年男性一次射精可排出精液 2～5 mL，含 3 亿～5 亿个精子。

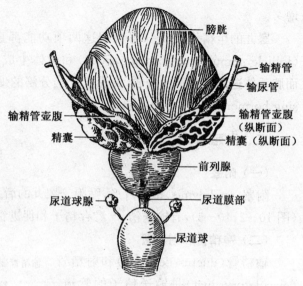

图 10 - 4　精囊腺、前列腺和尿道球腺

四、男性外生殖器

（一）阴囊

阴囊（scrotum）位于阴茎后下方，为一皮肤囊袋，容纳睾丸。阴囊皮肤薄而软，颜色深暗，深部皮下组织称肉膜。肉膜内含有平滑肌，可随着外界环境温度的变化而舒缩，从而调节阴囊内的温度，以适应精子的生存和发育。

（二）阴茎

阴茎（penis）为男性性交器官，位于耻骨联合的前下方，呈圆柱形，分阴茎头、阴茎体和阴茎根三部分（图 10 - 5）。阴茎由两条阴茎海绵体和一条尿道海绵体外包筋膜和皮肤构成。包盖阴茎头的皮肤称包皮。在尿道外口下方与包皮间的双层皮肤皱襞，称包皮系带。做包皮环切术时，注意勿伤及此系带。

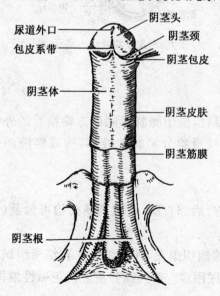

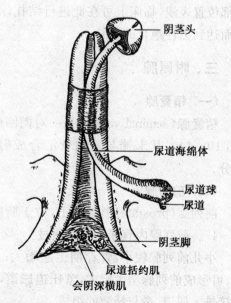

图 10 - 5　阴茎的外形和结构

五、男性尿道

男性尿道(male urethra)(图 10 - 6)既是排尿的管道,也是排精的管道。男性尿道起于膀胱的尿道内口,依次穿过前列腺、尿生殖膈和尿道海绵体,终于阴茎头顶端的尿道外口。成人平均长约 18 cm。

(一)男性尿道的分部

根据男性尿道的走行可分为前列腺部、膜部和海绵体部。膜部最短,海绵体部最长。临床上将尿道海绵体部称为前尿道,膜部和前列腺部称后尿道。膜部与海绵体部移行处,管壁薄,从尿道插入导管或器械时,易损伤此部。

(二)男性尿道的狭窄和弯曲

男性尿道全程有三个狭窄和两个弯曲。三个狭窄分别位于尿道内口、尿道膜部和尿道外口,以尿道外口最狭窄。这三个狭窄是结石易滞留的部位。两个弯曲分别为耻骨下弯和耻骨前弯。耻骨下弯位于耻骨联合的下

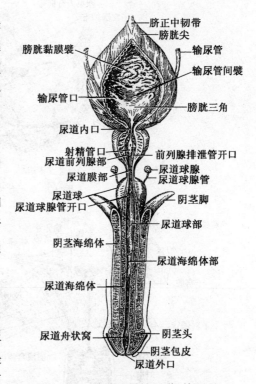

图 10 - 6　膀胱和男性尿道(前面观)

方,凹向上,恒定不变;耻骨前弯位于耻骨联合的前下方,凹向下,此弯曲可变动,将阴茎向上提,此弯可消失。临床上给男病人导尿或使用膀胱镜时应注意上述狭窄和弯曲,避免损伤尿道。

第二节　女性生殖器官

一、卵巢及其功能

(一)卵巢的位置和形态

卵巢(ovary)能产生卵子,分泌雌激素和孕激素(图 10 - 7,10 - 8)。卵巢左右各一,位于盆腔侧壁髂总血管分叉处的卵巢窝内,呈扁卵圆形。上端借卵巢悬韧带与盆腔侧壁相接,下端借卵巢固有韧带与子宫相连。

(二)卵巢的一般结构

卵巢表面覆有被膜,深部为实质。实质可分为皮质和髓质两部分。皮质位于卵巢实质的周围部,含有不同发育阶段的卵泡(follicle);髓质位于中央,内含血管、神经及结缔组织(图 10 - 9)。

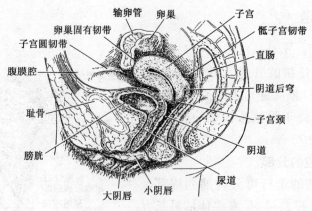

图 10-7　女性盆腔正中矢状面

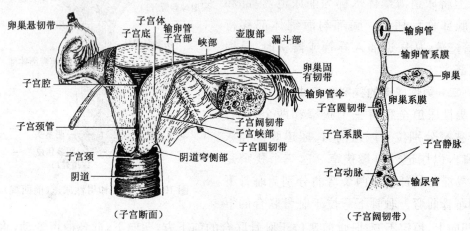

（子宫断面）　　　　　　　　　　（子宫阔韧带）

图 10-8　女性内生殖器

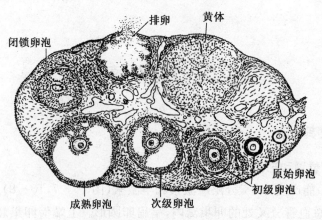

图 10-9　卵巢的组织结构

（三）卵巢的功能

1. 卵巢的生卵作用

女性从青春期开始,在腺垂体的促性腺激素影响下,每月约有 15～20 个原始卵泡生长发育,但一般只有一个卵泡能发育成熟并排出一个卵细胞。成熟卵泡排卵后,残存的

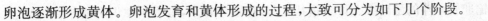

卵泡逐渐形成黄体。卵泡发育和黄体形成的过程,大致可分为如下几个阶段。

(1) 卵泡的发育与成熟:卵泡的发育与成熟是一个连续的生长过程,其结构要发生一系列变化。一般将其分为原始卵泡、生长卵泡和成熟卵泡三个阶段。

(2) 排卵:成熟卵泡随着卵泡液的剧增,内压升高,最后破裂,卵细胞随卵泡液自卵巢排出,这一过程称排卵(ovulation)。生育期约 28 天排卵一次,排卵时间约在月经周期的第 14 天。

(3) 黄体的形成与退化:排卵后,卵泡壁塌陷,发育形成黄体(corpus luteum)。黄体的维持时间取决于排出的卵是否受精。若受精,黄体可维持 6～7 个月,这种黄体称妊娠黄体。若未受精,则黄体维持 14 天左右便退化,这种黄体称月经黄体。黄体分泌孕激素(黄体酮)和少量的雌激素。黄体退化后被结缔组织替代,形成白体。

2. 卵巢的内分泌作用

卵巢是一个重要的内分泌腺,它可以分泌多种激素,其中主要的是雌激素(estrogen)和孕激素(progestogen),还有少量雄激素。

(1) 雌激素的主要作用

雌激素的主要成分是雌二醇,其主要作用是:① 促进女性附性器官的发育与生长。雌激素可促进女性的附性器官如子宫、输卵管、阴道和外生殖器的发育,特别是促使子宫内膜发生增殖期的变化,内膜逐渐增厚,子宫腺也发育增长。因此,雌激素是调节月经的主要激素。雌激素还可促进输卵管的运动,刺激阴道上皮细胞角化,增强阴道抵抗细菌的能力等。② 促进女性副性征的出现和乳房发育。雌激素可刺激乳腺管系统增生,产生乳晕,使脂肪和毛发分布具有女性特征,使女性表现出音调较高、骨盆宽大、臀部肥厚等一系列女性副性征并使之维持于正常状态。雌激素还能促进性欲。③ 对代谢的影响。雌激素对人体新陈代谢有多方面影响,如影响钙、磷代谢,刺激成骨细胞的活动,有利于水和钠在体内保留,促进肌蛋白的合成等,故对青春期发育与成长起重要的促进作用。

(2) 孕激素的主要作用

孕激素为受精卵在子宫着床和保证妊娠做准备,通常要在雌激素作用的基础上才能发挥作用。① 孕激素使子宫内膜在增殖期的基础上出现分泌期的改变,即进一步增生变厚,且有腺体分泌,以利于受精卵着床;② 使子宫平滑肌不易兴奋,保证胚胎有一个比较安静的环境,以利于发育;③ 减少子宫颈黏液的分泌量,使黏液变稠,不利于精子穿透,以防止再孕;④ 促进乳腺腺泡和导管的发育,为分娩后的泌乳作准备;⑤ 孕激素能使血管和消化道平滑肌松弛,还能促进产热,使基础体温在排卵后升高。有时临床上将这一基础体温的改变作为判断排卵日期的标志之一。

二、输卵管

输卵管(uterine tube)(图 10‐8)位于子宫底的两侧,包裹于子宫阔韧带的上缘内,全长 8～12 cm,其内侧端以输卵管子宫口与子宫腔相通,外侧端以输卵管腹腔口开口于腹膜腔。输卵管是输送卵子和受精的部位。卵巢和输卵管合称为子宫附件。

输卵管由外侧到内侧可分为输卵管漏斗、输卵管壶腹、输卵管峡和输卵管子宫部四部分。输卵管漏斗的游离缘有许多指状突起,称输卵管伞,是手术中识别输卵管的标志;输卵管壶腹是受精的部位;输卵管峡细而短,是输卵管结扎的部位。

三、子宫

子宫(uterus)是孕育胎儿、产生月经的肌性器官。

(一) 子宫的形态和分部

子宫呈倒置的梨形,前后稍扁,分子宫底、子宫体和子宫颈三部分(图10-8)。子宫底为两侧输卵管开口以上的圆突部分。子宫颈为子宫下部的缩细部分,其下1/3伸入阴道,称子宫颈阴道部,是宫颈癌的好发部位。上2/3称子宫颈阴道上部。子宫底和子宫颈之间的部分称子宫体。子宫颈和子宫体交界处狭窄称子宫峡。子宫内的腔隙称子宫内腔。其中子宫体和子宫底围成的腔称子宫腔,子宫颈内的腔称子宫颈管。子宫颈管上口称子宫内口,与子宫腔相通;下口称子宫口,与阴道相通。未产妇子宫口呈圆形,经产妇子宫口为横裂状。

(二) 子宫的位置和固定装置

子宫位于小骨盆中央,膀胱与直肠之间(图10-10),呈前倾前屈位。前倾指子宫长轴与阴道长轴形成的向前的夹角,前屈指子宫体的轴线与子宫颈的轴线形成的向前的弯曲。

子宫的正常位置依赖于盆底肌的承托及周围韧带的牵拉和固定。其主要的韧带有:① 子宫阔韧带,位于子宫的两侧(图10-8),可限制子宫向两侧移动;② 子宫圆韧带,是维持子宫前倾的主要结构;③ 子宫主韧带,是防止子宫脱垂的重要结构;④ 骶子宫韧带,有维持子宫前屈的作用。

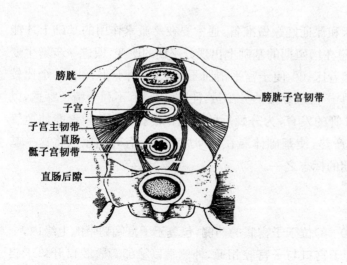

图10-10 子宫的固定装置模式图

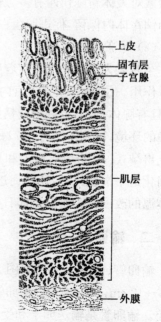

图10-11 子宫壁的组织结构

（三）子宫壁的组织结构

子宫壁(图10-11)由内向外依次分为子宫内膜、子宫肌层和子宫外膜。

1. 子宫内膜

子宫内膜由单层柱状上皮和固有层组成。固有层内含子宫腺和螺旋动脉。根据子宫内膜的功能特点,可将其分为浅表的功能层和深部的基底层。功能层自青春期至绝经期有周期性脱落的特点。基底层不发生脱落,具有增生和修复功能层的作用。子宫内膜是受精卵着床和发育的场所。

2. 子宫肌层

子宫肌层很厚,由成束或成片的平滑肌构成,含有丰富的血管。在妊娠期,平滑肌纤维受卵巢激素的作用,可显著增长,肌层增厚,分娩后则可逐渐复原。

3. 子宫外膜

子宫外膜是指子宫底和子宫体外表面的浆膜,其余为纤维膜。

（四）子宫内膜周期性变化（月经周期）

女性自青春期起,在卵巢激素的作用下,除妊娠外,每月将发生一次子宫内膜的周期性脱落、出血,这种周期性经阴道流血的现象称为月经(menstruation)。卵巢内卵泡的生长发育、排卵与黄体形成呈现周期性变化,这种现象称为生殖周期,因为伴随着月经,所以也称为月经周期(menstrual cycle)。月经周期的时间界定为每月月经的第一天开始至下次月经来潮的前一天结束。

月经周期的长短因人而异,成年妇女平均为28天,在20～40天范围内均属正常。但每个女性自身的月经周期是相对稳定的。通常,我国女性成长到12～14岁左右出现第一次月经,称为初潮。初潮后的一段时间内,月经周期可能不规律,一般1～2年后逐渐规律起来。50岁左右,月经停止,称为绝经。

1. 月经周期中卵巢和子宫内膜的变化

月经周期中卵巢和子宫内膜都出现一系列形态和功能的变化。根据子宫内膜的变化,可将月经周期分为三期。各期发生的变化见表10-2。

表 10-2 子宫内膜周期性与卵巢周期性变化的关系

月经周期	月经期	增生期	分泌期
时　间	第1～4天	第5～14天	第15～28天
卵巢内周期性变化	黄体退化,白体形成	卵泡生长、发育成熟并排卵	黄体形成
激素变化	雌激素和孕激素量锐减	雌激素分泌量逐渐增多	雌激素量继续增多,孕激素量逐渐增多达高峰
子宫内膜周期性变化	脱落出血	增生、修复	进一步增生,腺体分泌

（1）增殖期:从上次月经停止之日起到卵巢排卵之日止,相当于月经周期的第5～14天(一般以月经开始的第1天算为月经周期的第1天),历时约10天,这段时间称为增殖

期,亦称卵泡期或排卵前期。本期的主要特点是子宫内膜显著地增殖。此期内,卵巢中的卵泡处于发育和成熟阶段,并不断分泌雌激素。雌激素促使月经后的子宫内膜修复增殖,其中的血管、腺体增生,但腺体尚不分泌。此期末卵巢中的卵泡发育成熟并排卵。

(2) 分泌期:从排卵日起到月经到来日止,相当于月经周期的第15~28天,历时约13~14天,这段时间称为分泌期,亦称黄体期或排卵后期。本期的主要特点是子宫内膜的腺体出现分泌现象。在此期内,排卵后的残留卵泡细胞增殖形成黄体,分泌雌激素和大量孕激素。这两种激素,特别是孕激素能促使子宫内膜进一步增生变厚,血管扩张充血,腺体增大,腺细胞的胞质出现许多颗粒,内膜呈现高度分泌状态。子宫内膜变得松软并富含营养物质,子宫平滑肌相对静止,为胚泡着床和发育做好准备。

(3) 月经期:从月经开始至出血停止,相当于月经周期的第1~4天,历时约4~5天,称为月经期。本期的主要特点是子宫内膜脱落、阴道流血。在此期内,由于排出的卵子未受精,黄体于排卵后8~10天开始退化、萎缩,孕激素、雌激素分泌迅速减少。子宫内膜由于失去了雌、孕激素的支持,使子宫内膜血管痉挛,导致内膜缺血、坏死、脱落和出血,即月经来潮。因子宫内膜组织中含有丰富的纤溶酶原激活物,使经血中的纤溶酶原被激活成纤溶酶,降解纤维蛋白,故月经血不凝固。月经期内,子宫内膜脱落形成的创面容易感染,应注意保持外阴清洁,并避免剧烈运动。

如果排出的卵子受精,月经黄体则不退化而生长发育形成妊娠黄体,继续分泌孕激素和雌激素,子宫内膜继续增厚形成蜕膜,月经不再来潮,月经周期停止,进入妊娠状态。直至分娩以后,月经周期再逐渐恢复。

2. 月经周期的形成机制

月经周期的形成主要是下丘脑—腺垂体—卵巢轴活动的结果(图10-12)。

女性随着青春期的到来,下丘脑发育成熟,下丘脑分泌的促性腺激素释放激素(GnRH)增多,使腺垂体分泌促卵泡激素(FSH)和黄体生成素(LH)也增多;FSH促使卵泡生长发育成熟,并与LH配合,使卵泡分泌雌激素。在雌激素作用下子宫内膜发生增殖期的变化。在增殖期末,约相当于排卵前一天左右,雌激素在血中的浓度达到高峰,通过正反馈作用使GnRH分泌进一步增加,进而使FSH和LH分泌增加,尤其以LH分泌增加更为明显,形成LH高峰。在高浓度LH的作用下,引起成熟卵泡破裂排卵,并促使残余的卵泡壁形成黄体。黄体继续分泌雌激素和大量孕激素,使子宫内膜发生分泌期变化。随着黄体的不断增长,雌激素和孕激素的分泌也不断增加,到排卵后的8~10天血中的浓度达到高水平,通过负反馈作用使下丘脑和腺垂体受到抑制,导致GnRH,FSH和LH分泌减少。由于LH的减少,黄体开始退化、萎缩,故而雌激素和孕激素分泌减少。子宫内膜由于失去了这两种激素的支持,便脱落、出血,形成月经。随着血中雌激素、孕激素浓度的降低,对下丘脑、腺垂体的抑制作用解除,卵巢中的卵泡又在FSH和LH的共同作用下生长发育,新的月经周期便又开始。

妇女到50岁左右,卵巢功能退化,对腺垂体促性腺激素的反应性降低,卵泡停止发育,雌激素、孕激素分泌减少,子宫内膜不再呈现周期性变化,月经停止,进入绝经期。

在月经周期的形成过程中,子宫内膜的周期性变化是卵巢分泌的激素引起的。其中,增殖期的变化是雌激素的作用所致,分泌期的变化是雌激素和孕激素共同作用的结果,月经期的出现是由于子宫内膜失去雌激素和孕激素的支持所致。月经周期是较容易受社会和心理因素影响并对身体健康状况较敏感的一种生理过程。强烈的精神刺激,急剧的环境变化以及体内其他系统的严重疾病,都可引起月经失调。

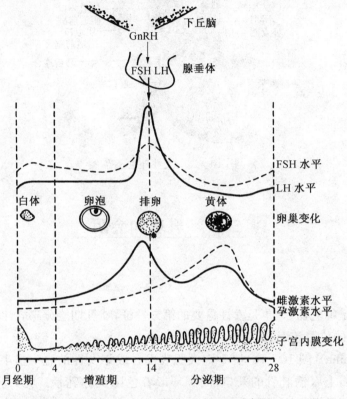

图 10-12 月经周期形成原理示意图

四、阴道

阴道(vagina)(图 10-7,10-8)是女性的性交器官,也是月经排出和胎儿娩出的通道。阴道位于盆腔的中央,膀胱、尿道和直肠之间。阴道上端包绕子宫颈下部,两者之间形成的环状间隙称阴道穹。阴道穹分前后穹及两侧穹,以后穹最深。当直肠子宫陷凹内有积液时,可经阴道后穹穿刺或引流。

阴道上接子宫,下端以阴道口开口于阴道前庭。处女阴道口的周围有处女膜,处女膜破裂后,阴道口留有处女膜痕。

五、外生殖器

女性外生殖器即女阴(female pudendum)(图 10-13),包括阴阜、阴蒂、大阴唇、小阴唇、阴道前庭等结构。两小阴唇之间为阴道前庭,前部有尿道外口,后部有阴道口,两侧有前庭大腺导管的开口。

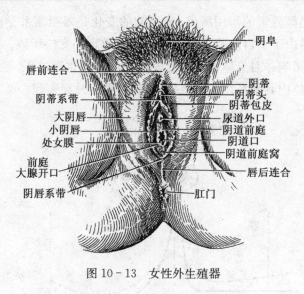

图 10 - 13　女性外生殖器

（图中标注）
阴阜
唇前连合
阴蒂
阴蒂头
阴蒂包皮
阴蒂系带
大阴唇
尿道外口
小阴唇
阴道前庭
处女膜
阴道口
阴道前庭窝
前庭
大腺开口
唇后连合
阴唇系带
肛门

第三节　乳房和会阴

一、乳房

女性乳房是哺乳器官，也是女性重要的第二性征，哺乳期能分泌乳汁。

（一）乳房的位置和形态

乳房（mamma）（图 10 - 14）位于胸大肌表面。成年女性的乳房呈半球形，中央有乳头，约平第 5 肋，上有输乳管的开口，周围环形着色区域称乳晕。乳头和乳晕的皮肤薄弱，易损伤，在哺乳期应注意清洁。

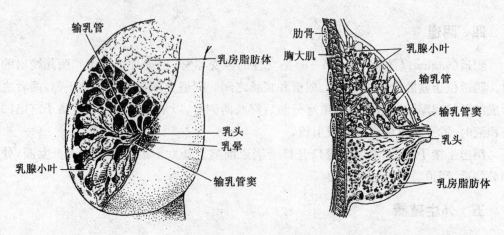

（图中标注）
输乳管
乳房脂肪体
乳腺小叶
乳头
乳晕
输乳管窦
肋骨
乳腺小叶
胸大肌
输乳管
输乳管窦
乳头
乳房脂肪体

图 10 - 14　女性乳房

（二）乳房的构造

乳房由皮肤、乳腺和脂肪组织构成。乳腺是实质性器官，外有结缔组织被膜。被膜深入乳腺内将其分为 15～20 个乳腺叶,乳腺叶以乳头为中心呈放射状排列,每叶有一条输乳管,开口于乳头。

二、会阴

会阴(perineum)有广义和狭义之分。广义会阴是指封闭小骨盆下口的所有软组织,以两侧的坐骨结节连线为界将其分为两个三角区(图 10 - 15)。前方为尿生殖区,有尿道通过,女性还有阴道通过。后方为肛区,肛门位于其中。狭义会阴指肛门与外生殖器之间的软组织,又称产科会阴。产妇分娩时要注意保护会阴部,以免撕裂。

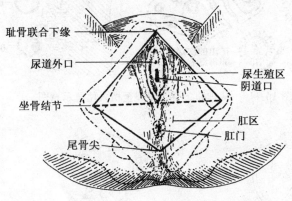

图 10 - 15　会阴的周界与分部

第四节　人体发育

研究人体出生前和出生后发育的过程,称人体发育学(development of human)。出生前期,是从精子与卵子结合形成的受精卵开始的,从受精卵开始到胎儿成熟并娩出,约需 266 天(38 周),包括胚期和胎期。在第 8 周前称胚期,自第 9 周开始到娩出称胎期。近年来在上述分期的基础上又分出一期称围生期,即从第 26 周至出生后 1 周(或 4 周),在这一时期应加强胎儿及母体的保健和护理,促进优生优育,减少新生儿死亡。这一时期属于临床范畴。出生后期,是指胎儿出生后继续发育,并发生许多重要变化的时期。从出生到衰老是一个渐进的过程,可分为九期:新生儿期、婴儿期、幼儿期、学龄前期、学龄期、青春期、成年期、中年期和老年期。

一、胚胎发育

(一)受精与卵裂

精子穿入卵细胞相互融合成一个受精卵的过程称为受精(fertilization),它标志着新生命的开始。受精的部位多在输卵管壶腹部。临床上可采用输精管或输卵管结扎,阻止精子与卵细胞结合,以达到避孕的目的(图 10 - 16)。

受精卵的分裂称卵裂(cleavage),卵裂产生的细胞称卵裂球。在受精后第 3 天时形成桑椹胚,当进入子宫腔后,继续进行细胞分裂,转变为囊泡状的胚泡。腔的一端有一团细胞称内细胞群,胚泡逐渐与子宫内膜接触,植入开始(图 10-17)。

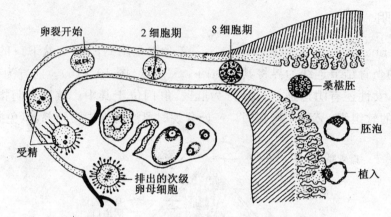

图 10-16 从排卵、受精、卵裂至植入位置示意图

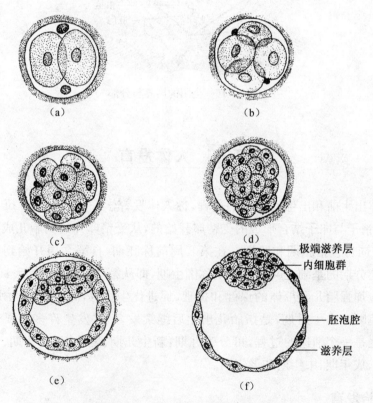

图 10-17 卵裂、桑椹胚和胚泡
(a) 两个卵裂球;(b) 4 个卵裂球;(c) 8 个卵裂球;
(d) 桑椹胚;(e) 早期胚胞;(f) 胚胞

(二) 植入和蜕膜

胚泡埋入子宫内膜的过程称植入(implantation),又称着床。植入约在胚胎发育的第6天至第12天完成。植入部位通常在子宫底或子宫体。若植入部位在子宫以外,称宫外

孕。胚泡植入后,子宫内膜功能层发生一系列变化,称蜕膜反应。此时的子宫内膜称为蜕膜(decidua)。蜕膜分为底蜕膜、包蜕膜和壁蜕膜三个部分(图10-18)。

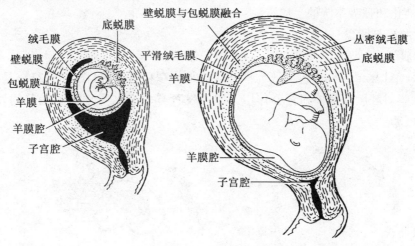

图 10-18　植入部位及蜕膜

（三）胚层的形成和分化

1. 二胚层胚盘的形成

在第 2 周胚泡植入过程中,内细胞群中靠近胚泡腔一侧的细胞增殖分化形成内胚层(endoderm)。内胚层周边的细胞向胚泡腔增生形成一个由单层扁平细胞围成的囊,称卵黄囊。在内胚层形成的同时,内胚层的上方出现一层高柱状细胞,称为外胚层(ectoderm)。外胚层与滋养层之间形成一个腔,即羊膜腔。内胚层与外胚层紧密相贴,形成一个椭圆形盘状结构,称为胚盘,是胚体发生的原基。

2. 三胚层胚盘的形成

至第 3 周初,外胚层细胞迅速增殖并不断向胚尾中轴处迁移,形成一条增厚细胞索,称原条。原条头端略膨大,称原结。原条的细胞向深部增生内陷,在内外胚层之间向左右两侧及头侧翼状扩展,形成一新的细胞层,称中胚层(mesoderm)(图 10-19,10-20)。

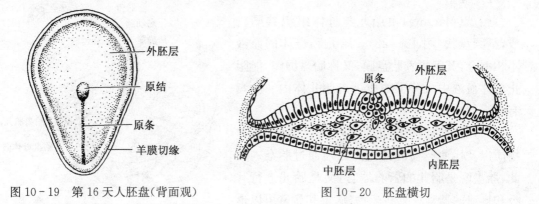

图 10-19　第 16 天人胚盘(背面观)　　　　图 10-20　胚盘横切

3. 三胚层分化

在胚胎发育过程中,细胞分裂增殖,形成结构和功能不同的细胞,称为分化。三胚层分化形成人体各部组织器官的原基。至第 8 周末,胚胎已初具人形。外胚层主要形成神经系统、表皮和皮肤的附属结构;中胚层主要形成泌尿、生殖系统、结缔组织和肌;外胚层主要形成消化和呼吸系统的上皮。

(四) 胎膜与胎盘

1. 胎膜

胎膜(fetal membrane)包括绒毛膜、羊膜、卵黄囊和脐带等(图 10-21),是胎儿的附属结构,胎膜对胚胎起保护和营养作用。胎膜发育异常会严重地影响胎儿的发育,甚至引起先天性畸形。

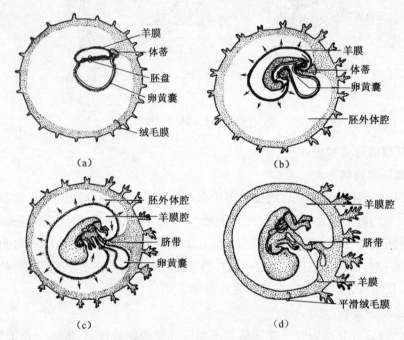

图 10-21 胎膜的形成
(a) 3 周;(b) 4 周;(c) 10 周;(d) 20 周

2. 胎盘

胎盘(placenta)由胎儿与母体组织共同构成,呈圆盘状(图 10-22)。胎儿和母体的血液不相混合,其间隔着胎盘膜,又称胎盘屏障,能阻止母体血液中大分子物质进入胎儿体内。胎盘有如下的功能。

(1)物质交换:胎儿发育所需要的氧、营养物质以及代谢产物的排出都必须通过胎盘。因此,胎盘既是胎儿的营养器官,又是胎儿进行呼吸和排泄的器官。某些药物、病毒和激素可以透过胎盘屏障影响胎儿,孕妇用药需慎重。

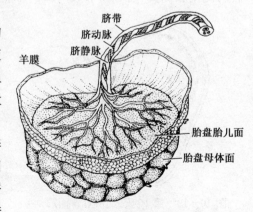

图 10-22 胎盘的形态

(2)内分泌功能:胎盘能分泌多种激素,对维持妊娠、保证胎儿正常发育起着极为重要的作用,主要有绒毛膜促性腺激素、绒毛膜促乳腺生长激素、孕激素和雌激素等。

二、胚后发育

从胎儿出生到衰老是一个渐进过程,一般分9期。

(一) 新生儿期

生后脐带结扎至28天称新生儿期。这一时期小儿虽然脱离母体,但生理调节和适应能力不够成熟。因此,新生儿期,特别强调护理,如保温、喂养、清洁卫生、消毒隔离等。

(二) 婴儿期

婴儿期是指满1周岁前。此期小儿生长发育最迅速,各器官继续发育完善,因此需要的热量和营养特别高,但此期消化功能不够完善。母乳喂养能解决这种矛盾。婴儿期抗病能力较差,易患传染病和感染性疾病,需要有计划地接受预防接种,并重视卫生习惯的培养。

(三) 幼儿期

幼儿期是指1周岁到满3周岁。生长发育速度较前减慢,尤其是体格发育方面。此期防止意外创伤、中毒和防病为保健重点。

(四) 学龄前期

学龄前期是指3周岁到7周岁。体格发育速度又减慢,达到稳步增长,智力发育更趋完善,求知欲强,好奇,喜模仿而又无经验,故发生意外事故也高。应根据这些特点做好预防保健工作。

(五) 学龄期

学龄期是指青春期之前。体格仍稳步增长,除生殖系统外其他器官的发育已近成人水平。脑的形态发育已基本与成人相同,智能发育更趋成熟。

(六) 青春期

1. 男性青春期发育

男性从13～14岁开始到18～20岁称为青春期,但个体有差异。此期是生长发育的第二个高峰。突出表现在运动系统、生殖系统的发育和智力发育等方面。

(1) 运动系统的发育:骨生长速度增快,身高明显增长,面部变长。骨中有机物质和无机物质含量有所变化,骨硬度较前增加。骨骼肌增粗,体重加大。

(2) 生殖系统的发育:在垂体分泌的促性腺激素作用之下,睾丸产生精子,睾丸间质细胞分泌雄激素(睾酮)。雄激素作用于人体,激发男性第二性征的出现。

(3) 男性第二性征:在性激素作用下,男性生理机能出现了一系列变化。主要表现为:喉结突出,声音低沉、粗犷,骨骼肌粗大,肩部增宽,长胡须,腋窝生长出腋毛,会阴部有阴毛生长并呈菱形,阴囊皮肤上有色素沉着等。

(4) 内分泌改变:由于男性睾丸开始分泌雄激素,所以内分泌系统发生了变化。胸腺亦达到最大。但此时期,神经内分泌调节不够稳定,常引起心理、行为和精神方面不稳定。另外,社会接触增多,遇到问题越来越多,社会对其影响越来越大。针对上述特点,护理和保健上做到供给足够营养以满足生长发育需求,加强体育锻炼,注意充分休息,及时进行生理卫生教育,使其了解自身的生理变化。

（5）智力发育：智力发育更趋完善，接受新知识能力强，可塑性大，分析综合能力逐渐增加，有时会有第三磨牙（智齿）的出现。

2. 女性青春期发育

女性从 11～12 岁到 17～18 岁为青春发育期。生长发育处于第二个高峰。此期中生殖系统的变化尤为显著。

（1）运动系统的发育：身高迅速增加，骨的硬度增加。皮下脂肪组织沉积，因而皮肤的弹性较男性大。

（2）生殖系统的发育：在垂体分泌的促性腺激素的作用下，卵巢内的原始卵泡开始生长发育，并成熟排卵，产生月经周期。第一次来月经，称月经初潮。在卵泡的生长发育过程中，卵巢分泌大量的雌激素和孕激素，所有生殖器官都有不同程度变化。输卵管增粗，卵巢明显增大，阴道增长增宽，黏膜增厚且变软，前庭大腺开始分泌液体，阴阜和大小阴唇也同时发育。雌、孕激素促进女性第二性征的出现，尤其是女性乳房的发育。

（3）女性第二性征：在雌、孕激素的作用下，女性身体结构和生理机能上出现了一系列的变化。主要表现在女性乳房的发育，声音变细，皮下脂肪沉积，有腋毛、阴毛出现，骨盆更加宽大等。

（4）内分泌改变：卵巢分泌雌、孕激素。胸腺亦达到最大。青春期女性在心理、生理方面都有其特殊性，加强青春期的生理卫生教育，正确引导及重视身心护理，尤其重要。由于青春期女性月经周期中丢失铁，故补铁和补充维生素是防止缺铁性贫血的一项重要措施。

（5）智力发育：同男性一样，智力更趋成熟，分析能力、综合能力逐步提高，亦可能有智齿生长。

青春期中，因自身的生理功能上的变化和体内激素影响，易冲动，对异性有渴求感。正确教育和引导，是保证青春期身心健康的必要措施。

（七）成年期

成年期是指 18～44 岁。其中 18～24 岁为青年期，25～44 岁为壮年期。成年期各组织器官功能处于鼎盛时期。

（八）中年期

中年期是指 45～59 岁。此期各组织器官功能有退化趋向，进入渐衰期。

（九）老年期

我国第二届老年医学学术会议建议 65 岁以上为老年期，此期各组织器官结构和功能萎缩退化现象较明显，进入衰老期。主要表现为骨中无机盐增高，骨较硬且脆，易发生骨折。消化功能减退，听力逐渐下降，晶状体弹性减弱，出现老视，俗称老花眼。内分泌功能减退，激素尤其是性激素分泌量不足，女性表现为绝经。老年男性常有前列腺增生，脑组织逐渐萎缩等。针对这些特点，老年人应加强体育锻炼，提倡合理营养，延缓衰老发生。

知识运用

一、双胎与多胎

一次分娩出生两个胎儿称双胎或孪生。双胎分为两种：① 单卵双胎，由一个受精卵发育成两个胎儿的双胎。两个胎儿遗传物质完全相同，出生后的相貌、体态、代谢型、生理特点等都相同。② 双卵双胎，卵巢排出两个卵，两个卵各自受精，分别发育成一个胎儿。双卵双胎的两个胎儿，其性别可相同或不同，外貌似一般兄弟姐妹。在胚胎发育过程中，当一个胚盘出现两个原条并分别发育为两个胚胎时，两个胚胎未完全分开，胚体的某一部分不同程度的联在一起，称联体双胎。

多胎是一次分娩出生 3 个以上的胎儿。多胎如果来自一个受精卵，则称单卵多胎；如果来自多个受精卵，则称多卵多胎。

二、输精管与输卵管结扎术

凡已婚夫妇，为实行计划生育，经夫妇双方同意，要求做结扎手术而无禁忌证者，可施行输精管结扎术或输卵管结扎术。其基本原理是结扎和切断输精管或输卵管，以阻断精子输出的通路或阻断精子与卵子的结合，从而阻止受孕，达到节育的目的。输精管结扎术与输卵管结扎术相比较，前者因输精管位置表浅，使手术更为简便、安全、可靠，极少有后遗症。因此，对于要求做永久性节育手术的夫妇，应提倡做输精管结扎术。

三、人工授精与试管婴儿

人工授精就是把精液注入女性生殖道使之受孕的方法。确定授精时间是人工授精成功的关键之一，其最佳时间是排卵前后24 h内，即围排卵期。根据精液注入的部位不同，授精方法可分为宫内受精、宫颈管内受精、宫颈帽内授精和阴道内授精四种。人工授精的成功率不仅与方法有关，而且还受到不孕原因及精子质量等因素的影响。大量资料表明，人工授精术是治疗某些不孕症的一种最为简便有效的方法。

试管婴儿是指人工取出卵细胞放入试管内，使其与精子在试管内受精形成受精卵，并在试管内形成胚泡（约 1 周），再将胚泡送入母体正处于分泌期的子宫内发育成熟，由母体娩出。

复习思考题

一、名词解释
生殖　精索　排卵　受精　植入　蜕膜　月经周期　产科会阴
二、问答题
1. 简述男女性生殖系统的组成与功能。
2. 雄激素、雌激素和孕激素各有哪些主要作用？
3. 描述男性尿道的分部、狭窄和弯曲。
4. 描述子宫的位置、形态及分部。
5. 月经周期中子宫内膜发生哪些变化？
6. 简述男女性青春期发育的特点。

（韩中保　邹叶青　陈鹤林）

第十一章

新陈代谢

学习目标

掌握:蛋白质的结构与功能的关系;蛋白质变性的概念;酶及酶原的概念;三羧酸循环的概念及能量的计算;NH_3 的来源与去路;ATP 的生成方式及氧化磷酸化的概念;临床补液量的计算;酸碱平衡调节机制。

熟悉:蛋白质等电点的概念;酶分子组成的特点;酶的活性中心的概念及酶原激活的生理意义;酮体的代谢;氨基酸的脱氨基作用;氨在体内的转运;呼吸链的构成及与能量生成的关系;正常体温及体温的调节机制。

了解:糖酵解与有氧氧化的异同;磷酸戊糖途径的意义;脂肪酸代谢与能量的生成;NH_3 代谢与临床的关系;呼吸链阻断剂与解偶联剂的临床意义;体温的"调定点"学说;胆色素代谢与临床。

机体不断自我更新,破坏和清除已经衰老的成分,重新构筑新结构的过程,称为新陈代谢(metblism)。新陈代谢包括两个相辅相成的过程:① 机体从环境中摄取营养物质,合成自身物质的过程叫做合成代谢(anabolism);② 机体分解其自身成分并将其分解产物排出体外的过程称为分解代谢(catabolism)。物质合成需要摄取和利用能量,而物质分解又需要将蕴藏在化学键内的能量释放出来,是维持体温和机体各种生理活动的能量来源。物质代谢和能量代谢是新陈代谢过程中两个密不可分的过程。

物质代谢与能量代谢是由一系列生物化学反应完成的。这些反应都是由生物催化剂——酶所催化的。体内绝大多数的酶是蛋白质,还有少量的酶属于核酸。

第一节　蛋白质与酶

一、蛋白质

蛋白质(protein)是生物体的基本组成成分,是生命的物质基础。生命现象最基本的特征是不断进行新陈代谢和自我复制,这两个过程都离不开蛋白质的参与。

(一)蛋白质的分子组成

蛋白质是高分子有机化合物,结构复杂,种类繁多。蛋白质在酸、碱或蛋白酶的作用下,可以被分解为小分子物质。当其彻底水解后,用化学分析方法证明该小分子物质为氨基酸。因此,把氨基酸(amino acid)称为蛋白质的基本组成单位。天然存在的氨基酸约180种,但组成蛋白质的氨基酸只有20余种,称为基本氨基酸。

(二)蛋白质的分子结构

1. 蛋白质分子的一级结构

蛋白质的一级结构(primary structure)就是蛋白质多肽链中氨基酸残基的排列顺序(sequence)。各种蛋白质所含的氨基酸总数不同,其中各种氨基酸所占的比例也不同,再加上各氨基酸在多肽链中的排列顺序不同,这样就可以形成多种多样结构特异的蛋白质。多肽链中氨基酸的顺序是由基因上遗传密码的排列顺序所决定的。但遗传密码只决定氨基酸的排列顺序,而氨基酸的排列顺序又可以决定蛋白质的空间结构。因此,蛋白质的一级结构是蛋白质最基本的结构,肽键是蛋白质结构中的主要化学键。一级结构的测定还应用在临床医学中,许多先天性疾病就是由于某一重要蛋白质一级结构发生改变而引起的。例如,镰刀状红细胞性贫血是由于血红蛋白 β 亚基的第 6 位氨基酸缬氨酸被谷氨酸取代所致。因为蛋白质一级结构中氨基酸排列顺序是由遗传密码所决定的,氨基酸的改变最根本原因是 DNA 碱基顺序的改变所致,因此研究蛋白质的一级结构有助于从分子水平诊断和治疗遗传病,见表 11-1。

表 11-1 镰刀状红细胞性贫血血红蛋白遗传信息的异常

正常	DNA	··· TGT GGG CTT CTT TTT
	mRNA	··· ACA CCC GAA GAA AAA
	DNA(β 亚基)	N端···苏 — 脯 — 谷 — 谷 — 赖······
异常	DNA	··· TGT GGG GAT CTT TTT
	mRNA	··· ACA CCC GUA GAA AAA
	hbs(β 亚基)	N端···苏 — 脯 — 缬 — 谷 — 赖······

2. 蛋白质分子的空间结构

蛋白质的一级结构是蛋白质的基础结构。蛋白质的空间结构是指蛋白质分子内各原子围绕某些共价键的旋转而形成的各种空间排布及相互关系,这种空间结构称为构象。蛋白质的空间结构包括二级、三级和四级结构。

蛋白质的二级结构(secondary structure)是指多肽链中主链原子的局部空间排布,即构象,不涉及侧链部分的构象。二级结构包括 α-螺旋(α-helix)、β-折叠(β-pleated sheets)、β-转角(β-turn 或 β-bend)和无规卷曲(random coil)。

蛋白质的三级结构(tertiary structure)系指每一条多肽链内所有原子的空间排布,包括整条多肽链分子内的主链、侧链构象的全部内容。蛋白质三级结构的稳定主要靠次级键,包括氢键、疏水键、盐键以及范德华(Van der Waals)力等。

蛋白质的四级结构(quaternary structure)是指具有两条或两条以上独立三级结构的多肽链通过非共价键相互组合而形成的空间结构。其中,每个具有独立三级结构的多肽链单位称为亚基(subunit)。

3. 蛋白质的结构与功能的关系

蛋白质一级结构是空间结构的基础,特定的空间构象主要是由蛋白质分子中肽链和侧链 R 基团形成的次级键来维持。在生物体内,蛋白质的多肽链一旦被合成后,即可根据一级结构的特点自然折叠和盘曲,形成一定的空间构象。一级结构相似的蛋白质,其基本构象及功能也相似。

蛋白质的空间结构决定其生物学功能,如酶是具有催化作用的蛋白质,若用一定方法将酶的正常空间结构破坏,虽然不破坏其一级结构,酶的活性也会丧失。

4. 蛋白质的理化性质

(1) 两性解离与等电点:蛋白质由氨基酸组成,氨基酸分子含有氨基和羧基,它既可接受质子,又可释放质子,因此氨基酸是两性电解质。蛋白质与氨基酸一样在纯水溶液和结晶状态中都能够以两性离子的形式存在,即同一分子中可带有正、负两种电荷,羧基带负电,而氨基带正电。蛋白质的解离情况如下:

$$P\begin{matrix} NH_3^+ \\ \\ COOH \end{matrix} \underset{H^+}{\overset{OH^-}{\rightleftharpoons}} P\begin{matrix} NH_3^+ \\ \\ COO^- \end{matrix} \underset{H^+}{\overset{OH^-}{\rightleftharpoons}} P\begin{matrix} NH_2 \\ \\ COO^- \end{matrix}$$

正离子　　　　　两性离子　　　　　负离子
(pH<pI)　　　　(pH=pI)　　　　(pH>pI)

蛋白质在溶液中的带电情况主要取决于溶液的 pH。如果一种溶液能够使蛋白质所带正、负电荷相等,即净电荷为零,此时该溶液的 pH 称为该蛋白质的等电点(isoelectric point,PI)。各种蛋白质具有特定的等电点,体内多数蛋白质的等电点为 5.0 左右,所以在生理条件下(一般 pH 为 7.4),它们多以负离子形式存在。蛋白质的两性解离与等电点的特性是蛋白质较重要的性质,对蛋白质的分离、纯化和分析等都具有重要的实用价值。如蛋白质的离子交换和电泳等分离分析方法的基本原理都是以此特性为基础的。

(2) 蛋白质的变性:在某些物理(加热、高压、紫外线及强烈震荡等)或化学因素(强酸、强碱、有机溶剂、重金属等)作用下,蛋白质分子内部的非共价键断裂,空间构象被破坏,从而导致理化性质改变和生物学活性的丧失,称为蛋白质的变性作用(denaturation)。在临床医学上,蛋白质变性常被广泛应用,如临床上常用加热或某些化学试剂如酒精使病原微生物的蛋白质变性,从而达到消毒目的。

二、酶

(一) 酶的概念

酶(enzyme)是活细胞合成的具有高度专一性和催化效率的生物大分子,其主要成分是蛋白质。

(二) 酶的作用特点

酶作为生物催化剂具有以下特点。

1. 高度的催化效率

酶的催化效率极高,比一般催化剂高 $10^7 \sim 10^{13}$ 倍。

2. 高度的专一性

酶对催化的底物具有较严格的选择性,这种现象称为酶的特异性或专一性。如脲酶只能催化尿素水解成 NH_3 和 CO_2,而不能催化甲基尿素水解。

3. 高度的不稳定性

酶是蛋白质,强酸强碱等任何使蛋白质变性的理化因素都可能使酶变性而失去其催化活性,如患者体温持续升高在 $42℃$ 以上,使脑细胞内大多数酶失去活性引起脑功能障碍而致昏迷。

(三)酶的分子结构

1. 酶的分子组成

酶是大分子蛋白质,根据其组成成分,可将其分成单纯酶和结合酶两类。

单纯酶(simple enzyme)是指基本组成单位仅为氨基酸的一类酶。其催化活性完全由蛋白质结构决定,如淀粉酶、脂肪酶、蛋白酶等。

结合酶(conjugated enzyme)是由蛋白质(酶蛋白 apoenzyme)和非蛋白质(辅助因子,cofactors)两部分组成的。这两部分对于酶的催化活性都是必需的。两者单独存在时都没有活性,只有当两者结合成复合物,即全酶(holoenzyme)时,才具有生物学活性。决定酶高度专一性的是酶蛋白部分,辅助因子决定化学反应的种类与性质。

$$全\quad 酶 = 酶\ 蛋\ 白 + \quad 辅助因子$$
$$(结合蛋白质)\quad (蛋白质部分)\quad (非蛋白质部分)$$

酶的辅助因子一般有两类:一类是金属离子,如 Mg^{2+},Cu^{2+}(或 Cu^+),Zn^{2+} 和 Fe^{2+}(或 Fe^{3+})。另一类是小分子有机化合物,其分子中常含 B 族维生素。辅助因子按其与酶蛋白结合的紧密程度不同分成辅酶和辅基两大类。辅酶(coenzyme)与酶蛋白结合疏松,可以用透析或超滤方法除去;辅基(prosthetic group)与酶蛋白结合紧密,不易用透析或超滤方法除去。辅酶与辅基的差别仅仅是它们与酶蛋白结合的牢固程度不同,而无严格的界限。

2. 酶的活性中心

酶分子中能与底物专一性结合并将底物催化为产物的区域称酶的活性中心(active center)。构成酶活性中心的必需基团可分为两种,其中与底物结合的称为结合基团(binding group),促进底物发生化学变化的称为催化基团(catalytic group)。还有些必需基团虽然不参加酶的活性中心的组成,但为维持酶活性中心应有的空间构象所必需,这些基团是酶的活性中心以外的必需基团(图 11-1)。

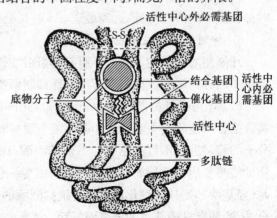

图 11-1 酶活性中心示意图

酶必须形成其活性中心方具有催化能力。如有些酶在细胞内合成时或初分泌时,呈现无活性状态称为酶原。其在特定的条件下转变成有催化活性的酶的过程称为酶原的激活。如胰蛋白酶原在初分泌时以酶原的形式存在,进入小肠后,受肠激酶或胰蛋白酶本身的激活,第6位赖氨酸与第7位异亮氨酸残基之间的肽键被切断,水解掉一个六肽,酶分子空间构象发生改变,产生酶的活性中心,于是胰蛋白酶原变成了有活性的胰蛋白酶。酶原激活的生理意义在于避免细胞内产生的蛋白酶对细胞进行自身消化,并可使酶在特定的部位和环境中发挥作用,保证体内代谢的正常进行。

(四)影响酶促反应的因素

酶促反应速度可受酶的浓度、底物的浓度、pH、温度、抑制剂和激活剂等的影响。

1. 温度对反应速度的影响

温度对酶促反应速度具有双重影响,一方面化学反应的速度随温度增高而加快,另一方面酶蛋白可随温度的升高而变性。因此只有当反应温度适中时,酶才能发挥最大作用使酶促反应速度最大,该温度称为酶的最适温度(optimum temperature)。人体内大多数酶的最适温度在 35℃～40℃(图 11-2)。

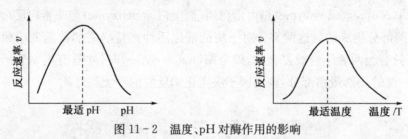

图 11-2　温度、pH 对酶作用的影响

2. pH 对反应速度的影响

酶反应介质的 pH 可影响酶分子活性中心上必需基团的解离程度,也可影响底物和辅酶的解离程度,从而影响酶与底物的结合。只有在特定的 pH 条件下,酶、底物和辅酶的解离情况,最适宜于它们互相结合,并发生催化作用,使酶促反应速度达最大值,这种 pH 称为酶的最适 pH(optimum pH)(图 11-2)。因此溶液的 pH 高于和低于最适 pH 时都会使酶的活性降低,远离最适 pH 时甚至导致酶的变性失活。

3. 抑制剂对酶促反应速度的影响

凡能使酶的活性下降而不引起酶蛋白变性的物质称酶的抑制剂(inhibitor,I)。通常抑制作用分为可逆性抑制和不可逆性抑制两类。

(1)不可逆性抑制(irreversible inhibition):抑制剂通常与酶的必需基团进行不可逆共价结合而使酶丧失活性。如某些重金属(Pb^{2+},Cu^{2+},Hg^{2+})及 As^{3+} 等,能与巯基酶酶分子的巯基进行不可逆结合。二巯基丙醇(British anti-Lewisite,BAL)等含巯基的化合物可使酶复活。此外如有机磷杀虫剂能专一作用于胆碱酯酶活性中心丝氨酸残基的羟基(羟基酶),使其磷酰化而不可逆地抑制酶的活性。解磷定等药物可与有机磷杀虫剂结合,使酶和有机磷杀虫剂分离而复活。

(2)可逆性抑制(reversible inhibition):抑制剂与酶以非共价键结合,用透析等物理方法除去抑制剂后,酶的活性能恢复,这类抑制作用大致可分为两类。① 竞争性抑制

（competitive inhibition）：抑制剂与酶的底物结构相似，可与底物竞争酶的活性中心，从而阻碍酶与底物的结合。由于抑制剂与酶的结合是可逆的，因此，抑制程度取决于抑制剂与底物浓度的相对比例，加大底物浓度，可使抑制作用减弱。例如，丙二酸和琥珀酸的结构相似，是琥珀酸脱氢酶的竞争性抑制剂。很多药物都是酶的竞争性抑制剂。例如，磺胺药对二氢叶酸合成酶的竞争性抑制，从而减少菌体内四氢叶酸的合成，使核酸合成障碍，导致细菌死亡。② 非竞争性抑制（non-competitive inhibition）：抑制剂和底物结构上不相似，常与酶活性中心以外的化学基团结合，这种结合并不影响底物和酶的结合，增加底物浓度并不能减少抑制剂对酶的抑制程度。磺胺类药物的抑菌作用机理为：

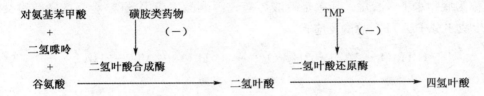

第二节　物质代谢

　　生物体内糖、脂肪、蛋白质三大营养物质在生物体内转化为 CO_2 和 H_2O 的过程，称为生物氧化（biological oxidation），该过程大致可分为三个阶段（图 11-3）：① 大分子的多糖、蛋白质、脂肪分解为各自的基本组成成分或基本组成单位，该过程称为消化。② 三大物质的小分子经各自不同途径转化为同一种成分，即乙酰 CoA。③ 乙酰 CoA 在线粒体内经氧化磷酸化和三羧酸循环彻底分解为 CO_2 和 H_2O，是糖、脂肪、蛋白质彻底分解的共同途径，也是生成 ATP 所需能量的主要来源。

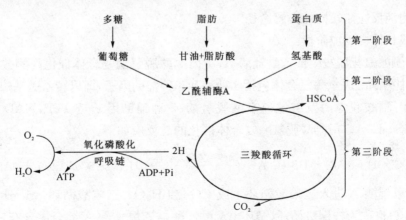

图 11-3　糖、脂肪、蛋白质分解代谢的三个阶段

一、糖代谢

（一）葡萄糖的分解代谢

糖在体内的分解途径主要有三条，即糖的无氧氧化、糖的有氧氧化和磷酸戊糖途径。

1. 糖的无氧氧化

在氧供应不足的情况下,葡萄糖或糖原的葡萄糖单位分解为乳酸,并释放少量能量的过程称为糖的无氧氧化,由于此过程与酵母菌使糖生醇发酵的过程基本相似,故又称糖酵解(glycolysis)。

(1) 糖酵解反应过程:糖酵解的全部反应都在细胞液中进行,其中有三步不可逆反应,即己糖激酶、磷酸果糖激酶和丙酮酸激酶所催化的反应,它们是糖酵解过程中的三个关键酶。其中有二步底物水平磷酸化,首先是1,3-二磷酸甘油酸转变为3-磷酸甘油酸,释放的能量交给 ADP 生成 1 分子 ATP,由于 ADP 的磷酸化是与代谢物的氧化反应偶联,故称为底物水平磷酸化。其次是磷酸烯醇式丙酮酸生成丙酮酸,将高能磷酸键交给 ADP 生成 1 分子 ATP。总的反应式:

$$C_6H_{12}O_6 + 2ATP + 2H_3PO_4 \longrightarrow 2C_3H_6O_3 + 2ATP + 2H_2O$$
$$\text{葡萄糖} \qquad\qquad\qquad\qquad \text{乳酸}$$

(2) 糖酵解的生理意义:① 供能是机体在缺氧情况下获取能量的有效方式;某些细胞,如红细胞、神经细胞等,在氧供应充足的情况下也由糖酵解提供部分能量。② 某些病理情况下,例如严重贫血、大量失血、呼吸障碍、循环障碍等,组织细胞也需要通过糖酵解来获取能量,否则因缺氧使酵解过程增强,会导致乳酸中毒。

2. 糖的有氧氧化

在有氧条件下,葡萄糖彻底氧化成 CO_2 和 H_2O,并释放大量能量,这一过程称为糖的有氧氧化(aerobic oxidation),它是葡萄糖氧化分解的主要方式。在生理条件下,糖的有氧氧化也是机体获得能量的主要方式。

糖的有氧氧化是在细胞的胞液及线粒体进行的,整个反应过程可分为以下 2 个阶段。

(1) 胞液反应阶段同糖酵解途径。

(2) 线粒体内反应阶段:

① 丙酮酸氧化脱羧生成乙酰辅酶 A,由丙酮酸脱氢酶复合体催化丙酮酸,生成乙酰辅 A。其中丙酮酸脱氢酶复合体包括 3 种酶和 5 种辅助因子,即以转乙酰基酶为核心,周围排列着丙酮酸脱氢酶及二氢硫辛酸脱氢酶;5 种辅助因子是 TPP,NAD^+,硫辛酸,FAD 和 $HS\sim CoA$。丙酮酸脱氢酶复合体催化的总反应如下:

$$CH_3COCOOH + NAD^+ + HS\sim CoA \xrightarrow{\text{丙酮酸脱氢酶复合体}} CH_3CO\sim SCoA + CO_2 + NADH + H^+$$

② 乙酰辅酶 A 进入三羧酸循环生成 CO_2 和 H_2O。三羧酸循环(tricarboxylic acid cycle,TAC)也称为柠檬酸循环,循环由草酰乙酸与乙酰辅酶 A 缩合成含有三个羧基的柠檬酸开始,经过 4 次脱氢及 2 次脱羧反应以后,又以草酰乙酸再生结束。每次循环相当于 1 个乙酰基被氧化(图 11-4)。三羧酸循环的总反应为

$$CH_3CO\sim SCoA + 3NAD^+ + FAD + Pi + 2H_2O + GDP \longrightarrow 2CO_2 + 3NADH + 3H^+ + FADH_2 + HS\sim CoA + GTP$$

三羧酸循环是机体的主要产能途径,1 个分子乙酰 CoA 在三羧酸循环中每循环 1

周,有四次脱氢反应,共生成 3 个分子 NADH+H$^+$ 和 1 个分子 FADH$_2$。这些还原当量被转移到呼吸链中,循呼吸链而氧化磷酸化,生成 ATP。以此种方式共可生成 9 个分子 ATP,加上一次底物水平磷酸化生成的 1 个分子 ATP,每一次三羧酸循环共生成 10 个分子 ATP,同时三羧酸循环也是糖、脂肪和蛋白质在体内彻底氧化的共同途径,糖、脂肪和氨基酸代谢联系的枢纽。

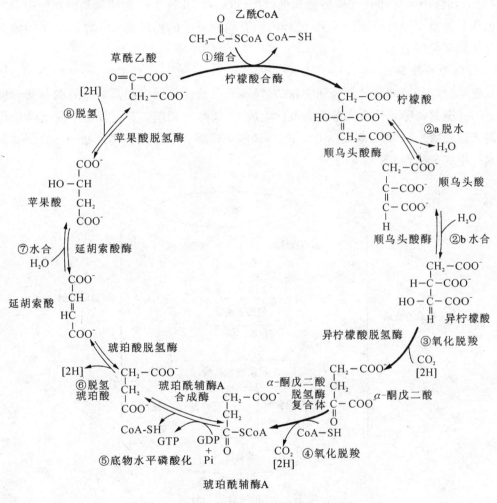

图 11-4　三羧酸循环

3. 磷酸戊糖途径(pentose phosphate pathway)

磷酸戊糖途径的起始物是 6-磷酸葡萄糖,它在 6-磷酸葡萄糖脱氢酶催化下,转变为 6-磷酸葡萄糖酸,并产生 NADPH+H$^+$;6-磷酸葡萄糖酸在 6-磷酸葡萄糖酸脱氢酶催化下脱氢并脱羧,转变为 5-磷酸核糖,为核酸和游离核苷酸的合成提供原料。该过程产生 NADPH+H$^+$,其不但是脂肪酸、胆固醇和类固醇等合成的氢原子的来源;还是谷胱甘肽还原酶的辅酶,这对维持细胞中还原型谷胱甘肽(G-SH)的正常含量起重要作用,保护一些含巯基的蛋白质或酶免受氧化,还参与参与激素、药物和毒物的生物转化过程。

(二) 糖的贮存与动员

糖原(glycogen)是体内糖的储存形式,主要储存在肝脏和肌肉中。

1. 糖原的合成

糖原的合成是由葡萄糖合成肝糖原和肌糖原的过程。人体利用葡萄糖合成糖原的场所主要在肝脏和肌肉组织细胞。葡萄糖生成6-磷酸葡萄糖,再生成1-磷酸葡萄糖,然后与UTP作用生成尿苷二磷酸葡萄糖(UDPG)。UDPG上的葡萄糖基可在糖原合成酶的催化下连接到原有糖原分子上,使体内原有糖原分子的糖链延长。糖原分子的分支则由分支酶催化形成。

2. 糖原的分解

糖原分解是指糖原分解为葡萄糖的过程,所以糖的分解一般是肝糖原的分解。糖原分子的直链葡萄糖单位由磷酸化酶催化生成1-磷酸葡萄糖。分支处则由脱支酶催化生成游离葡萄糖。1-磷酸葡萄糖可变成6-磷酸葡萄糖。后者则在葡萄糖-6-磷酸酶催化下水解生成葡萄糖(图11-5)。

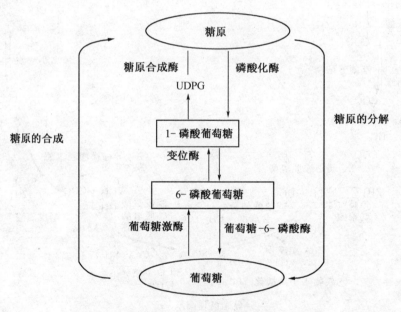

图11-5 糖原合成与分解

3. 糖异生作用

由非糖物质如乳酸、丙酮酸等在肝或肾转变为葡萄糖或糖原的过程称为糖异生作用(glucoeogenesis)。

(1) 糖异生途径:糖异生途径基本上是糖酵解的逆向反应,但是,在糖酵解的途径中己糖激酶(包括葡萄糖激酶)、磷酸果糖激酶和丙酮酸激酶三种限速酶催化的反应是单向反应。实现糖异生必须有另外的酶催化以绕过这三个不可逆反应,因此这些另外的酶就是糖异生的限速酶,包括4个酶(图11-6)。

(2) 糖异生的生理意义:① 糖异生作用作为补充血糖的重要来源。主要是在空腹或饥饿情况下,肝脏利用非糖物质异生为糖,可保持血糖浓度的相对恒定。② 糖异生作用能再利用乳酸,防止机体乳酸中毒。

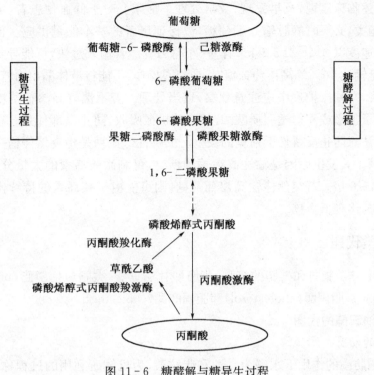

图 11-6 糖酵解与糖异生过程

4. 血糖(blood sugar)

血糖指血液中的葡萄糖。正常情况下,血糖含量相当恒定,仅在较小的范围内波动,正常人空腹血糖含量为:3.89~6.11 mmol/L,血糖含量的测定是临床护理中反映体内糖代谢状况的一项重要指标。

当血糖浓度高于 8.89~10.0 mmol/L 时,超过肾小管最大重吸收的能力,则糖从尿液中排出,出现糖尿现象,此时的血糖值称为肾糖阈,尿排糖是血糖的非正常去路。

(1) 高血糖(high blood sugar)及糖尿症(hyperglycemia and glucosuria):临床上将空腹血糖浓度高于 7.22~7.78 mmol/L,称为高血糖。当血糖浓度高于肾糖阈时出现糖尿。在生理情况下也会出现高血糖或糖尿,如情绪激动时交感神经兴奋、一次食入大量的糖、临床上静脉点滴葡萄糖速度过快,也会引起糖尿,这些情况下,被测者空腹血糖都是正常的。

在病理情况下,如升高血糖激素分泌亢进或胰岛素分泌障碍均可导致高血糖,以至出现糖尿。由于胰岛素分泌障碍所引起的高血糖或糖尿,特别是空腹血糖和糖耐量曲线高于正常范围,称为糖尿病。另外某些慢性肾炎、肾病综合征等引起肾脏对糖的重吸收障碍也可以出现糖尿,但血糖及糖耐量曲线均正常。

(2) 低血糖(low blood sugar):空腹血糖浓度低于 3.33~3.89 mmol/L 时称为低血糖。低血糖影响脑的正常功能,因为脑细胞所需要的能量主要来自葡萄糖的氧化。当血糖水平过低时,就会影响脑细胞的功能,从而出现头晕、倦怠无力、心悸等,严重时出现昏迷,称为低血糖休克。如不及时给病人静脉补充葡萄糖,可导致死亡。在临床护理工作中,可根据上述临床表现,及早发现、及早处理。临床上对于低血糖患者,可给予口服葡萄糖或其他糖类,必要时静脉输入葡萄糖,以保证患者的基本能量供应。正常成人输注5%葡萄糖的速度以 0.5~1.5 g/kg/体重/小时为宜。若输入过快,可能导致葡萄糖从尿中丢失。静脉输注 10%等高渗葡萄糖时,应小心操作,不能将液体漏出血管外,否则有可能发生静脉炎,在临床护理中应注意观察,适当处理。若不慎将高渗葡萄糖液输至血管外,应及时给予热敷或注射透明质酸酶,加速其扩散吸收,防止局部坏死。在输注高渗葡萄糖时,还应注意防止反跳性低血糖的发生。反跳性低血糖是指突然停输高渗葡萄糖而引起的低血糖。其发生原因是输注高渗葡萄糖时,可刺激胰岛素的大量分泌,使其比正常浓度高出 4~6 倍。若突然停输高渗葡萄糖,则可能由于胰岛素的持续作用而使血糖浓度迅速下降,出现低血糖。

二、脂类代谢

脂类(lipids)是脂肪和类脂的统称,脂肪即甘油三酯,类脂包括磷脂(phospholipid)、糖脂(glycolipid)、胆固醇(cholesterol)和胆固醇酯(cholesteryl ester)。

(一)甘油三酯的代谢

1. 脂肪的动员

脂肪在脂肪酶的作用下水解为甘油和脂肪酸,为机体所利用的过程称为脂肪动员,其过程如下:

$$甘油三酯 \xrightarrow[\text{水} \quad \text{脂肪酸}]{\text{甘油三酯脂肪酶}} 甘油二酯 \xrightarrow[\text{水} \quad \text{脂肪酸}]{\text{甘油二酯脂肪酶}} 甘油一酯 \xrightarrow[\text{水} \quad \text{脂肪酸}]{\text{甘油一酯脂肪酶}} 甘油$$

其中以甘油三酯脂肪酶的活性最低,并受多种激素的调控,因此称为激素敏感脂肪酶,胰岛素可降低其活性称抗脂解激素;胰高血糖素、肾上腺素、去甲肾上腺素等可提高其活性称脂解激素。

2. 甘油的代谢

脂肪酸动员产生的甘油,可在肝、肾等组织氧化供能,也可进行糖异生。首先甘油磷酸化为 3-磷酸甘油,再脱氢生成磷酸二羟丙酮。后者可循糖代谢途径氧化供能或异生成糖。

3. 脂肪酸的氧化分解

人体除脑组织和成熟的红细胞外,均能氧化脂肪酸,但以肝和肌肉最为活跃。

(1)脂肪酸的活化:脂肪酸在脂酰 CoA 合成酶的催化下,生成脂酰 CoA 的过程,称为脂肪酸的活化。其在细胞液中进行,需要辅酶 A 参与,并消耗 2 个 ATP。

(2)脂酰 CoA 进入线粒体:脂酰 CoA 完全氧化的酶系存在于线粒体基质,而其本身不能直接通过线粒体内膜进入线粒体基质,必须经线粒体内膜两侧的肉碱转运,才能将脂酰 CoA 的脂肪酰基携带进入线粒体基质内,进入 β 氧化途径。

(3) 脂酰基的 β 氧化:脂酰 CoA 进入线粒体基质后进行氧化,氧化发生在脂酰基的 β 碳原子上,故称为 β 氧化,以 CoA 为载体的脂酰基每进行一次 β 氧化,经过脱氢、加水、再脱氢、硫解四步连续反应,生成一分子乙酰 CoA 和少两个碳原子的脂酰 CoA。如此反复,直到完全氧化为乙酰 CoA(图 11-7)。

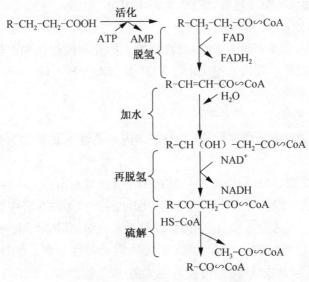

图 11-7 脂酰基 β 氧化过程图解

(4) 乙酰 CoA 进入三羧酸循环:脂肪酸氧化所产生的乙酰 CoA,经三羧酸循环彻底氧化生成 CO_2 和 H_2O。

现以 16 碳的软脂酸为例计算 ATP 的生成量。首先活化过程消耗 2 个分子 ATP,经过 7 次 β 氧化,生成 7 个分子 $FADH_2$ 和 7 个分子 $NADH+H^+$ 及 8 个分子乙酰 CoA,因此 1 个分子软脂酸彻底氧化净生成 $7×(2.5+1.5)+8×10-2=106$(个)分子 ATP。所以,脂肪酸是人体极其重要的能源物质。

4. 酮体的代谢

酮体(ketone)是脂肪酸在肝不彻底氧化的产物,包括乙酰乙酸、β-羟丁酸和丙酮。其中乙酰乙酸占 30%,β-羟丁酸占 70%,丙酮含量极微。

(1) 酮体的生成:在肝脏中,脂肪酸生成的乙酰 CoA,除彻底氧化为 CO_2 和 H_2O 外,尚有活性较高的酮体合成酶系,因此肝脏中的更为重要的乙酰 CoA 的代谢去路是合成酮体。酮体生成过程如下:

$$乙酰 CoA + 乙酰 CoA \rightarrow 乙酰乙酸 CoA \xrightarrow{HMG CoA 合成酶} HMG CoA$$
$$β-羟丁酸 \leftarrow 乙酰乙酸$$
$$丙酮$$

(2) 酮体的利用:肝脏中没有氧化利用酮体的酶,因此酮体生成后透出肝细胞膜,随血液运至肝外组织后,进行氧化分解。

甘油三酯的合成主要在肝脏、脂肪组织及小肠的细胞液中以乙酰 COA 和 NADPH $+H^+$ 为原料合成的,其中肝脏合成能力最强。

(二)胆固醇代谢

胆固醇是一种重要的类脂,是甾醇的衍生物,健康成人体内含胆固醇约 140 g,主要分布在脑及神经组织、肝肠等内脏、皮肤、脂肪组织。

1. 胆固醇的来源

人体内胆固醇的来源有两个方面,即食物摄入的外源性途径和人体合成的内源性途径。其中内源性胆固醇主要以乙酰 CoA,ATP 及 NADPH $+H^+$ 为原料,在肝或小肠的胞液和内质网中合成的。

2. 胆固醇的去路

胆固醇作为生物膜的结构成分,其本身在体内不能被彻底氧化为 CO_2 和 H_2O,而是生成生物活性物质。

(1)构成组织细胞成分:胆固醇是生物膜的重要组成部分。

(2)转变为重要生理活性物质:① 转变为胆汁酸。胆固醇在肝中转化为胆汁酸是胆固醇在体内代谢的主要去路。② 转变为类固醇激素。胆固醇在肾上腺皮质的球状带、束状带和网状带内可分别合成盐皮质激素、糖皮质激素和性激素。③ 转变成维生素 D_3。胆固醇在肝、小肠黏膜和皮肤等处,可脱氢生成 7-脱氢胆固醇。贮存于皮下的 7-脱氢胆固醇,经紫外线照射进一步转化成维生素 D_3。

(3)胆固醇的排泄:体内小部分胆固醇也可经胆汁或通过肠黏膜排入肠道。进入肠道的胆固醇一部分被吸收,另一部分则被肠菌还原转变成粪固醇,随粪便排出。

(三)血脂

1. 血脂的组成和含量

血脂(lipids)是指血浆中的脂类,包括:甘油三酯、磷脂、胆固醇及其酯以及游离脂肪酸等。血浆脂类含量虽只占全身脂类含量极少部分,但经肠吸收的食物甘油三酯及由肝合成的甘油三酯,均必须通过血液循环运输至组织器官方能代谢。因此血脂含量测定可以反映体内脂类代谢状况,有一定的临床意义,已成为生化检验的常规测定项目。

2. 血浆脂蛋白(plasma lipoproteins)

脂类难溶于水,必须与血浆中水溶性强的蛋白质(称为载脂蛋白)结合后,方能经血液运输至全身组织器官。

(1)血浆脂蛋白的分类:血浆脂蛋白即脂类与载脂蛋白组成的颗粒,由于组成脂类的比例和蛋白质的量不同,各种脂蛋白理化性质(密度、颗粒大小、表面电荷、电泳速度等)的差异,一般可用超速离心法和电泳法将血浆脂蛋白进行分类。

① 超速离心法(ultracentrifugation)(密度分类法):不同脂蛋白中各种脂类和蛋白质所占比例不同,故其密度差异较大,含甘油三酯多者密度低,反之则高。可分为四类:乳糜微粒(CM)、极低密度脂蛋白(VLDL)、低密度脂蛋白(LDL)和高密度脂蛋白(HDL)。

② 电泳法(electrophoresis)：根据各种脂蛋白组成中载脂蛋白的不同，其表面电荷多少及颗粒大小的不同，在电场中移动速度有快慢，由负极到正极依次分为乳糜微粒、β-脂蛋白、前β脂蛋白和α-脂蛋白(图 11-8)。

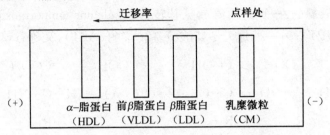

图 11-8　血浆脂蛋白电泳示意图及与密度法分类的关系示意图
(电泳分类法所分的区带与密度分类法的对应关系)

(2) 血浆脂蛋白组成特点：血浆脂蛋白是由蛋白质、甘油三酯、磷脂、胆固醇及其酯组成的，但各种脂蛋白其脂类和蛋白质的比例不同。故各类脂蛋白有其自身的特点，见表 11-2。

血浆脂蛋白中的蛋白质成分称为载脂蛋白(apo)，主要分为 A, B, C, D 及 E 五大类。

表 11-2　血浆脂蛋白的分类、特点与主要功能

超速离心法	CM	VLDL	LDL	HDL
电泳法	CM	前β脂蛋白	β脂蛋白	α-脂蛋白
密度/(g·cm^{-2})	<0.95	0.95～1.006	1.006～1.063	1.063～1.210
含量最高的成分	甘油三酯	甘油三酯	胆固醇及其酯	蛋白质
蛋白质含量/(%)	0.5～2	5～10	20～25	45～50
主要脂类成分	甘油三酯	甘油三酯	胆固醇	磷脂和胆固醇
形成部位	小肠	肝	血浆	肝、小肠、血浆
主要生理功能	转运外源性脂肪	转运内源性脂肪	转运胆固醇	反向转运胆固醇

三、蛋白质代谢

蛋白质的基本组成单位是氨基酸，所以蛋白质分解代谢的中心内容是氨基酸代谢。

(一) 氨的代谢

正常人血氨(NH_3)浓度低于 0.06 $\mu mol/L$(0.1 mg/dL)。当血氨浓度升高，可引起中枢神经功能紊乱，称为氨中毒。机体通过一系列调节机制，维持血氨浓度在正常水平。

1. 体内氨的来源

(1) 以氨基酸脱氨基作用产生的 NH_3 为主要来源：氨基酸脱氨基作用的方式有转氨基、氧化脱氨基、联合脱氨基等，其中联合脱氨基最为重要。

① 转氨基作用：一种 α-氨基酸与另一种 α-酮酸在转氨酶(又称氨基转移酶)催化下

进行氨基和酮基的交换,分别生成相应的 α-酮酸和 α-氨基酸的过程称为转氨基作用(transamination)。转氨酶的辅酶为含有维生素 B_6 的磷酸吡哆醛或磷酸吡哆胺。体内转氨基作用广泛,但并没有游离氨生成,其氨基只是从一个分子转移到另一个分子上。体内有两种重要的转氨酶:一种是丙氨酸氨基转移酶(alanine aminotransferase,ALT),又称谷丙转氨酶(GPT);另一种是天冬氨酸氨基转移酶(AST),又称谷草转氨酶(GOT)。

$$
\begin{array}{cccc}
\text{COOH} & \text{COOH} & \text{COOH} & \text{COOH} \\
| & | & | & | \\
\text{H}-\text{C}-\text{NH}_2 & +\ \text{C}=\text{O} & \ \text{C}=\text{O} & +\ \text{H}-\text{C}-\text{NH}_2 \\
| & | & | & | \\
\text{R}_1 & \text{R}_2 & \text{R}_1 & \text{R}_2
\end{array}
$$

(转氨酶 ⇌)

② 氧化脱氨基作用:氨基酸脱氨基的同时伴有氧化反应,称为氧化脱氨基作用。催化此反应的酶以 L-谷氨酸脱氢酶最普遍。

$$
\text{L-谷氨酸} \underset{\text{NAD}^+ \quad \text{NADH}+\text{H}^+}{\overset{\text{L-谷氨酸脱氢酶}}{\longleftrightarrow}} \text{亚谷氨酸} \underset{\text{H}_2\text{O} \quad \text{NH}_3}{\overset{\text{L-谷氨酸脱氢酶}}{\longleftrightarrow}} \text{α-酮戊二酸}
$$

③ 联合脱氨基作用:由两种以上的酶联合催化氨基酸脱去氨基,生成 α-酮酸和氨的过程称为联合脱氨基作用。氨基酸首先与 α-酮戊二酸经转氨基作用生成相应的酮酸及谷氨酸,谷氨酸再经 L-谷氨酸脱氢酶作用重新生成 α-酮戊二酸,并释放游离氨。联合脱氨基作用是体内氨基酸脱氨基的主要方式,其逆反应也是体内合成非必需氨基酸的主要方式。

$$
\begin{array}{ccccc}
\text{氨基酸} & & \text{α-酮戊二酸} & & \text{NH}_3+\text{NADH}+\text{H}^+ \\
& \text{转氨酶} & & \text{L-谷氨酸脱氢酶} & \\
\text{α-酮酸} & & \text{谷氨酸} & & \text{H}_2\text{O}+\text{NAD}^+
\end{array}
$$

(2) 肾远曲小管上皮细胞产生的 NH_3 在某种条件下也可进入血液,成为血 NH_3 的一种来源。

(3) 肠道食物蛋白质腐败作用产生的 NH_3 以及尿素在肠道细菌作用下分解释放的 NH_3:肠道 NH_3 的吸收状况与肠道 pH 有关。当 pH 低时,NH_3 与 H^+ 结合生成 NH_4^+ 不易吸收而随大便排出体外;当 pH 高时,NH_3 吸收增加。因此对高血 NH_3 的患者可用弱酸性透析液作结肠透析,而禁止用碱性肥皂水灌肠。

2. 体内氨的转运

(1) 谷氨酰胺运氨:谷氨酰胺是从脑、肌肉等组织向肝或肾运输氨的主要形式,因此谷氨酰胺既是氨的解毒产物,也是氨的贮存和运输形式。

(2) 丙氨酸-葡萄糖循环:一方面使肌肉中氨基酸脱氨基产生的氨运到肝脏生成尿素;另一方面又使肝脏为肌肉提供了葡萄糖;供肌肉活动能量的需要。

3. 体内氨的去路

(1) 在肝脏中合成尿素(urea)。

(2) 合成谷氨酰胺、天冬酰胺等。

（3）参与其他含氮化合物（如嘌呤、嘧啶等）的合成。其中，合成尿素是体内 NH_3 的主要去路。肝脏合成尿素的途径是鸟氨酸循环（ornithine cycle），又称 Krebs-Henseleit 循环或尿素循环（urea cycle）（图 11-9）。尿素合成的总反应归结为

$$2NH_3 + CO_2 + 3ATP + 3H_2O \longrightarrow \underset{NH_2}{\overset{NH_2}{C=O}} + 2ADP + AMP + 4Pi$$

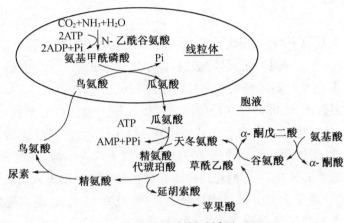

图 11-9　鸟氨酸循环

4. α-酮酸的代谢

氨基酸脱氨基作用后生成的 α-酮酸主要有三种代谢途径。

（1）合成非必需氨基酸：α-酮酸重新氨基化生成相应的 α-氨基酸。例如，丙酮酸、草酰乙酸、α-酮戊二酸分别转变成丙氨酸、天冬氨酸、谷氨酸。

（2）转化为糖和脂类：α-酮酸在体内可转变为糖、脂类及酮体。

（3）氧化供能：α-酮酸在体内可以通过三羧循环及生物氧化作用彻底氧化成 CO_2 及 H_2O，同时释放能量。

（二）氨基酸脱羧基作用

氨基酸脱去羧基生成 CO_2 和胺的过程称为氨基酸脱羧基作用（decarboxylation）。体内部分氨基酸脱羧生成具有重要生理活性的胺。

1. 组胺（histamine）

组胺是一种强烈的血管扩张剂，并能增强毛细血管的通透性。

$$L\text{-组氨酸} \xrightarrow{\text{组氨酸脱羧酶}} \text{组胺} + CO_2$$

2. γ-氨基丁酸（γ-aminobutyric acid）

γ-氨基丁酸是由谷氨酸脱羧产生，为抑制性神经递质。

$$L\text{-谷氨酸} \xrightarrow{L\text{-谷氨酸脱羧酶}} \gamma\text{-氨基丁酸} + CO_2$$

四、水盐代谢和酸碱平衡

水是人体内含量最多的物质,约占体重的 60%。大部分水与蛋白质、多糖等物质结合,以结合水的形式存在,另一部分水以自由状态存在。水具有重要的生理功能,是组织细胞的主要组成成分,具有调节体温、润滑、运输及促进、参与体内物质代谢的作用。因此,水是维持人体正常代谢活动和生理功能的必需物质之一。

(一) 水盐代谢

1. 水的来源与排出

正常成人一般情况下,每天所需水量约为 2 500 mL,主要来源有饮水、代谢水和食物水。水的排出主要有:① 肺排水。肺呼吸时,以水蒸气形式排出水,每天肺呼吸排出水约 350 mL。肺排水量的变化与呼吸的频率和深度等有关。② 皮肤排水。皮肤排水有两种方式。一种是非显性出汗,即体表水分的蒸发。成人每天由此蒸发水约 500 mL,因其中电解质含量甚微,故可将其视力纯水。另一种是显性出汗,为皮肤汗腺活动分泌的汗液,出汗量与环境温度、湿度及活动强度等有关。汗液属于低渗溶液,此时在补充水分的基础上还应注意电解质的补充。③ 消化道排水。各种消化腺分泌进入胃肠道的消化液,正常情况下,这些消化液绝大部分被肠道重吸收,每日只有 150 mL 左右随粪便排出;但在大量呕吐、腹泻、胃肠减压等情况下,消化液大量丢失,导致体内水和电解质平衡紊乱。④ 肾排水。肾排尿是体内排水的主要途径,在维持水盐代谢平衡上起重要作用。正常成人每天尿量约为 1 500 mL,成人每天由尿排出约 35 g 固体废物,每克固体溶质至少需要 15 mL 水才能使之溶解,因此排泄这些代谢废物至少需 500 mL 尿量。

正常成人每天水的进出且大致相等,维持水的动态平衡。为满足正常生理需要,成人每天应供给 2 500 mL 水以维持水的进出平衡。2 500 mL 称为生理需水量。但在缺水情况下,人体每天仍经肺、皮肤、消化道和肾(按每天最低尿量 500 mL 计)排出水约 1 500 mL。除 300 mL 代谢水外,成人每天至少应补充 1 200 mL 水,才能维持最低限度的水平衡。1 200 mL 称为最低需水量。

此外,儿童、孕妇和恢复期病人,需保留部分水作为组织生长、修复的需要,故他们的摄水量略大于排水量。婴幼儿体液含量高,新陈代谢旺盛,每天需水量按公斤体重计算比成人约高 2~4 倍,但因其神经、内分泌系统发育尚不健全,调节水、电解质平衡的能力较差,所以比成人更容易发生水、电解质平衡失调。

2. 钠、钾代谢

(1) 钠的代谢:50% 的钠在细胞外液,是细胞外液的主要阳离子。人体的钠主要来自食盐($NaCl$),成人每天 $NaCl$ 的需要量为 4.5~9.0 g,其摄入量常随个人饮食习惯不同而异,$NaCl$ 几乎全部被消化道吸收。Na^+ 要经肾随尿排出,其中尿的排泄量与摄入量几乎相等。肾对 Na^+ 的排出有很强的调控能力,即"多吃多排、少吃少排、不吃不排"。此外,汗液和粪便亦可排出极少量的 Na^+,但如大量出汗或腹泻,也会丢失大量的 Na^+。儿童与老年人肾功能一般较弱,不宜多食盐。

(2) 钾的代谢:98% 的钾分布于细胞内,是细胞内液的主要阳离子。约 2% 存在于细胞外液。血清钾浓度为 $3.5 \sim 5.5$ mmol/L,而细胞内液钾浓度高达 150 mmol/L 左右。细胞内、外 K^+ 分布极不均衡,主要通过细胞膜上 $Na^+ - K^+ - ATP$ 酶的作用,使细胞内、外 K^+ 不断进行交换,以保持动态平衡。实验证明向血管内注入 K^+ 后,约 15 h 后 K^+ 在细胞内外才能达到平衡,说明 K^+ 进入细胞的速度缓慢。因此,临床上静脉补充应遵循“四不宜”原则(即不宜过浓、不宜过快、不宜过多、不宜过早),防止钾输入过多过快,造成高血钾。

钾在细胞内、外的分布还受物质代谢和体液酸碱平衡等因素的影响。大量补充葡萄糖时,细胞内糖原合成作用增强,K^+ 从细胞外进入细胞内,引起血浆钾浓度降低,故应注意适当补钾。对于高血钾患者,可采用注射葡萄糖溶液和胰岛素的方法,加速糖原合成,促使细胞外液 K^+ 内流,降低血钾浓度;另外在组织生长或创伤恢复期等情况下,蛋白质合成代谢增强,钾进入细胞内,可使血钾浓度降低,此时应注意钾的补充;而在严重创伤、感染、缺氧以及溶血等情况下,蛋白质分解代谢增强,细胞内 K^+ 外流,超过肾排钾能力时,则可导致高血钾;再者细胞外液 H^+ 浓度增高,部分 H^+ 与体细胞和肾小管上皮细胞内的 K^+ 进行交换,可以引起高血钾;反之,碱中毒可以引起低血钾。

体内约 $80\% \sim 90\%$ 的钾经肾由尿排出,肾对钾的排泄能力很强,而且比较迅速。正常情况下,其排出量与摄入量大致相等,所以,肾功能良好时,口服钾不易引起血钾的异常增高。肾控制排钾能力不如对钠严格,其特点是“多吃多排,少吃少排,不吃也排”。

3. 酸碱平衡(acid-base balance)

机体在生命活动过程中不断产生酸性和碱性物质,同时又不断地从食物中摄取酸碱物质,机体通过一系列的调节作用,最后将多余的酸性物质或碱性物质排出体外,使体液 pH 维持在相对恒定的范围内,这一过程称为酸碱平衡。体液 pH 之所以能维持相对恒定,主要取决于三方面调节:即血液的缓冲作用,肺对 CO_2 的调节,肾对 H^+ 或 NH_4^+ 排出的调节。这三方面的调节作用互相协调、互相制约,共同维持体液 pH 相对恒定。

(1)酸、碱物质的来源:酸性物质主要来源于糖、脂类及蛋白质等的分解代谢,有少量来自于某些食物及药物。物质在机体代谢过程中还可产生少量的碱性物质,但碱性物质主要来源于食物如蔬菜和水果等。

(2)酸、碱平衡的调节

① 血液的调节:血液是一种复杂的缓冲溶液,含有多种由弱酸及其对应的盐组成的缓冲对。血液缓冲体系根据存在部位不同分为血浆缓冲体系和红细胞缓冲体系。

血浆缓冲体系含有下列缓冲对:$NaHCO_3/H_2CO_3$,Na_2HPO_4/NaH_2PO_4,$Na - Pr/H - Pr$。红细胞缓冲体系含有下列缓冲对:$KHCO_3/H_2CO_3$,K_2HPO_4/KH_2PO_4,KHb/HHb 和 $KHbO_2/HHbO_2$。血浆中以碳酸氢盐缓冲对最为重要,红细胞中以 Hb,HbO_2 缓冲对最为重要。

碳酸氢盐缓冲对之所以重要,是因为其含量多,缓冲能力大,而且该体系易于调节。$NaHCO_3$ 是体内缓冲固定性酸的主要物质。缓冲结果,较强的固定酸变成挥发性酸,易于从肺排出,同时在正常情况下 $NaHCO_3/H_2CO_3$ 的比值与血液 pH 有直接关系。当 $NaHCO_3/H_2CO_3$ 比值改变时,pH 随之发生变化。正常人血浆 $NaHCO_3$ 浓度为 24 mmol/L,H_2CO_3 浓度为 1.2 mmol/L,两者比值 20/1。血浆 pH 可按亨德森-哈塞尔巴赫方程式计算:

$$pH = PKa + lg[NaHCO_3]/[H_2CO_3]$$

式中 PKa 是 H_2CO_3 解离常数的负对数,在 37℃ 时为 6.1,将此值与 $[NaHCO_3]/[H_2CO_3]$ 的比值代入上式,则为:

$$pH = 6.1 + lg20/1 = 6.1 + 1.3 = 7.4$$

从上式可见,血浆的 pH 取决于碳酸氢盐缓冲对中两种成分的浓度比值,而不是取决于他们的绝对浓度。只要 $NaHCO_3$ 与 H_2CO_3 浓度之比为 20/1,血浆的 pH 即为 7.4;若一方浓度改变,而另一方作相应增减,使比值仍维持在 20/1,则血浆的 pH 仍为 7.4;当此比值发生改变时,血浆 pH 也随之改变。因此,人体酸碱平衡调节的实质,就在于调节血浆中 $NaHCO_3$ 与 H_2CO_3 的含量,使两者的比值维持在 20/1。

对固定酸(fixed acid)的缓冲:固定酸(HA)进入血液后,主要被 $NaHCO_3$ 缓冲。

$$HA + NaHCO_3 \longrightarrow NaA + H_2CO_3$$

缓冲的结果使酸性较强的固定酸转变成固定酸钠,并生成酸性较弱的 H_2CO_3,因而血液的 pH 不致发生明显的下降。血浆中的 $NaHCO_3$,主要用于缓冲固定酸,其含量多少在一定程度上可以代表机体对固定酸的缓冲能力,故习惯上把血浆中的 $NaHCO_3$ 的含量称为机体的"碱储",临床常用二氧化碳结合力(CO_2CP)来表示碱储的多少。

对碱性物质的缓冲:碱性物质(BOH)进入血液后,主要被 H_2CO_3 缓冲,缓冲的结果使碱性较强的 BOH 转变成碱性较弱的 $BHCO_3$,因而血液的 pH 不致发生明显的升高。

$$BOH + H_2CO_3 \longrightarrow BHCO_3 + H_2O$$

由此可见,血液的缓冲体系在缓冲酸和碱的过程中起着重要作用。它发挥作用最早,见效最快,但其缓冲作用存在一定的局限性,不能彻底清除进入血液中的酸性或碱性物质。机体还要通过肺及肾的调节来维持体液的酸碱平衡。

② 肺的调节:肺通过改变呼吸运动的频率和深度,从而调节 CO_2 排出量来控制血中 H_2CO_3 的浓度以维持酸碱平衡,但仅能调节挥发性酸,对固定酸不起作用。在观察病情时,应特别注意病人呼吸的深度和频率。肺的呼吸作用受呼吸中枢的控制,而呼吸中枢的兴奋性又与血液的二氧化碳分压(PCO_2)及 pH 有关。缓冲对发挥调节作用后 $NaHCO_3/H_2CO_3$ 比值发生改变。肺的作用主要是通过呼吸频率和深浅的改变调节 H_2CO_3 的浓度,以维持 $NaHCO_3/H_2CO_3$ 的正常比值。

血液流经组织时,组织中的 CO_2 扩散入红细胞,经碳酸酐酶作用与 H_2O 化合成 H_2CO_3。H_2CO_3 主要被 KHb 缓冲,生成 $KHCO_3$ 和酸性较 H_2CO_3 更弱的 HHb,故使血液 pH 不致过度下降。血液运行至肺部时，HHb 与 O_2 结合成 $HHbO_2$，后者与 $KHCO_3$ 作用生成 $KHbO_2$ 和 H_2CO_3，H_2CO_3 再分解成 CO_2 呼出：

$$KHb + H_2CO_3 \longrightarrow KHCO_3 + HHb$$
$$HHbO_2 + KHCO_3 \longrightarrow KHbO_2 + H_2CO_3$$

由此可见，当血液对固定酸和碱进行缓冲后，血浆 $NaHCO_3$ 和 H_2CO_3 浓度会升高或减低。通过肺的调节功能，可使 H_2CO_3 浓度恢复或接近正常。但肺不能调节 $NaHCO_3$ 的浓度，$NaHCO_3$ 浓度的恢复还需要肾进行调节。

③ 肾的调节：肾脏主要是通过排出过多的酸或碱来调节血浆中 $NaHCO_3$ 的浓度。当血浆中 $NaHCO_3$ 的浓度降低时，肾便加强排出酸性物质和重吸收 $NaHCO_3$，从而恢复血浆中 $NaHCO_3$ 的正常浓度。相反，当血浆中 $NaHCO_3$ 的浓度过高时，肾便加强排出碱性物质，从而使血浆中 $NaHCO_3$ 恢复正常浓度。肾脏对酸碱平衡的调节主要通过肾小管细胞泌氢（H^+—Na^+ 交换）、泌氨（NH_4^+—Na^+ 交换）及泌钾（Na^+—K^+ 交换）的作用，排出多余的酸性物质来实现对 $NaHCO_3$ 的浓度的调节。

因此机体酸碱平衡的调节是血液、肺、肾脏需共同参与缺一不可的。血液作为"先锋"反应迅速，但缓冲能力有限且会导致 $NaHCO_3$ 和 H_2CO_3 浓度的改变。肺虽然也能较快调节，但仅限于调节 H_2CO_3 的浓度。肾脏发挥作用较慢但强而持久，可排出多余的酸和碱，还可调节 $NaHCO_3$ 浓度，因而是调节酸碱平衡的最后一道重要的防线。

五、胆色素代谢

肝脏可以将一些内源性（胆色素等）或外源性（药物等）的非营养物质，通过氧化、还原、水解、结合（与 UDPGA、活性硫酸等物质结合）等反应方式增加非营养物质的水溶性，使其易随胆汁或者尿液排出体外，即生物转化作用（biotransformation）。

血红素（hemoglobin）是体内主要的铁卟啉化合物，在体内分解代谢的主要产物是胆色素。包括胆绿素（biliverdin）、胆红素（bilirubin）、胆素原（prophobilinogen）和胆素（choline），正常时主要随胆汁而排出体外。胆红素是胆汁中的主要色素，呈橙黄色，具有毒性，可引起脑组织不可逆的损害。胆色素在体内排出的过程即为生物转化作用，肝脏的解毒功能绝大多数情况下便通过该过程实现的。如果胆色素代谢（bilirubinate metabolism）过程紊乱，会引起临床常见的各种类型的黄疸（jaundice）（图 11-10）。

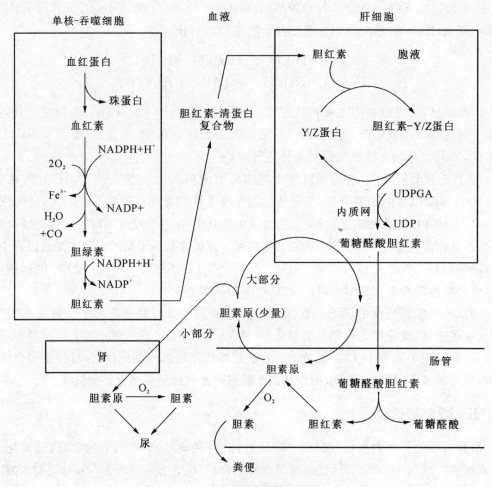

图 11-10 胆色素代谢过程

第三节 能量代谢

一、高能键及高能化合物

（一）高能键

一般将化学键水解可释放超过 20.9 kJ/mol 能量的化学键称为高能键（high-energy key），常用"～"符号表示。常见的高能键是高能膦酸酯键（～P），其次还有硫酯键（CO～S）、氮磷键（N～P）等。

（二）高能化合物

含有高能键的化合物称为高能化合物（energetic compounds）。高能化合物在水解反应中释放的能量高于 20.9 kJ/mol。体内最主要的高能化合物是 ATP，ATP 是生命活动的直接供能物质。

二、ATP 的生成

(一)底物水平磷酸化

底物水平磷酸化(substrate-level phosphorylation)是代谢物分子中的高能键在酶的作用下,直接转移给 ADP 生成 ATP 的方式。例如:

$$1,3\text{-二磷酸甘油酸} + ADP \xrightarrow{\text{磷酸甘油酸激酶}} 3\text{-磷酸甘油酸} + ATP$$

(二)氧化磷酸化

1. 概念

代谢物脱下的氢,通过呼吸链传递给氧生成水的过程,释放的能量可使 ADP 磷酸化生成 ATP,称为氧化磷酸化(oxidative phosphorylation)。它是体内生成 ATP 的主要方式。

2. 呼吸链

在生物氧化过程中,代谢物脱下的成对氢原子(2H)通过递氢体和递电子体构成的传递体系逐步传递给 O_2 生成 H_2O,此传递体系称为呼吸链(respiratory chain)。这些递氢体和递电子体大多以复合体的形式按一定顺序排列在线粒体内膜上。线粒体是生物氧化最主要的场所。

递氢体主要包括:NAD^+ 或 $NADP^+$,FMN 或 FAD,CoQ;递电子体主要是细胞色素,根据其吸收光谱分为 a,b,c 三类。参与呼吸链的 Cyt 是 b,C_1,C,a,a_3。CoQ 脱下的电子经 Cyt 类按 $b \rightarrow c_1 \rightarrow c \rightarrow aa_3$ 的顺序传递(图 11-11),最后由 $Cytaa_3$ 将电子交给 O_2,使 O_2 激活生成氧负离子(O^{2-}),据此,将 $Cytaa_3$ 称为细胞色素氧化酶(cytochrome oxidase)。因为 Cyta 和 $Cyta_3$ 难以分离,故常称之为 $Cytaa_3$。

线粒体内重要的呼吸链有两条:NADH 氧化呼吸链和 $FADH_2$(琥珀酸)氧化呼吸链。① NADH 氧化呼吸链:生物氧化中以 NAD^+ 为辅酶的脱氢酶,催化代谢物脱下的氢由 NAD^+ 接受生成 $NADH + H^+$,然后通过以 FMN 为辅酶的 NADH 脱氢酶的催化将氢和电子传递至 CoQ 和 Cyt 体系,最后与氧结合生成 H_2O。② 琥珀酸($FADH_2$)氧化呼吸链:生物氧化中以 FAD 为辅基的脱氢酶,催化代谢物脱下的氢由辅基 FAD 接受,然后传递至 CoQ,再往下传递过程与 NADH 氧化呼吸链相同(图 11-11)。

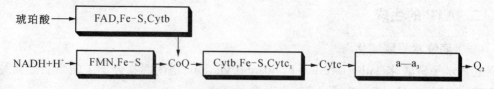

图 11-11 两条呼吸链氢及电子的传递顺序

NADH 氧化呼吸链递氢过程释放的能量分别在 3 个部位使 ADP 磷酸化生成 ATP（图 11-12）。第一个偶联部位在 NADH 到 CoQ 之间，第二个偶联部位在 Cyt b 到 Cyt c 之间，第三个偶联部位在 Cytaa₃ 到 O₂ 之间。FADH₂ 氧化呼吸链仅有后两个偶联部位。通过 P/O 比值仪的测定可知一对氢原子通过 NADH 氧化呼吸链生成水可生成 2.5 分子 ATP，而通过 FADH₂ 氧化呼吸链仅生成 1.5 分子 ATP。

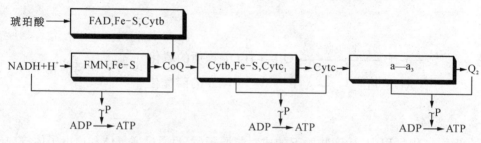

图 11-12 氧化磷酸化和偶联部位示意图

三、基础代谢

人体的体力活动、精神状态、环境温度和食物等都影响能量代谢，因此，测定能量代谢时应尽量排除这些因素的影响。人体在清醒而又非常安静状态下的能量代谢，称为基础代谢（basal metabolism）。单位时间内的基础代谢称为基础代谢率（BMR）。测定基础代谢率要在清晨空腹时进行，测定前要安静平卧半小时以上，要解除焦虑、烦躁等精神紧张的影响，室温在 18℃～25℃ 之间。

正常人基础代谢率测得数值与正常平均值比较，相差在 ±15% 以内。当相差之数超出 ±20% 时，可能是病理变化，常见原因是甲状腺疾病、发热等。

四、体温

体温（body temperature）指机体深部温度。人体具有相对恒定的体温，这是保证体内新陈代谢顺利进行的必要条件之一，因体内各种酶的活性都需要适宜的温度。在一定范围内，温度升高，酶的活性增强，使代谢率也增高，故发热病人消耗很大，但体温高达 42℃～43℃ 时，可使酶变性而危及生命，故对高热病人应采取降温措施。体温降低，酶活性减弱，代谢率也降低，此时能量不足，可因脑机能障碍而意识丧失，进入类似冬眠状态。

（一）正常体温及其生理变动

人体深部各处温度差异较小，且较稳定，可以代表正常体温。临床上常在直肠、口腔、腋窝三个部位测量体温。直肠温度正常为 36.9℃～37.9℃，平均 37.4℃，比较接近机体深部温度；口腔（舌下）温度约比直肠温度低 0.3℃；腋下温度约比口腔温度低 0.4℃。

正常人的体温保持相对恒定，但有一定的生理波动：① 昼夜周期变动，通常是清晨 2～6 时最低，下午 2～8 时最高；② 女性体温略高于男性，并随月经周期发生规律性变化，特点是排卵日最低；③ 不同年龄的人，体温也不同；④ 肌肉活动时，体温可暂时升高。

在临床工作中特别要注意老年人和新生儿的体温特点，新生儿因其体温调节能力差，体温易受环境温度的影响；老年人对环境的适应能力差，体温低，发热时可不见体温的升高。

（二）体温恒定的维持

人体恒定的体温维持，依赖于产热和散热的动态平衡。产热最多的器官是骨骼肌和肝脏。安静状态下，主要的产热部位是肝脏，肝脏是体内代谢最旺盛的器官，产热量最大；在剧烈运动时，骨骼肌产热量占全身总产热量的 90%。机体产热的多少取决于能量代谢的水平，各种原因引起的能量代谢水平的变化，都可使产热量发生变化。当机体处于寒冷环境中时，机体通过战栗产热和非战栗产热两种形式来增加产热量以维持体温。① 战栗产热：战栗是骨能肌发生不随意的节律性收缩的表现，其特点是屈肌和伸肌同时收缩，这样并不对外做功，但产热量很高。发生战栗时，代谢率可增加 4～5 倍。这样有利于维持机体在寒冷环境中的体热平衡。② 非战栗产热：非战栗产热又称代谢产热。机体所有组织器官都有代谢产热的功能，但以褐色脂肪组织的产热量为最大，约占代谢性产热总量的 70%。褐色脂肪组织分布于人体的腹股沟、腋窝、肩胛下区以及颈部大血管的周围等处。它的细胞内含有丰富的线粒体，这表明它具有很高的代谢潜力。新生儿的体温调节机制尚不健全，非战栗产热对新生儿来说非常重要。

机体主要的散热器官是皮肤，当环境温度低于人的表层体温时体热主要通过皮肤的辐射、传导和对流等方式向外界发散。① 辐射：以热射线的形式向周围散发热能，辐射散热量的多少主要取决于皮肤与周围环境的温度差和有效散热面积。② 传导：将热量直接传给与皮肤相接触的较冷的物体，临床上常用冰袋、冰帽为高热病人降温；人体脂肪的导热效能较差，因而肥胖的人多怕热。③ 对流：通过气体或液体的流动交换热量的散热。影响对流散热的因素主要是风速，风速越大，对流散热量也越大。夏天在相同温度下，有风时感觉凉爽，就是这个道理。棉花和皮毛因其中的空气不易流动，故常用来保温御寒。④ 蒸发：通过体表水分的蒸发而散热。当环境温度接近或高于体温时，主要靠蒸发散热。人体蒸发有两种形式，即不感蒸发和可感蒸发（发汗）。

发汗，即汗腺分泌汗液。在高温环境中或剧烈运动及劳动时，汗液明显分泌。但人在高温、高湿、无风的环境中，蒸发散热减少，致使体热积聚，易发生中暑。汗液中主要成份是水和 NaCl、尿素等。对大量出汗的人，容易出现高渗性脱水，应注意及时补充大量水分和适量的 NaCl。

（三）体温调节

高等动物和人能在环境温度变化的情况下保持体温的相对恒定，是由于机体内存在着体温的自动调节，体温调节包括自主性调节（autonomy of regulation）和行为性调节

（behavioral adjustment）。

1. 自主性体温调节

自主性调节，是指在体温调节中枢的控制下，通过增减皮肤血流量、出汗、寒战等生理调节反应，调节产热和散热过程，使体温保持相对恒定，这是体温调节的基础。

（1）温度感受器：自主性温度调节系统包括感受器、中枢和效应器（皮肤、竖毛肌、汗腺等）组成。其中感受器分为外周温度感受器和中枢温度感受器，外周感受器分布于人体皮肤、黏膜、内脏中，中枢温度感受器分布于脊髓、延髓、脑干网状结构、下丘脑和大脑皮质运动区等。

（2）体温调节中枢：根据多种恒温动物脑分段切除实验证明，只要保留下丘脑及其以下的神经结构，动物便具有维持恒定体温的能力，这说明体温调节的基本中枢位于下丘脑。视前区-下丘脑前部有热敏感和冷敏感神经元，调节着人体温度的恒定与变化。

（3）体温调节机制：正常人体温能维持相对稳定，可用调定点学说来解释。该学说认为，调定点数值的设定，取决于温度敏感神经元对某一温度的敏感性，从而决定体温恒定的水平。下丘脑的温度敏感神经元对温度的感受有一定的兴奋阈值，正常人一般为 37℃左右，这个温度就是体温稳定的调定点。临床上由细菌所致的发热，通常是由于致热原的作用使热敏神经元的兴奋性下降，阈值升高，而冷敏神经元的阈值下降，调定点上移，机体在高的调定点上进行体温调节的结果。如调定点从 37℃升高到 39℃时，首先出现怕冷、寒战等产热反应，直到体温升高到与新的调定点相适应时才转为散热反应。只要致热因素不消除，产热与散热两个过程就继续在此新的水平上保持平衡。由此可见，发热并不是由体温调节功能障碍引起，而是由于调定点上移的结果，属于主动性体温升高。某些解热药（如阿司匹林）的降温效应，可能就是阻断致热原的作用，使调定点恢复到正常水平；临床上也可以见到一些病理性的体温升高，属于被动性的，如体温调节中枢受到损伤（如脑外伤、脑出血等）、散热障碍（如先天性汗腺缺乏），产热异常增多（如甲状腺功能亢进）等。

2. 行为性体温调节

行为性体温调节是通过有意识的适应性活动调节体温，是自主性调节的补充，使人体的体温调节趋于完善。

知识运用

白化病与酶

白化病（albinism）俗称"白头翁"，是一种单基因隐性遗传病。白化病主要因黑色素缺乏而引起。正常人体内有一种酪氨酸酶，它会使体内的酪氨酸变成黑色素，保护人体免受紫外线及强光的照射。白化病人体内缺乏这种有活性的酪氨酸酶，无法将酪氨酸转变为黑色素，所以患者眼睛怕光，皮肤怕晒，皮肤、毛发呈白色。这种酶的缺乏，是因常染色体上制造此种酶的基因缺陷所致。这种病的主要特点是：皮肤无色素，呈白色或粉红色，因无色素保护，经日光一晒即发红；全身毛发亦都是白色；眼睛无色素，呈红色，很像兔子的眼睛,怕光、羞光,日光下不敢睁眼,视力较差(特别是白天,夜间相对好些)。严重者合并有发育不良、身体矮小、智力较差,有时亦会合并先天性聋哑症。

氨中毒与临床

氨是机体正常代谢产物,也是一种剧毒物质,正常人血氨浓度很低,不超过 59 umol/L,血氨浓度升高对中枢神经系统毒性显著,而且有时还可看到血氨增高与神经精神症状严重程度相平行。主要机制:① 干扰脑细胞能量代谢,脑组织中大量氨与 α-酮戊二酸结合成谷氨酸时,导致三羟酸循环障碍,严重影响细胞代谢和能量来源;② 使脑内神经递质发生改变,兴奋递质(谷氨酸,乙酰胆碱)减少,抑制性递质(谷氨酰胺,γ-氨基丁酸)增多;③ 干扰神经细胞膜的离子转运(抑制神经细胞膜),氨与钾离子通过钠泵竞争性进入细胞,引起细胞缺钾,也可干扰神经细胞膜 Na-K-ATP 酶活性,影响细胞内外 Na^+,K^+ 的分布。临床处理氨中毒病人可以从减少氨的来源、增加氨的去路等方式尽快降低血氨的浓度。

新生儿硬肿症

新生儿体表面积相对较大,皮肤薄嫩,血管丰富,容易散热。棕色脂肪是新生儿体内特有的组织,它的代谢是新生儿在寒冷环境中急需产热时的主要能量来源,而饥饿时的能量来源是白色脂肪。如小儿周围环境温度过低,散热过多,棕色脂肪容易耗尽,体温即会下降。新生儿严重感染时体温也不会上升。这些情况下皮下脂肪都容易凝固而变硬,同时低温时周围毛细血管扩张,渗透性增加,易发生水肿,结果产生硬肿。硬肿先发生在小腿、面颊和肩部,以后大腿外侧、臀部、上肢也受累,甚至累及全身。因胸腹硬肿而发生呼吸困难,因面颊硬肿而不能张嘴。患儿心音低钝、心率减慢、反应低下、尿少甚至无尿,以后口鼻流出血性液体,发生肺出血而死亡。本病常发生在寒冷季节,以生后不久或 1 周内的婴儿多见,多有环境温度偏低,保暖不够的病史,由于早产、感染等因素引起者也见于夏季。患儿体温降至 31℃~35℃,甚至 26℃左右。

复习思考题

一、名词解释

蛋白质变性 酶竞争性抑制 三羧酸循环 酮体 氧化磷酸化 鸟氨酸循环

二、问答题

1. 何谓酶原激活?酶原激活有何生物学意义?

2. 试说明糖酵解、三羧酸循环、糖异生的生理意义?

3. 简述血浆脂蛋白的组成和生理意义。

4. 简述氨的来源和去路。

5. 什么是呼吸链?体内有几种呼吸链?说出呼吸链与ATP的偶联部位。

6. 举例说明蛋白质变性。

(成秀梅 杨留才 徐红涛)

护理实用人体学实验指导

【实验目标】

（1）掌握神经肌肉标本制备方法。

（2）了解刺激与反应及兴奋性的概念。

【实验原理】

用蟾蜍或蛙离体的坐骨神经腓肠肌标本来观察兴奋、刺激的规律及肌肉收缩的特点等。

【实验用品】

蟾蜍或蛙、蛙类解剖器材、锌铜弓、培养皿、任氏液、滴管、记录仪、电刺激器等。

【实验方法】

（一）手术和实验装置

1. 制备坐骨神经腓肠肌标本

（1）破坏脑脊髓：左手握住洗净的蛙，食指压其头部前端，使头前倾（实验图 1-1）。可见头部背面正中线上有一凹陷处，即枕骨大孔，右手持探针由此垂直刺入 1～2 mm，再将探针尖端向头方刺入颅腔，左右搅动，捣毁脑组织。而后退针尖至皮下，再从枕骨大孔转向尾方，刺入椎管捣毁脊髓，至蛙四肢瘫软，抽出探针。

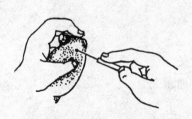

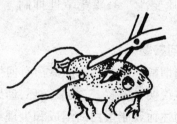

实验图 1-1　破坏蛙脑脊髓　　　　　实验图 1-2　剪断脊柱

（2）剪去躯干上部及内脏：在蛙肩关节稍下方处，用粗剪刀剪断脊柱（实验图 1-2）。再沿腹壁两侧向尾方剪去，至耻骨联合处一起剪掉腹壁和内脏（实验图 1-3），仅保留一段脊柱及其两侧的坐骨神经和后肢。

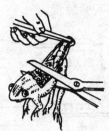 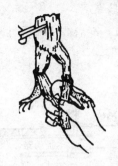

实验图1-3　剪去躯干上部及内脏　　　　实验图1-4　去皮

　　(3)去皮:左手捏住脊柱,右手捏住断端边缘皮肤,向下剥去全部皮肤(实验图1-4)。将标本放在盛有任氏液的培养皿中。将手和用过的器材洗净。

　　(4)分离两腿:用镊子夹住脊柱,提起标本,用粗剪刀沿脊柱正中至耻骨联合中央剪开分成两半,浸于盛有任氏液的培养皿中。

　　(5)游离坐骨神经:取一腿放在玻板上,用玻钩沿脊柱向尾端游离坐骨神经至大腿根部。再在后肢股部背侧股二头肌与半膜肌之间找出坐骨神经大腿段,小心分离,使之完全暴露(实验图1-5)。剪下一小段与坐骨神经相连的脊柱,用镊子夹住该段脊柱轻轻提起坐骨神经,逐一剪去其分支,游离神经至膝关节处。再将膝关节以上所有肌肉及股骨上1/2部分剪去,即成坐骨神经小腿标本[实验图1-6(a)]。

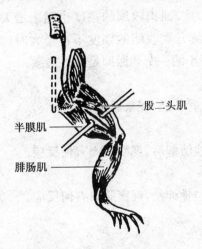 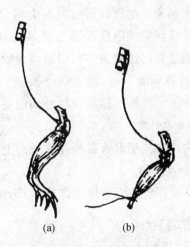

股二头肌

半膜肌

腓肠肌

(a)　　　　　(b)

实验图1-5　暴露坐骨神经　　　　实验图1-6　坐骨神经标本
　　　　　　　　　　　　　　　　　　(a)坐骨神经小腿标本
　　　　　　　　　　　　　　　　　　(b)坐骨神经腓肠肌标本

　　(6)分离腓肠肌:用镊子在跟腱处穿线结扎,并在结扎处的下端剪断跟腱,提起结扎线分离腓肠肌至膝关节处,然后沿膝关节下缘将小腿其余部分全部剪掉,留下的即坐骨神经腓肠肌标本[实验图1-6(b)]。用锌铜弓轻触坐骨神经,腓肠肌收缩,表明标本兴奋性良好。将标本放入任氏液内备用。

2. 安装实验装置

按实验图 1－7(a)或实验图 1－7(b)安装好实验装置。

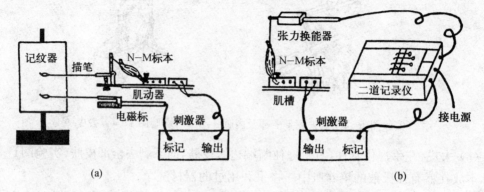

实验图 1－7　记录神经肌肉标本收缩反应的实验装置

(a) 记纹器描记；(b) 记录仪描记(N－M 标本：神经肌肉标本)

(二) 观察项目

1. 电刺激

将电刺激器的电压强度调到最小，开动记纹器或二道记录仪，每隔 10 s 左右刺激一次神经。逐个增加刺激强度，直至刚能描出收缩曲线为止。此时的刺激就是阈刺激，此时电刺激器输出的电压值，就是该标本的阈值。在此之前肌肉没有出现收缩反应的刺激均为阈下刺激。达到阈值后再逐个增大刺激强度，肌肉收缩的幅度也随之增大(因兴奋的神经纤维和肌细胞数目随之增多)。直至连续几次收缩的幅度不再增大时(此时兴奋的肌细胞数目已达到最多)，引起最大收缩的最小的一个刺激即是最适刺激。

2. 机械刺激

用小镊子在标本靠近脊柱处快速夹一下坐骨神经，观察肌肉有何反应。

3. 化学刺激

用少许食盐细末放在神经或肌肉上，待食盐溶解后，观察肌肉有何反应。

4. 温度刺激

将金属探针在酒精灯上加热后，迅速点触坐骨神经，观察肌肉有何反应。

【注意事项】

(1) 制备标本时应避免损伤神经与肌肉。

(2) 剪断股骨时，应留足够长度的股骨，以利于标本的固定。

(3) 经常用任氏液湿润神经和肌肉，以维持标本的兴奋性。

【实验报告】

(1) 实验者制作的神经肌肉标本兴奋性如何？其依据是什么？

(2) 电刺激、机械刺激、化学刺激、温度刺激神经后，肌肉有何反应？

(3) 简述刺激与反应、阈刺激、阈下刺激、阈上刺激及兴奋性的概念。

实验二 显微镜的构造及使用方法

【实验目标】

(1) 了解显微镜的构造、性能。

(2) 掌握显微镜的正确使用及高倍镜、低倍镜的使用方法。

(3) 熟悉普通光学显微镜的主要结构和功能。

【实验用品】

光学显微镜、组织切片。

【实验方法和内容】

(一) 显微镜的构造及使用

1. 显微镜的构造(实验图 2-1)

(1) 机械部分:包括镜座、镜臂、镜筒、倾斜关节、物镜旋转盘、载物台、压片夹、粗调节、细调节螺旋。

(2) 光学部分:目镜有 $5\times$、$10\times$ 等放大倍数,物镜有低倍镜($10\times$)、高倍镜($40\times$)和油镜($100\times$)、聚光镜、反光镜。

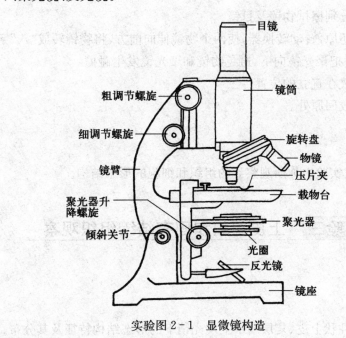

目镜

镜筒

粗调节螺旋

细调节螺旋

镜臂

聚光器升降螺旋

倾斜关节

旋转盘

物镜

压片夹

载物台

聚光器

光圈

反光镜

镜座

实验图 2-1 显微镜构造

2. 使用步骤

(1) 采光:打开光圈对好光源(一般以日光灯为光源),用凹面反光镜调节聚光器,至视野适宜为止。

（2）装置标本：将切片标本有盖玻片一面朝上，并用压片夹固定。

（3）调节焦距：先用粗调节螺旋将镜筒下移使镜头接近标本（切不可使物镜碰击玻片），视野内可见物像时，再用细调节螺旋调节物像至清晰。先用低倍镜观察，再用高倍镜观察。

（二）观察切片

1. 熟悉组织切片染色的特点

最常用的染色方法是苏木精（hematoxylin）和伊红（eosin）染色，简称 HE 染色。苏木精为碱性染料，能将细胞核染成蓝紫色；伊红为酸性染料，能将细胞质和细胞膜染成粉红色。故被染成蓝紫色的结构或物质称为嗜碱性物质，被染成粉红色或红色的则为嗜酸性物质。若与两者亲和力都不强，则称中性物质。

2. 介绍观察切片的步骤

先肉眼，后低倍，再高倍。

肉眼：主要观察被染色组织的形状，颜色的深浅。如上皮组织常位于表面，染色较深，用肉眼就能分辨出它的位置，然后在镜下就比较容易定位。

低倍：观察的范围较大但细胞的结构较小，大多只看到蓝紫色的细胞核，要认真体会。通常用低倍镜寻找并定位组织，作大致的观察，然后转高倍镜观察。

高倍：用来观察体会组织、细胞特征的主要方法，必须学会操作。

（三）显微镜的维护

（1）观察结束后，先降载物台，取下玻片。

（2）用擦净纸分别擦拭物镜及目镜。

（3）将各部分还原，转动转换器，使两个物镜伸向前方，将物镜转成"八"字形，将镜筒缓慢降至最低，同时把聚光镜向下，避免物镜和聚光镜发生碰撞。

（4）将反光镜放在直立的位置。

（5）将显微镜放回原处。

【实验报告】

绘图：绘出本次实验中你所观察到的组织和细胞的形态结构。

实验三　上皮组织和固有结缔组织观察

【实验目标】

（1）掌握单层柱状上皮、复层扁平上皮光镜下的形态结构特征及其分布。

（2）了解单层扁平上皮、假复层纤毛柱状上皮、变移上皮形态结构特征。

（3）了解疏松结缔组织中成纤维细胞、胶原纤维和弹性纤维的光镜下形态特征。

【实验用品】

单层扁平上皮、单层柱状上皮、假复层纤毛柱状上皮、复层扁平上皮、变移上皮和疏松结缔组织（铺片）。

【实验方法和内容】

（一）观察切片

1. 单层扁平上皮

（1）取材和染色

取小肠材料，HE 染色。

（2）观察

① 内皮

低倍：小肠的管壁中找到小血管横断面，内含有红细胞，其腔面衬有内皮。

高倍：内皮细胞呈扁平状，无核处胞质很薄，核略向腔内突出，染成蓝紫色。

② 间皮

低倍：小肠壁中有染成红色的平滑肌层，其外侧表面有间皮。

高倍：间皮结构与内皮结构相似。

2. 单层柱状上皮

（1）取材和染色

取小肠材料，HE 染色。

（2）观察

肉眼：腔面有几个大突起为皱襞，其表面有许多小突起为绒毛，绒毛表面被覆着上皮。

低倍：找到绒毛，可见其表面衬有单层柱状上皮。

高倍：上皮细胞为柱状，胞核呈椭圆形，靠近细胞基底部，细胞游离面有淡红色的薄层纹状缘。柱状细胞间夹有杯状细胞。此细胞呈高脚杯状，核呈三角形或半月形，深染，位于细胞的基部，顶部胞质充满黏原颗粒，溶解后成透明空泡状，有时被染成蓝色。

3. 假复层纤毛柱状上皮

（1）取材和染色

取气管材料，HE 染色。

（2）观察

肉眼：可见气管壁中"C"字形蓝色的透明软骨环，腔面有薄层深染的上皮。

低倍：分清蓝色的透明软骨，找到腔面的上皮组织，可见上皮细胞核位置高低不齐，似复层。上皮细胞间夹有杯状细胞。

高倍：此种上皮是由柱状细胞、梭形细胞和锥体细胞构成的。细胞基部均位于基膜上。柱状细胞呈柱状，核位置较高，游离面可见纤毛；梭形细胞的核位于中部；锥体细胞核呈圆形，靠近基膜。上皮基膜较明显，在杯状细胞形态如单层柱状上皮中可见。

4. 复层扁平上皮

（1）取材和染色

取食管材料，HE 染色。

（2）观察

肉眼：食管腔面凹凸不平，紧贴腔面有一层蓝紫色区域，即为上皮。上皮外侧为淡红色的结缔组织和深红色的肌组织。

低倍：上皮组织排列紧密，层次较多，从深部至表面染色逐渐变浅。上皮组织基底面呈波浪状。

高倍：上皮细胞形态不一，基底部为一单层立方形或矮柱状细胞，位于基膜上，染色较深，核呈椭圆形。中间为数层多边形细胞，胞体较大，核呈圆形或椭圆形；表面几层为扁平细胞，其长轴与表面平行，染色较浅，核呈扁平形。

5. 变移上皮

（1）取材和染色

取膀胱（收缩状态）材料，HE 染色。

（2）观察

肉眼：膀胱腔面凹凸不平，紫蓝色部分为内表面。

低倍：上皮细胞层次较多，排列紧密，表层细胞较大。

高倍：浅层细胞为立方形，核 1～2 个，胞质表面染色较深，中间为数层多边形或倒梨形的细胞，基底层细胞呈低柱状或立方形。当膀胱扩张时，上皮变薄，细胞层次减少，细胞形状变扁。

6. 疏松结缔组织切片

（1）取材和染色

取小肠材料，HE 染色。

（2）观察

肉眼：可见一侧表面染成蓝紫色部分为黏膜层，而另一侧染成深红色部分的为肌层，两者之间染成粉红色部分的为黏膜下层，即为疏松结缔组织。

低倍：找到黏膜下层，可见粉红色条带状的胶原纤维束交错疏松排列，纤维间可见少量散在的卵圆形蓝色胞核，为成纤维细胞胞核。

高倍：粉红色排列不规则的纤维束为胶原纤维束，卵圆形或梭形的胞核为成纤维细胞核，其胞质难以分辨。此外，还可以找到巨噬细胞、淋巴细胞和浆细胞等。淋巴细胞核为圆形，深染，胞质少而不易分辨。浆细胞胞核偏位，呈车轮状，胞质丰富，嗜碱性。

（二）示教切片

1. 单层扁平上皮

（1）取材和染色：肠系膜铺片，浸银染色法。

（2）高倍观察：浸银后银盐沉淀在细胞间质中呈棕黑色，上皮细胞排列紧密，呈多边形，边缘呈锯齿状嵌合，胞质呈淡黄色，中央可见浅色圆形区即为胞核所在处。

2. 腺上皮

(1) 取材和染色：取下颌下腺材料，HE 染色。

(2) 高倍观察：可见两种腺细胞。① 浆液性腺细胞。腺细胞呈锥体形、核圆形，偏于细胞基部，基部胞质强嗜碱性，顶部胞质含有嗜酸性分泌颗粒。② 黏液性腺细胞。细胞呈锥体形或柱状，核呈扁平形，位于细胞基底部，顶部胞质含有的黏原颗粒被溶解，故染色较浅。

3. 网状组织

(1) 取材和染色：取淋巴结材料，浸银染色法。

(2) 高倍观察：网状纤维染成棕黑色，粗细不等，分支交织成网。网状细胞星形多突起并互连成网，网孔中有淋巴细胞和巨噬细胞等。

【实验报告】

(1) 绘出单层柱状上皮(高倍镜下)，并标注出下列结构的名称：柱状细胞、杯状细胞、游离面、基底面、柱状细胞细胞核。

(2) 上皮组织有何一般特征？分几类？被覆上皮分类的依据是什么？

(3) 光镜下如何区别复层扁平上皮与变移上皮？

(4) 微绒毛和纤毛在结构与功能上有何不同？

(5) 结缔组织和上皮组织比较，两者在一般特征上有何异同？镜下如何识别？

(6) 结缔组织可分为哪几类？

实验四　反射弧分析

【实验目标】

(1) 掌握脊蛙制备和反射弧分析实验方法。

(2) 熟悉反射弧的组成及其完整性与反射活动的关系。

【实验原理】

反射活动必须有完整的反射弧才能实现，反射弧任何环节被破坏，反射活动均不能出现。

【实验用品】

蛙或蟾蜍、蛙类解剖器材一套、铁支架、双凹夹、肌夹、小烧杯、培养皿、滤纸片、药用棉球、0.5％和1％硫酸液等。

【实验方法】

（一）制备脊蛙

用粗剪刀横向伸入蛙口腔,在鼓膜后缘剪去颅脑部,用棉球压迫创面止血。用肌夹将蛙下颌夹住,挂在铁支架上(实验图 4-1)。

（二）检查蛙右侧屈腿反射

待蛙四肢松软后,用盛在培养皿中的 0.5% H_2SO_4 溶液刺激右后肢足趾皮肤,观察有无屈腿反射,然后用小烧杯盛清水洗去足趾上的硫酸溶液。

（三）剥去蛙右后肢足趾皮肤

在蛙右后肢踝关节上方,将皮肤剪去一环形切口,剥去切口以下的皮肤,重复步骤 2,观察有无屈腿反射。

肌夹

双凹夹

$0.5\% H_2SO_2$

实验图 4-1　反射弧分析实验装置

（四）检查蛙左侧屈腿反射

用 0.5% H_2SO_4 溶液刺激蛙左后肢足趾皮肤,观察有无屈腿反射。

（五）剪断蛙左腿坐骨神经

在蛙左后腿背面作一纵行皮肤切口,用玻钩分开股二头肌和半膜肌,钩出坐骨神经并剪断,再用 $0.5\% H_2SO_4$ 溶液刺激该腿足趾皮肤,观察有无屈腿反射。

（六）检查蛙搔扒反射

用 1% H_2SO_4 溶液浸泡的滤纸片贴在蛙胸腹部皮肤上,观察有无搔扒反射出现。

（七）破坏蛙脊髓

用探针插入脊蛙椎管,捣毁脊髓,重复步骤 6,观察有无搔扒反射。

【注意事项】

(1)蛙足趾每次浸入硫酸溶液的深度要一致;每项步骤结果观察完毕后均应立即用清水洗去硫酸,并用纱布拭干。

(2)注意剪断坐骨神经的高位分支和剥干净足趾的皮肤,以免影响实验效果。

【实验报告】

(1)以表格的形式列出每项实验项目的结果并解释其原因。

(2)比较反应与反射有何区别?

(3)结论(反射弧的组成、功能及其完整性与反射活动的关系)。

实验五　骨

【实验目标】

（1）熟悉全身各部位骨的名称。

（2）掌握活体上能触摸到的常用的骨性标志，并准确地在自身活体上定位。

【实验用品】

（1）人体骨骼标本、新鲜骨标本、脱钙骨和煅烧骨标本。

（2）躯干骨、四肢骨标本。

（3）颅的水平切面、正中矢状切面标本。

（4）下颌骨和舌骨标本。

【实验方法】

（一）骨的分类

在人体骨架上辨认长骨、短骨和不规则骨，观察形态特征，归纳分布部位。

（二）骨的形态、构造和成分

1. 骨的形态和构造

观察长骨（如胫骨）纵切标本，长骨两端膨大，有光滑关节面。中部较细称骨干。表面有 1～2 个滋养孔，内为空腔称髓腔。借一铜丝插入较大滋养孔可通入髓腔。

长骨的密质的骨干中部为最厚，两端较薄。松质布于密质内面，呈海绵状，在骨的两端发达，在骨干内面则只有很薄的一层。

观察跟骨，顶骨剖面标本，短骨的密质很薄，内部完全是松质。扁骨由两层密质夹一层松质构成。

松质由骨小梁构成，观察长骨、短骨切面标本上骨小梁排列的方向与压力和张力的关系。

2. 骨的化学成分

观察新鲜骨经稀盐酸脱钙后的标本。由于无机质已溶解而只含有机质，因而骨虽保持其外形，但却非常柔软而具弹性。

观察煅烧的骨标本，有机质已除去，只含无机质，虽保持外形，但非常松脆。

（三）躯干骨的观察

1. 观察椎骨的一般形态

椎骨，一般形态有：椎体、椎弓、椎孔、椎弓根、椎上、下切迹，另有 7 个突起，分别是 1 个棘突、2 个横突、上下方各一对上关节突和下关节突。

2. 各部椎骨主要特征,掌握颈椎、胸椎、腰椎的鉴别点

(1) 颈椎:横突有孔,棘突短而分叉,第七颈椎又称隆椎,棘突特长,末端不分叉而形成结节。在活体摸第 7 颈椎的棘突,低头时尤明显。第 1 颈椎又称寰椎,前弓较短,后弓较长,侧块两个。第 2 颈椎又称枢椎,椎体上方有齿突。

(2) 胸椎:有上、下肋凹及横突肋凹,棘突斜向后下。

(3) 腰椎:椎体宽大,棘突板状向后。

(4) 骶骨:倒三角形,底向上,尖向下。底中份前缘向前突出称岬,前面有四对骶前孔。后面有骶正中嵴,两侧各有四个骶后孔。两侧面各有耳状面。中部有骶管、骶管裂孔。

(5) 尾骨:4 块已退化尾椎构成。

3. 观察胸骨

胸骨区分胸骨柄、胸骨体和剑突。观察胸骨并在活体上摸辨颈静脉切迹、胸骨角、剑突。

4. 观察肋骨

肋骨包括肋骨和肋软骨。观察一较长肋骨(肋头、肋结节、肋体、肋沟),前端接肋软骨。第一肋骨短而宽扁,其内缘前份有前斜角肌结节。在活体上摸辨第 2~12 肋、第 1~11 肋间隙、肋弓。

(四) 四肢骨的观察

在骨骼标本上辨识四肢各骨的名称和各骨的邻接关系。在活体上分别确认各骨的所在位置。观察四肢各骨的形态时,要辨明该骨的侧别和方位,并能识别骨上的主要结构。

1. 上肢骨

在人体骨架上辨明各骨名称、位置,取上肢各骨观察。

(1) 肩胛骨,呈三角形,位于胸廓的后面,分为两个面、三个缘和三个角。① 前面为肩胛下窝;后面为肩胛冈、冈上窝、肩峰、冈下窝。② 上缘为近外侧角、喙突;内侧缘为脊柱缘;外侧缘为腋缘。③ 外侧角为关节盂;内侧角与肋的对应关系;下角。

(2) 锁骨:呈倒"S"形,内 1/3 凸向前,外 2/3 凸向后。粗大的一端为胸骨端,近此端有肋锁韧带压迹;扁平的一端为肩峰端。

(3) 肱骨:一体两端。上端为大结节、小结节;体为三角肌粗隆、桡神经沟;下端为内上髁、外上髁。

(4) 桡骨:桡骨头、桡骨粗隆、内侧缘、尺切迹、茎突。

(5) 尺骨:鹰嘴、冠突、滑车切迹、外侧缘、尺骨头、茎突。

在活体上能摸辨的骨性标志:锁骨、肩胛冈、肩峰、肩胛骨下角、肱骨内、外上髁、鹰嘴、桡骨头、桡骨茎突、尺骨头。

2. 下肢骨

(1) 髋骨:髋臼、髋臼切迹。髂骨:上部。耻骨:前下部。坐骨:后下部(闭孔)。

① 髂骨:髂窝、弓状线、髂嵴、髂前上棘、髂后上棘、髂结节、髂前下棘、耳状面。

② 坐骨:坐骨体,坐骨结节,坐骨棘,坐骨大、小切迹。

③ 耻骨:耻骨结节、耻骨梳、耻骨联合面。

(2) 股骨:股骨头、股骨颈、股骨体、大小转子、内侧髁、外侧髁、内外上髁。

(3) 髌骨:略呈三角形,前面粗糙,后面光滑,底朝上尖向下。

(4) 胫骨:内外侧髁、髁间隆起、胫骨粗隆、内踝。

(5) 腓骨:腓骨头、外踝。

在活体上能摸辨的骨性标志:髂嵴、髂前上棘、髂后上棘、坐骨结节、耻骨结节、大转子、股骨内侧髁、股骨外侧髁、内踝、外踝。

(五) 颅骨的观察

观察颅的分部和各颅骨在整颅中的位置,以及辨认下颌骨的下颌角和髁突。

1. 脑颅:8 块

脑颅包括成对的颞骨(外耳门、乳突)和顶骨,不成对的额骨、筛骨(筛板、垂直板、筛窦、上鼻甲、中鼻甲)、蝶骨和枕骨。

2. 面颅:15 块

面颅包括成对的上颌骨、腭骨、颧骨、鼻骨、泪骨和下鼻甲,不成对的犁骨、下颌骨(下颌角)和舌骨。

3. 整颅观察

(1) 颅的顶面:冠状缝、矢状缝、人字缝。

(2) 颅的侧面:颧弓、颞窝、额、顶、颞、蝶四骨的结合部——翼点、颞下窝。

(3) 颅底内面:① 颅前窝有筛孔;② 颅中窝有垂体窝、眶上裂、圆孔、卵圆孔、棘孔、视神经管;③ 颅后窝有枕骨大孔、横窦沟-乙状窦沟-颈静脉孔、内耳门通内耳道。

(4) 颅的前面:① 眶可见眶尖处有视神经管,眶上切迹、孔,眶下孔,泪囊窝,鼻泪管,眶上、下裂;② 骨性鼻腔有梨状孔,鼻后孔,上、中、下鼻甲,上、中、下鼻道。

(5) 颅底外面:骨腭、牙槽弓、牙槽、枕外隆凸,枕髁,颈静脉孔、枕骨大孔。在活体上辨认以下结构:枕外隆凸、乳突、颧弓、眶上下缘、下颌角、髁突、舌骨。

4. 新生儿颅骨的观察

观察脑颅、面颅大小的比例;前、后囟位置,形态。

【实验报告】

列表归纳全身的体表骨性标志及其临床意义(作用)。

实验六　骨连结

【实验目标】

(1) 熟悉椎骨连结、脊柱整体观、肋骨连结、胸廓的整体观。

(2) 熟悉四肢的肩关节、肘关节、髋关节、膝关节、骨盆。

（3）了解颅部的颞下颌关节、颅囟。

【实验用品】

（1）人体骨骼标本、脊柱标本、胸廓标本、椎骨连结的标本。

（2）关节囊已经切开的肩关节、肘关节、髋关节、膝关节和颞下颌关节标本。

（3）男、女骨盆的标本。

（4）整颅标本。

【实验方法】

（一）骨连结

1. 直接连结

直接连结是颅顶的缝、椎骨间的椎间盘、髋骨的骨性融合。

2. 间接连结

间接连结最为重要，它是骨连结发展的高级形式。

（1）基本构造：取切开关节囊的肩关节标本观察。外层：纤维层，紧密相贴。内层：滑膜层，围成密闭腔隙。关节面：一凸一凹，覆关节软骨。关节腔。

（2）辅助结构：韧带为关节囊的纤维层局部增厚形成的，纤维呈纵行排列，另有半月板、关节盘。

（二）躯干骨的骨连结

1. 脊柱

在人体骨架标本和脊柱的解剖标本上观察脊柱的位置和组成。

（1）椎骨连结：① 椎间盘为盘状，连相邻两个椎体。纤维环位于椎体周围，由环层纤维软骨构成。髓核位于椎体中央，为有弹性的胶状物质。观察椎间盘后外侧部与椎间孔的位置关系。② 韧带前纵韧带和后纵韧带，分别位于椎体和椎间盘的前、后方。棘上韧带连于棘突末端，较细大，至顶部变成片状项韧带。黄韧带连相邻椎弓板。棘间韧带连相邻棘突，观察其与黄韧带，棘上韧带的关系。

（2）关节、关节突关节、寰枢关节。

（3）脊柱整体观察：① 前面观察椎体大小的变化及其原因；② 后面观察棘突排列方向及棘突间隙宽窄差别，并讨论其临床意义；③ 侧面观察四个生理弯曲的部位、方向，了解其形成因素和功能意义。

2. 胸廓

观察人体骨架标本，胸廓的构成，整体观；胸廓上、下口的构成；肋前、后端的连结；肋弓的形成。

（三）四肢骨连结

（1）肩关节观察：肩关节的组成；二骨关节面形态和大小差别；关节囊松弛，其前、上、后面有肌和肌腱增强；寻认关节囊薄弱部；在关节囊内有肱二头肌长头腱穿入验证肩关节的运动。

（2）肘关节观察：肘关节组成；关节囊在各骨的附着部位；两侧壁有韧带，前、后壁薄而松弛；辨认桡骨环状韧带，验证其功能；验证肘关节功能。

（3）骶髂关节：髋骨与骶骨耳状面构成，丰厚而紧张。

（4）耻骨联合：连两侧髋骨的耻骨联合面。

（5）骨盆：骨盆的组成，大、小骨盆的分界，小骨盆上口的围成，小骨盆下口的围成，耻骨弓的构成，比较男性、女性骨盆的不同。

（6）髋关节：髋关节组成，二骨关节面的形态、大小差别，关节丰厚、韧、附着处，股骨头韧带。验证髋关节运动：髋关节的运动类型与肩关节相同，为何运动幅度不如肩关节？

（7）膝关节：组成，髌骨、髌韧带的位置，前、后交叉韧带，内、外半月板。

（四）颅骨连结——颞下颌关节

观察：颞下颌关节的组成，关节盘的形态及其对关节腔的关系。

【实验报告】

（1）列表说明颞下颌关节、肩关节、肘关节、髋关节、膝关节的组成、结构特点及运动形式。

（2）绘女性骨盆图，并标注下列结构：骶骨、尾骨、髂骨、坐骨、耻骨、髋臼、闭孔、耻骨下角、坐骨棘、坐骨结节、耻骨结节、骶骨岬、髂结节、髂前上棘、髂后上棘、耻骨联合。

（3）列表说明男性、女性骨盆的结构差异。

实验七　骨骼肌

【实验目标】

（1）掌握躯干肌、头肌、四肢肌主要肌群的名称。

（2）掌握常用的肌性标志、肌注部位。

【实验用品】

肌的分类标本、上下肢肌的标本或模型、头颈部的肌标本或模型、躯干肌的模型、膈的模型、会阴肌的模型。

【实验方法】

（一）观察肌的形态、构造和起止点

观察长肌、短肌、扁肌和轮匝肌形态，辨认肌腹、肌腱和腱膜。

（二）肌的辅助结构

肌的辅助结构有筋膜、滑膜囊、腱滑膜鞘。

（三）躯干肌（观察躯干肌标本）

1. 背肌

位于躯干背面分浅群（上部为斜方肌，下部为背阔肌）、深群（竖脊肌）。

（1）斜方肌：位于项背部，起自枕骨、项韧带和全部胸椎棘突，止于锁骨外侧 1/3 部和肩胛冈等处。观察上、中、下三部肌束方向及止点差别。

（2）背阔肌：位于背下部和胸的后外侧部，起自下 6 个胸椎和全部腰椎棘突，以及髂嵴等处，止于肱骨小结节嵴。其下内侧部为腱膜，即腰背筋膜浅层。

（3）竖脊肌：深群，脊柱棘突两侧。

2. 颈肌

（1）颈阔肌：最表浅，薄而阔，自面下部至第二肋平面。

（2）胸锁乳突肌：掀起颈阔肌，位于颈部外侧面，在胸锁关节至乳突连线上，是颈部最大的肌肉，在活体上观察该肌。

3. 胸肌

（1）胸大肌：胸前壁浅层，起自锁骨内侧半、胸骨和上部数肋软骨，止于肱骨大结节嵴。

（2）前锯肌：位于胸外侧壁。起于上 8 肋，沿胸壁向后内，经肩胛骨的前方，止于肩胛骨内侧缘和下角。

（3）肋间肌：位于肋间隙内。浅层为肋间外肌；深层为肋间内肌，注意肌束方向。

4. 膈肌

膈肌穹窿形扁肌，位于胸、腹之间，起自胸廓下口周缘，向内上移行为中心腱。膈上有三个孔：主动脉裂孔、食管裂孔、腔静脉孔。

5. 腹肌

（1）腹外斜肌：腹前外侧壁浅层，后部为肌性，前部为腱膜。观察肌束方向，肌束与腱膜移行部位，腱膜与腹直肌鞘关系，腱膜下缘增厚形成腹股沟韧带及韧带两端附着部位；在耻骨结节外上方的腹股沟管浅环及通过此环的精索（女性为子宫圆韧带）。

（2）腹内斜肌：位于腹外斜肌深面。观察各部肌束方向，肌束与腱膜的移行部在体表的对应部位，腱膜与腹直肌鞘关系，下部肌束在腹股沟韧带上的起始范围。

（3）腹横肌：位于腹内斜肌深面。观察肌束方向，肌束与腱膜移行部在体表的对应部位；下部肌束在腹股沟韧带上的起始范围；腹壁内面，约相当于腹股沟韧带中点上方约 1横指处，查看腹横筋膜形成的腹股沟管深环。观察腹股沟管形态结构和内容物，并在体表上画出它的投影部位。

（4）腹直肌：位于腹前壁正中线两侧，外包腹直肌鞘。观察腹直肌腱，画出形态、位置、数目；腱划与腹直肌鞘前层关系，观察腹壁三层扁肌与腹直肌鞘的关系，查看腹白线的形态，腹直肌鞘、腹股沟管的位置和两口、腹股沟三角的围成。

（5）腰方肌：位于腹后壁脊柱两侧，第 12 肋和髂嵴之间。

（四）头肌

1. 面肌

面肌有枕额肌、眼轮匝肌、口轮匝肌。

2. 咀嚼肌

咀嚼肌有咬肌、颞肌。

（五）四肢肌

1. 上肢肌

（1）三角肌：起于锁骨外侧、肩峰、肩胛冈，止于三角肌粗隆，包围肩关节。

（2）肱二头肌：长头居外，自肩胛骨关节盂上方穿关节囊，经大、小结节间下降。短头自喙突下端的腱止于桡骨粗隆。

（3）肱三头肌：位于臂后部。长头自肩胛骨关节盂下方。外侧头自肱骨后面上部。内侧头自肱骨后面下部，止于尺骨鹰嘴。腋窝：位于臂上部与外侧臂之间锥体形腔隙。

（4）手肌：外侧群——鱼际，内侧群——小鱼际。

2. 下肢肌

（1）髋肌：髂腰肌、臀大肌、臀中、小肌、梨状肌。

（2）大腿肌：缝匠肌、股四头肌、长收肌、大收肌、股二头肌。

股三角：腹股沟韧带、长收肌内侧缘、缝匠肌内侧缘构成。

（3）小腿肌：小腿三头肌（腓肠肌、比目鱼肌）。

（六）示教

腹壁层次，三角肌、臀大肌的肌注部位。

【实验报告】

（1）列表归纳全身主要浅表肌的名称及其功能。

（2）归纳全身常用的肌性标志及肌注部位。

（3）在活体上找出以下各肌或有关结构的位置：竖脊肌、咬肌、胸锁乳突肌、背阔肌和胸大肌下缘、腹直肌、腹股沟韧带、三角肌、肱二头肌、臀大肌、股四头肌、髌韧带、腓肠肌、跟腱。

实验八　脊髓、脑的形态结构

【实验目标】

（1）掌握脊髓的位置、脑干的组成、大脑半球的位置，分叶及主要沟回、内囊的位置。

（2）熟悉脊髓的外形和内部结构，脑干、小脑、间脑的位置及外形和组成，脑脊液循环途径。

（3）了解大脑皮质功能区、基底核的位置、纹状体的组成、脑和脊髓被膜。

【实验用品】

（1）脊髓、脑干、小脑和大脑的各类标本及模型。

（2）脑和脊髓的被膜、血管的标本及模型。

（3）中枢神经系统各类挂图、图谱等。

【实验方法】

（一）脊髓

1. 外形

观察颈膨大,腰骶膨大,脊髓圆锥,终丝,前正中裂,后正中沟,前、后外侧沟。

2. 内部结构

观察灰质,前、后角;白质,前、后索。

（二）脑

1. 概况

观察分脑干、间脑、小脑和端脑,端脑掩盖间脑。

2. 脑干

脑干自下而上分为延髓、脑桥、中脑三部分。

观察:

（1）腹侧面。① 延髓:前正中裂、前外侧沟;沟内有舌下神经相连;锥体和锥体交叉。② 脑桥:基底沟、桥臂上连三叉神经。③ 中脑:大脑脚、脚间窝;窝内有动眼神经穿出。

（2）背侧面。① 延髓:后正中沟、后外侧沟。后外侧沟内上、下有舌咽、迷走和副神经连脑,楔束结节、薄束结节。② 脑桥:菱形窝。③ 中脑:上、下丘,下丘下方有滑车神经连脑。

（3）脑干的内部结构。用脑干神经核电动模型显示脑干内神经核团及上、下行纤维束。

3. 小脑

观察小脑外形以及小脑蚓、小脑半球、小脑扁桃体。

4. 脑室

观察脑室模型,注意其沟通关系。

5. 间脑

间脑位于中脑上方,主要包括丘脑和下丘脑(观察外形)。

6. 端脑

端脑主要包括左、右大脑半球,观察大脑纵裂、胼胝体、大脑横裂。

（1）大脑半球外形。取大脑半球标本,首先辨认其上外侧面、内侧面和下面,然后依次观察。三条叶间沟:① 外侧沟:是大脑半球上外侧面上的自前下行向后上的一条深裂,并延续至大脑半球的下面。② 中央沟:在外侧沟的上方,自半球上缘中点的稍后方,斜行前下。几乎到达外侧沟,沟的上端还延续至半球的内侧面。③ 顶枕沟:自半球内侧面,胼胝体后端的稍后方斜向后上方,略延伸至半球上外侧面。④ 分叶:额叶位于中央沟之前,外侧沟的上方;顶叶在中央沟和顶枕沟之间;枕叶为顶枕沟后方的部分;颞叶位于枕叶的前方,外侧沟的下方;岛叶隐于沟的深面,略呈三角形。

(2) 大脑半球各面的主要沟回。① 上外侧面：中央沟、中央前沟、中央前回、额上沟、额下沟、额上回、额中回、额下回、中央后回、颞上沟、颞上回、颞横回、角回。② 内侧面：距状沟、扣带回、中央旁小叶、海马旁回。③ 下面：嗅球和嗅束的位置和形态。

(3) 大脑半球的内部结构：在大脑水平切面标本上，自浅入深观察：

① 大脑皮质：比较不同部位的厚度差异。

② 基底核：首先在基底核模型观察豆状核、尾状核和杏仁体的形态及其与背侧丘脑的位置关系，然后观察大脑水平切面标本。豆状核：呈三角形，位于背侧丘脑的外侧，两者之间隔以白质纤维板。豆状核被穿行其间的两层纤维板，分隔为内、中、外三部分。外侧分为壳，其余两部分为苍白球。尾状核：被切成前、后两部分，分别位于丘脑的前、后方。前部较大，是尾状核的头；后部较小，是尾状核的尾。杏仁体：因其位置较低，在此种切面上不能看到。

③ 大脑髓质：主要观察如下结构。胼胝体：观察脑的正中矢状切面标本，可见胼胝体，略呈钩状，后部粗厚并弯向后下。在冰冻脑纤维剥制标本上，可见胼胝体是由联系两侧大脑半球的纤维构成。纤维呈扇形广泛联系两侧大脑半球。内囊：在冰冻脑纤维剥制标本和脑水平切面标本上，内囊是位于豆状核、尾状核和丘脑之间的宽厚白质层。白质层的纤维是由上行的感觉纤维束和下行的运动纤维束构成。一侧内囊呈夹角向外的"<"形，可分为三部：前部位于豆状核和尾状核之间，称内囊前肢；后部位于豆状核和丘脑之间，称内囊后肢；前、后肢汇合处称内囊膝。联络纤维：系指联系本侧大脑半球不同部位皮质的纤维，在冰冻脑纤维剥制标本上容易观察。

④ 侧脑室：取脑室标本结合模型观察侧脑室的形态、分部及脉络丛的形态。

（三）脑和脊髓的被膜、血管

1. 脑和脊髓的被膜

观察三层被膜由外向内是硬膜、蛛网膜、软膜。注意硬脑膜形成的特殊结构（硬膜外隙和蛛网膜下隙）。

2. 脑和脊髓的血管

主要观察大脑动脉环的构成、位置。

【实验报告】

(1) 列出脑的分部及大脑半球的分叶及主要沟、回。

(2) 用箭头简示脑脊液的循环途径。

(3) 绘脑干的背侧面、腹侧面图，并标注以下结构：

延髓、锥体、锥体交叉、脑桥、中脑、薄束结节、楔束结节、上丘、下丘、与脑干相连的10对脑神经的发出部位。

(4) 绘脊髓的结构示意图，并标注下列结构：

前正中裂、后正中沟、脊神经前根、后根、脊神经节、脊髓前角、脊髓后角、脊髓侧角、白质。

(5) 写出内囊的位置、组成、形态、分部、损伤后表现。

（6）绘大脑动脉环图，并标注其组成。

实验九 大脑皮质运动区功能定位

【实验目标】

（1）熟悉大脑皮质运动区调节躯体运动的特点。

（2）了解用电刺激研究大脑皮质功能活动的方法。

【实验原理】

大脑皮质运动区是调节躯体运动的高级中枢，刺激运动区的一定部位能引起特定部位肌肉收缩。

【实验用品】

家兔、常规哺乳动物手术器械、骨钻、咬骨钳、电刺激装置、注射器、兔手术台、20％氨基甲酸乙酯、骨蜡、生理盐水、纱布等。

【实验方法】

（1）常规麻醉或乙醚麻醉后，将兔俯卧固定于手术台上。

（2）切开头颅正中皮肤，暴露颅骨，用颅骨钻开颅，剪开硬脑膜，暴露一侧大脑皮质，滴几滴石蜡或生理盐水，以防干燥。

（3）放松动物头部和四肢，将一电极埋在头皮下，做无关电极；另一电极准备刺激用。

（4）用适宜的强度连续刺激大脑皮质的不同部位（实验图 9 - 1），观察对侧躯体运动反应。

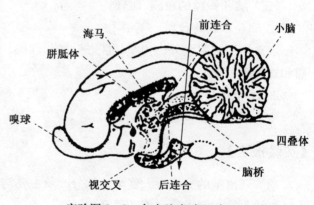

实验图 9 - 1 兔大脑半球运动区

【观察项目】

（1）观察大脑皮质运动区对调节躯体运动的特点。

（2）观察家兔大脑皮质有哪些运动区。

【注意事项】

（1）开颅注意止血，以防失血过多。

（2）刺激强度不宜过强，从刺激到引起肌肉收缩，常有较长的潜伏期，故每次刺激应持续 5～10 s 才能确定有无反应。

【实验报告】

根据实验结果分析大脑皮质运动区对躯体运动调节的特征。

实验十　去一侧小脑动物观察

【实验目标】

（1）熟悉小脑对躯体运动的调节功能。
（2）了解破坏小鼠一侧小脑的操作方法。

【实验原理】

小脑具有维持身体平衡，调节肌紧张和协调随意运动等重要功能。小脑受损后，会引起肌紧张失调和平衡功能障碍。

【实验用品】

小鼠、剪刀、手术刀、探针、烧杯、乙醚、棉球等。

【实验方法】

（1）将小鼠置于倒扣的烧杯内，同时放入一浸透乙醚的棉球，使其麻醉。

（2）将小鼠俯卧位固定在蛙板上，沿头颅正中线剪开头皮，直达耳后部，用干棉球将顶间骨上的一层薄肌推压分离，尽量使顶间骨暴露出来，通过半透明的颅骨可看到小脑的位置。

（3）用探针在远离中线处穿透一侧顶间骨，进针约 2 mm（实验图 10-1），搅动破坏一侧小脑后出针，用棉球按压止血。

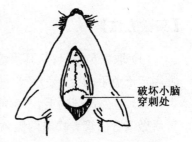

破坏小脑穿刺处

实验图 10-1　穿刺损伤小脑部位示意图

（4）待小鼠清醒后，注意观察其姿势是否平衡，活动有何异常，比较两侧肢体的肌紧张有何变化。

【注意事项】

（1）麻醉不宜过深。
（2）选用 9 号注射针头为宜，垂直进针，深度适宜。

【实验报告】

（1）根据实验结果说明小脑的生理机能。

（2）记录损毁动物一侧小脑后出现的症状。

实验十一 去大脑僵直

【实验目标】

通过观察去大脑僵直现象，了解中枢神经系统有关部位对肌紧张的调节作用，学习大脑实验的一般方法。

【实验原理】

中枢神经系统对肌紧张具有易化和抑制作用。在正常情况下，通过这两种作用使骨骼肌保持适当的紧张性，以维持机体正常姿势。若在中脑上、下丘之间离断动物的脑干，则使抑制伸肌肌紧张的作用减弱而易化伸肌肌紧张的作用相对增强，动物将出现四肢伸直，头尾昂起，脊柱后挺的角弓反张现象，称为去大脑僵直。

【实验用品】

家兔、哺乳动物手术器械、颅骨钳、咬骨钳、骨蜡或止血海绵、20％氨基甲酸乙酯、生理盐水、气管插管、丝线、纱布、脱脂棉。

【实验方法】

（1）取家兔一只，从耳缘静脉注射 20％氨基甲酸乙酯（5 mL/kg），待麻醉后，将兔仰卧固定于兔手术台上。

（2）剪去颈部的毛，于颈部皮肤正中线作 5～7 cm 切口，切开皮肤，分离肌肉，暴露气管后做气管插管。找出两侧颈总动脉，分别穿线结扎，以避免脑部手术时出血过多。

（3）将兔改为俯卧位，剪去头顶部的毛，头部抬高固定，由两眉间至枕部将头皮纵行切开，用手术刀柄向两侧剥离肌肉和骨膜。在状缝后、矢状缝外 0.5 mm 的颅顶处用颅骨钻在顶骨两侧各钻一孔，用咬骨钳将创孔扩大，直至两侧大脑半球表面基本露出。咬骨时注意勿伤及硬脑膜，若有出血及时用骨蜡止血。在接近颅骨中线和枕骨时尤须防止伤及矢状窦和横窦而引起大出血。在矢状窦的前后两端各穿一线结扎。

（4）细心剪除硬脑膜，暴露出大脑皮层，滴上少许石蜡油（液状石蜡）防止脑表面干燥。

（5）左手将动物头托起，右手用手术刀的刀柄从大脑半球后缘轻轻翻开枕叶，露出中脑四叠体（上丘较大，下丘较小），在上、下丘之间向口裂方向呈 45°角方向插入，切断脑干（实验图 11－1）。

（6）迅速松开动物四肢,将动物侧卧手术台,几分钟后可见兔的躯干和四肢逐渐变硬伸直,头后仰,尾上翘,呈角弓反张状态(实验图 11 - 2)。

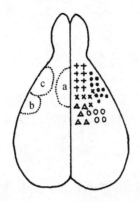
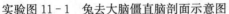
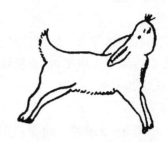

实验图 11 - 1　兔去大脑僵直脑剖面示意图　　　　实验图 11 - 2　去大脑僵直(兔)

【注意事项】

（1）麻醉不宜过深,否则,动物不易出现去大脑僵直。

（2）横断脑干部位不能太低,以免损伤延髓呼吸中枢,引起呼吸停止。反之,若横切部位过高,可能不出现去大脑僵直。约 15~20 min 后可将刀背稍向尾侧端倾斜切一刀,观察反应。

【实验报告】

（1）产生去大脑僵直的机制是什么?

（2）去大脑僵直实验对临床神经反射检查有何启示?

（3）你能否想出消除去大脑僵直的几种办法? 怎样进行?

实验十二　周围神经系统的结构和配布

【实验目标】

（1）掌握脊神经的主要神经丛及其分支以及 12 对脑神经的名称。

（2）熟悉交感神经和副交感神经的结构及中枢部位。

（3）了解神经的分布以及感觉与运动传导路径。

【实验用品】

（1）脊神经、脑神经、自主神经、传导路径的挂图。

（2）全身主要神经的标本、模型。

（3）神经传导径路的模型。

（4）自主神经的模型。

【实验方法】

（一）脊神经

1. 颈丛

在胸锁乳突肌深面寻认颈神经前支，可见颈丛由第 1～4 颈神经前支组成。皮支自胸锁乳突肌后缘中点浅出，呈放射状分布于枕、耳后、颈侧和颈前部。颈丛最重要分支是膈神经，观察其走行。

2. 臂丛

臂丛由第 5～8 颈神经前支和第 1 胸神经前支组成，注意其走行。主要分支为尺神经、正中神经、肌皮神经、桡神经、腋神经。注意其起源和特殊的行程，并加以区分。

3. 胸神经前支

除第 1 对胸神经前支的大部和第 12 对胸神经前支的小部分分别加入臂丛和腰丛外，其余均不形成丛。第 1～11 对胸神经前支各自位于相应的肋间隙内，被称为肋间神经。第 12 对胸神经的前支行于第 12 肋的下方，称肋下神经。各神经沿途发肌支，观察其分布。

4. 腰丛

腰丛由第 12 胸神经前支小部分，第 1～3 腰神经前支全部及第 4 腰神经前支一部分组成。主要分支为闭孔神经、股神经，观察各神经分布。

5. 骶丛

骶丛由第 4 腰神经前支一部分和第 5 腰神经前支组成的腰骶干及所有骶尾神经前支组成。其主要分支为臀上神经、臀下神经、阴部内神经、坐骨神经，其中坐骨神经又分为胫神经和腓总神经，观察各神经分布。

（二）脑神经

在模型、标本上观察 12 对脑神经的分布。

（三）内脏神经

在模型上观察交感神经和副交感神经的结构和中枢部位。

（四）脑和脊髓的传导通路

参照传导路挂图，依次对深、浅感觉传导路，运动、视觉传导路进行观察。观察中要注意各传导路性质与脊髓纤维束关系；整个传导路的神经元及其胞体所在位置；纤维交叉部位及其与效应器或感受器的关系等。

【实验报告】

（1）列表说明颈丛、臂丛、胸神经前支、腰丛、骶丛的主要分支及其所支配的主要肌肉名称。

（2）写出 12 对脑神经的名称、性质、分布。

（3）归纳交感神经与副交感神经的结构与中枢部位。

（4）写出浅（或深）感觉的传导径路。

（5）写出视觉传导通路不同部位损伤后视野缺损的情况。

实验十三　感觉器的大体结构

【实验目标】

（1）掌握人体眼、耳的大体形态结构及组成。

（2）熟悉表皮及真皮的结构特点。

（3）了解前庭器官的组成。

【实验用品】

（1）人体眼、耳、皮肤的各类标本及模型。

（2）人体眼、耳、皮肤的各类挂图、图谱等。

【实验方法】

（一）眼球

（1）观察外形，寻认视神经附着部位。切开成前、后两半，观察晶状体、玻璃体、睫状突、睫状小带，可见虹膜、瞳孔、角膜、眼球前、后房。

（2）观察眼球壁的三层膜（内—外）：视网膜，以及眼球血管膜、眼球纤维膜。

（3）在活体上观察角膜、巩膜、虹膜、瞳孔及眼球前房等结构。

（二）眼副器

1. 睑和结膜

观察上、下睑，睑缘，睫毛，内、外眦，泪点，结膜上、下穹。

2. 泪器

观察泪腺。

3. 眼球外肌

观察肌束位置、方向，理解它们的作用。

（三）前庭蜗器

1. 外耳

观察耳郭形态，包括外耳道分部和弯曲，鼓膜的位置、外形和分部。

2. 中耳

观察鼓室六壁、毗邻，听小骨形态及连接，注意咽鼓管方向与连通。

3. 内耳

（1）骨迷路：观察分部及连通关系，观察骨半规管、前庭、耳蜗三部分。

（2）膜迷路：观察位置、分部及连通关系，观察膜半规管、椭圆囊和球囊、蜗管三部分分。

（四）皮肤

观察表皮及真皮的结构特点。

【实验报告】

（1）绘出眼球水平切面结构模式图，并注明主要结构的名称。

（2）列出耳组成的主要结构，并注明位听器所在部位。

（3）绘出皮肤的结构模式图，并注明主要结构的名称。

实验十四　瞳孔对光反射和近反射

【实验目标】

观察人眼视近物时和受到光线刺激时瞳孔缩小的现象，以了解瞳孔近反射及瞳孔对光反射。

【实验原理】

人眼视近物时，引起晶体变凸，瞳孔缩小，两眼轴辐辏的这一反射活动称瞳孔近反射。瞳孔对光反射是指眼接受光照射时瞳孔缩小。

【实验用品】

视标、手电筒等。

【实验方法】

（1）让受试者注视远方，观察其瞳孔大小，然后用手电照射受试者的一眼，观察其瞳孔是否缩小。

（2）用手电照射受试者的一眼，观察其另一眼的瞳孔是否也缩小。

（3）令受试者注视远处某目标后，再移近，观察瞳孔大小的变化。

【实验报告】

（1）光照一侧瞳孔，另一侧瞳孔为何也会缩小？

（2）瞳孔近反射和瞳孔对光反射的反射弧是否一致？说出这两个反射的生理意义。

实验十五　视力测定

【实验目标】

熟悉视力的测定方法并了解测定原理。

【实验原理】

能看清楚文字或图形所需要的最小视角是确定人的视敏度（视力）的依据。临床上常用国际标准视力表来检查视力。该视力表有 12 行从大到小的图形。当受试者站在 5 m 远的距离注视第 10 行图形时,图形缺口两缘在眼前所成的视角为 $1'$（实验图 15－1）。视力表规定能看清此行图形的视力为 1.0,作为正常视力的标准。视力是根据下述关系来确定的。

受试者视力/1.0 视力＝受试者辨清某行图形的最远距离/1.0 视力者辨清该行图的最远距离。

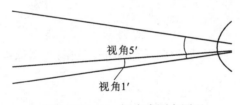

视角5′

视角1′

实验图 15－1　视力表测定原理

【实验用品】

视力表、指示棍、遮眼板、米尺。

【实验方法】

（1）将视力表挂在光线均匀而充足的场所,高度适中。受试者站在或坐在距表 5 m 远的地方。

（2）受试者自己用遮眼板遮住一眼,用另一眼看视力表,按实验者的指点说出表上的字或图形,由表上端的大字或图形开始向下试,直至试到受试者所能辨认清楚最小的一行字为止,依照表旁所注的数字来确定其视力为几。若受试者对最上一行字也不能辨认清楚,则须令受试者向前移动,直至能辨认清楚最上一行字为止。测量出受试者与视力表的距离再按上述公式推算出视力。

（3）用同样方法检查另一眼的视力。

（4）给受试者戴上一个凸透镜,再用同样的方法检查此眼的视力,观察其视力是否较戴眼镜前差了。令受试者向前走,看走到何处才能看清戴镜前所能看清的最小的字或图形。

【实验报告】

（1）写出所测视力的结果。裸眼视力:左_____,右_____;矫正视力:左_____,右_____。

（2）试分析当物距不变时,人的视力与他所能看清的最小的字和图形的大小有什么关系。当字的大小不变时,人的视力与他所能够看清楚字所需要的最远距离的大小有什么关系。

（3）分析眼视近物时需进行哪些调节?

实验十六　视野测定

【实验目标】

熟悉测定视野的方法。

【实验原理】

单眼固定注视前方一点不动,这时该眼所能看到的范围称视野。测定视野有助于诊断某些视网膜、视路的病变。

【实验用品】

视野计,白、红、绿、蓝视标,视野图纸,铅笔,红绿蓝色笔等。

【实验方法】

（1）观察视野计的结构(实验图 16－1),了解其使用方法。

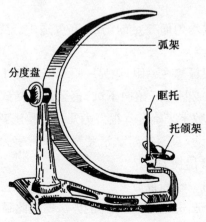

实验图 16－1　视野计

（2）受检者背光而坐,把下颌放在托颌架上,眼眶下缘靠在眼眶托上。调整托颌高度,使眼恰好在弧架的中心点,且位于同一水平面上。先将弧架摆在水平位置,用手或遮眼板遮住一眼,而另一眼注视弧架的中心点。检查者持白色视标,沿弧架内面从外周边向中央慢慢移动,随时询问受检者是否看见了白色视标,当回答看到时记录度数,再将白色视标从中央向外周边移动,当看不到时再记下度数。求两次度数的平均值,并在视野图纸相应的方位和度数上点出。

（3）将弧架转动45°角,重复上述操作,测出8个点。依次连接视野图纸(实验图16-2)上的这8个点,就得出大致的白色视野图(测的角度越小、次数越多,其视野越精确)。

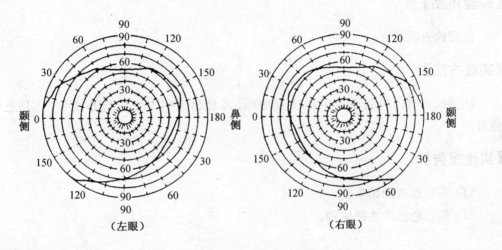

实验图 16-2　视野图纸

（4）按同法,测出红、绿、蓝各色视野,并用色笔绘出轮廓。

（5）依同法,测定另一眼的视野。

【注意事项】

（1）测试过程中,被测眼应始终凝视圆弧中心点。

（2）测试有色视野时,应以看清视标颜色为准,检查者不可暗示。

【实验报告】

（1）在视野图纸上描绘出不同颜色的视野轮廓。

（2）记录视野大小的依次排列。

（3）视交叉病变时,患者视野将出现何种变化? 为什么?

实验十七　色盲检查

【实验目标】

（1）熟悉人眼的色觉功能及色盲的概念。

（2）了解色觉产生的原理。

【实验用品】

色盲检查图。

【实验方法】

让受试者辨认检查图内的数字及图标,再对照说明人眼辨色是正常,还是色弱或色盲。

【实验报告】

（1）写出检查的结果。

（2）简述色觉产生的原理。

实验十八　声波的传导途径

【实验目标】

（1）熟悉临床常用的鉴别传导性耳聋与神经性耳聋的试验方法和原理。

（2）比较声音的空气传导与骨传导的特点。

【实验原理】

正常情况下,声波可以通过空气传导和颅骨传导两条途径传入内耳。本实验采用音叉振动的声音检查空气传导和骨传导的特点。

【实验用品】

音叉(频率为 256 Hz 或 512 Hz)、棉球、胶管。

【实验方法】

（一）比较同侧耳的空气传导和骨传导（任内试验）

（1）保持室内肃静，受试者取坐位。检查者敲响音叉后，立即将音叉柄置于受试者一侧颞骨乳突部（实验图 18-1），此时，受试者可听到音叉响音，以后随时间逐渐减弱。

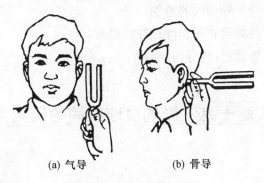

(a) 气导　　　　　(b) 骨导

实验图 18-1　任内实验

（2）当声音刚刚听不到时，立即将音叉移至其外耳道口，则受试者又可重新听到响声。反之，先置音叉于外耳道口处，当听不到响声时再将音叉移至乳突部，受试者仍听不到声音，这说明正常人气导时间比骨导时间长，临床上叫做任内氏试验阳性（＋）。

（3）用棉球塞住同侧耳孔，重复上述实验步骤，由气导时间缩短，等于或小于骨导时间，临床上称为任内氏阴性（－）。

（二）比较两耳骨传导（韦伯试验）

（1）用发音的音叉柄置于受试者前额正中发际处，令其比较两耳的声音强度。正常人两耳声音强度相同。

（2）用棉球塞住受试者一侧耳孔，模拟传导性耳聋。重复上述试验，受试者两侧听到声音的强度偏向患侧；若患神经性耳聋，则声音偏向健侧。

临床上根据上述任内试验和韦伯试验结果，大致可判定耳聋的性质（见实验表 18-1）。

实验表 18-1　音叉试验结果判断

检查方法	结果	说明	判断
任内试验	阳性	气传导＞骨传导	正常耳
	阴性	气传导＜骨传导	传导性耳聋
韦伯试验	两侧相同	两侧骨传导相同	正常耳
	偏向患侧	患侧空气传到干扰减弱	患侧传导性耳聋
	偏向健侧	患侧感音功能丧失	对侧身神经性耳聋

【注意事项】

（1）敲击音叉不要用力太猛，可在手掌或大腿上敲击，切忌在坚硬的物体上敲击。

（2）在操作过程中，只能用手指持音叉柄，避免叉支与一切物体接触。

（3）音叉应垂直于外耳道，音叉末端与外耳道口水平并相距 1～2 cm，振动方向应对准外耳道口。

【实验报告】

（1）比较气传导与骨传导功效的差别。

（2）分析导致传导性耳聋和神经性耳聋的机制。

（3）写出声音的传导途径（气导、骨导）。

实验十九　影响血液凝固的因素

【实验目标】

（1）掌握影响血液凝固的各种因素及其原理。

（2）熟悉血液凝固的时间。

（3）了解抗凝和促凝因素的作用原理，加深对血液凝固原理的理解。

【实验原理】

（1）血液凝固是一系列循环发生的酶促反应过程，有许多凝血因子参与。通常根据启动凝血方式的不同，将血液凝固过程分为内源性和外源性凝血系统。前者是指参与凝血过程的全部物质均存在于血浆之中，后者则在凝血过程中有血管以外的凝血因子参与。

（2）正常情况下血液除有凝血机制，还存在抗凝血机制。

（3）血液凝固本质上是生物化学反应过程，故受某些理化因素的影响。

【实验用品】

家兔、试管、试管架、恒温水浴器、烧杯、秒表、冰块、棉花、液状石蜡、肝素、柠檬酸钠。

【实验方法】

按实验表 19－1 中实验项目的要求准备好 7 支试管放置于试管架上，用注射器迅速抽兔血 6 mL，记下开始时间并分别注入 7 支试管各 1 mL。每隔 20 s 倾斜试管一次，若血液不随试管倾斜则为凝固。

【观察项目】

观察试管内血液是否发生凝固，记下凝血时间。

实验表 19 - 1　观察试管内血液是否凝固记录表

试管编号	实验项目	凝血时间	结果分析
1	不加任何处理(对照管)		
2	放棉花少许		
3	用液状石蜡润滑试管内表面		
4	加血后将试管置于 37 ℃水浴中		
5	加血后将试管放在冰块间		
6	放肝素 8 单位(加血后摇匀)		
7	放柠檬酸钠 3 mg(加血后摇匀)		

【注意事项】

(1) 试管口径的大小应一致,在血量相同的情况下,口径太大凝血慢,口径太小凝血快。

(2) 各试管内容物的量要准确,若血过少,将会影响血凝。

【实验报告】

(1) 记录各试管内血液是否发生凝固及血液凝固的时间。

(2) 根据实验结果,说明血液凝固的加速与抗凝有何临床实际意义(举例)?

(3) 思考:有何方法可使不发生凝血的试管中的血液恢复凝血?

实验二十　ABO 血型鉴定

【实验目标】

(1) 掌握 ABO 血型鉴定的方法(玻片法),判别红细胞是否发生凝集反应。

(2) 根据结果确定血型,熟悉血型分型依据及测定血型的意义。

【实验原理】

因为凝集原只能与其相对应的凝集素结合,所以可利用已知凝集素(抗 A、抗 B)的标准血清,来鉴定被检查者红细胞上未知的凝集原,然后根据红细胞所含凝集原的种类而确定血型。

【实验用品】

显微镜、A 型和 B 型标准血清、生理盐水、采血针、双凹玻片、小试管、滴管、牙签、

75%酒精、碘酒、消毒棉球。

【实验方法】

(一)红细胞悬液的制作

(1)将已知的 A 型与 B 型标准血清各一滴,滴在玻片两端,分别标明 A 与 B。

(2)用 75%酒精棉球消毒耳垂或指端,以消毒采血针刺破皮肤,滴 1~2 滴血于盛有 1 mL 生理盐水之小试管中混匀,制成红细胞悬液。

(3)用滴管吸取红细胞悬液,分别滴于玻片两端之血清上,用牙签混匀。

(二)观察项目

两侧红细胞悬液与血清混匀 10~15 min 后用肉眼观察有无凝集现象。如无凝集现象,再用牙签混合之。等半小时后,再根据其有无凝集现象判定血型(实验图 20-1)。若肉眼不能确定,可在低倍镜下观察。

实验图 20-1 ABO 血型检查结果判定

【注意事项】

(1)注意采血针和采血部位的消毒。

(2)在实验过程中,严防两种血清接触。

(3)所取血清和红细胞的比例要适当。制备红细胞悬液不能过浓或过稀,以免造成假结果。如红细胞多而血清少,则不足以使红细胞凝集;反之,细胞间距大,不易聚集。

(4)肉眼无法鉴别凝集现象时,可以借助显微镜观察。

(5)少部分人的血液中含有较多冷凝集素,室温低时,引起血液自凝,因此,要注意保温在 20 ℃以上。

【实验报告】

1. 报告你的血型并绘示意图说明判定理由,并统计全班的各血型比例。

2. 根据自己的血型,说明你能接受何种血型的血液和输血给何种血型的人。

3. 讨论:ABO 血型的分类标准和血型鉴定的原理。

4. 思考:在无标准血清的情况下,如已知甲某的血型是 A 型(或 B 型),能否检测出乙某的血型?

实验二十一　心的形态结构

【实验目标】

(1) 掌握心的位置和外形。

(2) 熟悉大、小循环的途径。

(3) 熟悉心各腔的形态结构,心的体表投影和心的血管。

(4) 了解心传导系和心包。

【实验用品】

(1) 大小循环的模型、心脏标本和模型。

(2) 胸腔脏器模型。

(3) 血液循环电动模型或示教板。

【实验方法】

(一) 心的位置、外形

(1) 位置:心位于中纵隔内,膈的上方,外包心包,大部分偏中线左侧,心尖朝左前下方。

(2) 外形:心尖,心底,胸肋面,膈面,左缘,右缘,下缘,冠状沟,前、后室间沟。

(二) 心腔的形态(观察)

心有四个腔:左、右心房与左、右心室,有房间隔和室间隔分别分隔心房和心室。房、室之间有房室口。

(1) 右心房:心的右上部。观察右心耳,3 个入口,上、下腔静脉口,冠状窦口,1 个出口,右房室口,卵圆窝。

(2) 右心室:位于右心房的左前下方。观察三尖瓣、腱索、乳头肌、肺动脉口、肺动脉瓣。

(3) 左心房:位于心底部。观察左心耳、肺静脉口 4 个、左房室口。

(4) 左心室:位于右心室的左后下方。观察二尖瓣,流入、流出道,主动脉口,主动脉瓣。

(三) 心传导系统

传导系统诸结构在人心的解剖标本上不易辨认,可借助牛心标本进行观察。

(1) 窦房结:位于上腔静脉与右心房交界处的心外膜深面。在一般标本上都不易显示,可结合模型和图谱理解它的位置。

(2) 房室结:位于冠状窦口前上方的心内膜深面。

(3) 房室束:房室结下端发出,分左右二支。沿室间隔两侧,心内膜深面下降,进入心肌。

(4) 结间束。

(5) 蒲肯野氏纤维。

（四）心的血管

(1) 动脉：左、右冠状动脉均始于主动脉升部。观察右冠状动脉的后室间支，左室后支；左冠状动脉的前室间支、旋支。辨认前室间支及旋支，追踪其走行。

(2) 静脉：主要有心大、中、小静脉，均汇入冠状窦。

（五）心包：是包在心外面及大血管根部的囊状结构

辨认纤维性心包及浆膜性心包，区分浆膜性心包的脏层和壁层，注意心包腔的形成。

【实验报告】

(1) 写出心脏各腔名称，出口、入口以及主要结构。

(2) 列出大、小循环的途径。

(3) 写出心脏的位置、外形。

实验二十二 人体心音听诊

【实验目标】

了解正常心音的产生机制和特点，初步掌握听诊方法，识别第一心音（S_1）与第二心音（S_2），为临床心音听诊打好基础。

【实验原理】

心音是由于心肌收缩、瓣膜关闭、血流冲击血管壁以及形成的涡流所引起机械振动而产生的声音。将听诊器置于受试者胸壁心前区位置，可直接听到心音。在每一个心动周期中，通常可听到两个心音，即 S_1 和 S_2。S_1 表示收缩期开始，其音调低，持续时间较长，在心尖部听得最清楚。它的产生主要是由于房室瓣关闭。S_2 标志舒张期开始，其音调高，持续时间较短，在心底部听得较清楚。它的产生主要是由于半月瓣关闭。

【实验对象】

人体（学生自愿者）。

【实验用品】

听诊器。

【实验方法】

（一）确定听诊部位

1. 观察心尖搏动的位置和范围

受检者解开上衣,面向亮处静坐在检查者对面,仔细观察(或用手触诊)受检者心尖搏动的位置和范围。

2. 参照实验图 22-1,找准心音听诊部位

(1)二尖瓣听诊区:左侧第 5 肋间锁骨中线稍左侧(心尖搏动处)。

(2)三尖瓣听诊区:胸骨右缘第 4 肋间处或胸骨剑突下。

(3)主动脉瓣听诊区:胸骨右缘第 2 肋间处(主动脉瓣第一听诊区)或胸骨左缘第 3、4 肋间(主动脉瓣第二听诊区)。

(4)肺动脉瓣听诊区:胸骨左缘第 2 肋间处。

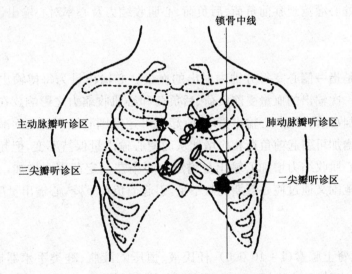

实验图 22-1　人体心音听诊部位

（二）心音听诊

(1)检查者戴好听诊器,以右手拇指、食指和中指轻持听诊器的胸件,置于受试者胸壁皮肤上,按二尖瓣、肺动脉瓣、主动脉瓣及三尖瓣听诊区顺序依次听诊。

(2)在每个听诊区,区分 S_1 和 S_2。根据心音的性质(音调高低、持续时间)和间隔时间的长短来仔细区别 S_1 和 S_2。若难以区别时,可在听心音的同时,用手触诊颈动脉搏动,与搏动同时出现的心音为 S_1。

(3)比较不同听诊部位两个心音的声音强弱。

【注意事项】

(1)听诊时环境应保持安静,如果呼吸音影响听诊时,可嘱咐受试者暂停呼吸。

(2)正确使用听诊器,听诊器耳件方向应与外耳道一致(向前)。听诊器的胸件要不紧不松地紧贴胸壁皮肤,不要隔着衣服听诊。

（3）听诊时要防止胶管交叉、扭结和摩擦。

【实验报告】

（1）比较你所听到的 S_1 和 S_2 有什么不同？

（2）心音听诊区是否就是各个瓣膜解剖位置在胸壁的投影点上？

（3）心音听诊一般应包括哪些内容？

实验二十三　影响心输出量的因素

【实验目标】

通过离体蛙心灌流观察前负荷、后负荷、心肌收缩力及心率对心输出量的影响。

【实验原理】

心输出量是指一侧心室每分钟内射出的血量。心输出量为每搏输出量与心率之乘积。心每搏动一次输出的血量受前负荷、后负荷和心肌收缩力之影响。在一定范围内前负荷增加，心肌收缩力增加，心输出量增加，超过一定范围心输出量反而减少。在一定范围内后负荷的增加可引起前负荷相应增加从而使心输出量保持不变，但超过应范围则心输出量减少。心肌收缩力增加心输出量增加。心率在一定范围内增加，心输出量增加；但超过了一定范围又通过使心舒期充盈不足，引起前负荷下降，心输出量反而减少。

【实验用品】

蟾蜍或蛙、肾上腺素（1∶10 000）、任氏液、恒压贮液瓶、蛙类手术器械一套、细塑料管、直尺、1 mL 注射器、小烧杯、20 mL 量筒、铁支架、刺激器、刺激电极。

【实验方法】

（一）手术与装置

（1）破坏蟾蜍脑和脊髓，仰卧固定于蛙板上，打开胸腔，剪开心包膜，暴露心脏。

（2）用玻璃分针穿过主动脉下方，将心脏翻向头端，注意识别静脉窦、后腔静脉（或称下腔静脉）、肝静脉和前腔静脉之解剖位置。后腔静脉最粗位于肝叶背侧之深部，需拨开肝叶方可见到。

（3）在后腔静脉下方穿两根丝线，将其中一根穿过主动脉下方，再绕回结扎后腔静脉。

（4）用镊子提起静脉窦，用小剪刀在靠近静脉端做一小切口，将事先充满任氏液的玻璃插管（或塑料插管）插入并结扎固定，冲洗心脏数次（可边插边冲）。

（5）翻转心脏向下，提起左主动脉，做一斜形切口，将充满充氏液的插管朝心脏方向

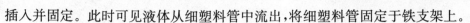
插入并固定。此时可见液体从细塑料管中流出,将细塑料管固定于铁支架上。

(6)游离心脏,冲洗干净心脏内的血液,立即将静脉插管与灌流瓶侧管相连,动脉端插管连在液压管侧管上。

(7)恒压贮液瓶中心管口为零点。零点与心脏水平之间的垂直距离决定了心脏之灌流压。它的高低表示了前负荷之大小。铁支架上细塑料管之最高点与心脏之间的距离,决定了心脏收缩所需克服之静水压,它的高度代表收缩时后负荷的大小。

(8)心搏频率控制:用刺激电极直接与心脏接触。选择比实验动物心率较高的频率,并能引起心脏收缩之强度的电刺激控制心率。

(二)观察项目

(1)观察前负荷对心输出量的影响:① 将后负荷固定于20 cm左右处,人工控制心率约50次/分。将贮液瓶零点置于高过心脏5 cm左右处,用烧杯收集1 min内流出之液体,量其毫升数即为此前负荷下的心输出量。② 缓慢抬高贮液瓶,分别测定零点置于高过心脏10 cm,15 cm,20 cm时的心输出量,直到心输出量逐渐减少。③ 以前负荷为横坐标,心输出量为纵坐标,绘制心输出量与前负荷关系曲线。

(2)观察后负荷对心输出量的影响:① 将前负荷固定于20 cm左右,后负荷置于10 cm处,人工控制心率约50次/分,记录心输出量。② 将动脉塑料管缓慢抬高,分别测定其心输出量,直到心输出量明显减少为止。③ 以后负荷为横坐标,以心输出量为纵坐标,绘制心输出量-后负荷关系曲线。

(3)观察心肌收缩力对心输出量的影响:① 输入肾上腺素(1∶10 000)0.1 mL后,重复观察项目(2)。② 在观察项目(2)所绘制的心输出量-后负荷关系曲线上再绘制注入肾上腺素后的心输出量-后负荷关系曲线,并比较之。

(4)观察心率对心输出量的影响:① 将前负荷固定于20 cm左右,后负荷固定于10 cm左右,改变人工起搏频率,记录不同频率时之心输出量。② 绘制心输出量-心率关系曲线。

【注意事项】

(1)手术不要损伤静脉窦。人工控制心率应高于静脉窦频率。

(2)整个实验中管道不要扭曲。

(3)输液管道中不得存有气泡。

(4)心脏表面经常滴加任氏液,以防干燥。

(5)实验时贮液瓶零点不要太高。

【实验报告】

(1)根据实验,总结有哪些因素会影响到心输出量?

(2)根据实验结果分析前负荷、后负荷、心肌收缩力、心率对心输出量的影响。

实验二十四　全身动脉和静脉的配布

【实验目标】

(1) 掌握全身的动脉搏动点,测量动脉血压的听诊点和压迫止血点。

(2) 掌握临床上穿刺常用的静脉。

(3) 熟悉体循环的动脉主干和主要的分支。

(4) 熟悉体循环的静脉主干及各部主要属支。

(5) 熟悉肝门静脉系的收集范围及侧支循环。

(6) 了解淋巴导管及全身主要淋巴结群。

【实验用品】

(1) 头颈部、上肢、胸腔、腹腔、盆腔和下肢动脉标本和模型。

(2) 头颈部、上肢、胸腔、腹腔、盆腔和下肢静脉标本和模型。

(3) 肝门静脉系侧支循环途径电动模型。

(4) 淋巴系标本和模型。

【实验方法】

(一) 全身动脉的配布

1. 肺动脉

肺动脉为一短而粗的血管干,始于右心室行向左上,至主动脉下分为二支,即左、右肺动脉,注意观察它们的行径,并寻认动脉韧带。

2. 主动脉

主动脉为最粗大的动脉干,由左心室发出,斜向右上,继而弯向左后,沿脊柱下降,最后在第 4 腰椎体下缘平分为左、右髂总动脉。观察主动脉升部、主动脉弓、主动脉降部(主动脉胸部、主动脉腹部)、左右髂总动脉。

(1) 头颈部动脉

主干:颈总动脉。注意左右颈总动脉起点的差别,走行。颈总动脉分颈内、外动脉两个终支。颈内动脉在颈部无分支,颈外动脉分支为甲状腺上动脉、面动脉、颞浅动脉、上颌动脉。寻认各分支起点及行径,观察分布范围。

(2) 锁骨下动脉及上肢的动脉

观察左、右锁骨下动脉起始的差别,走行。锁骨下动脉向外穿斜角肌间隙至第 1 肋外侧缘,移行为腋动脉。锁骨下动脉分支为椎动脉、胸廓内动脉、甲状颈干。寻认起点和行径,观察主要分支及分布范围。腋动脉至背阔肌下缘移行为肱动脉。肱动脉至肘窝深部分桡动脉、尺动脉。寻认各分支起点、行径及分布范围。观察由桡动脉的终支和尺动脉的掌深支吻合构成掌深弓，由尺动脉的终支和桡动脉掌浅支吻合而构成的掌浅弓。

（3）胸部的动脉

观察主动脉胸部壁支在肋间隙的走行。寻认支气管动脉和食管动脉。

（4）腹部的动脉

观察壁支：4对腰动脉；脏支成对的：肾动脉、肾上腺中动脉、睾丸动脉（卵巢动脉）；脏支不成对的：腹腔干、肠系膜上动脉、肠系膜下动脉。辨认各分支及其分布范围。

（5）盆部及下肢动脉

主干：髂总动脉。在骶髂关节前方分为髂内动脉、髂外动脉。辨认髂内动脉各壁支、脏支及其分布概况。髂外动脉下行入股部移行为股动脉，之后移行为腘动脉、胫前动脉、胫后动脉、足背动脉、足底内、外侧动脉。辨认下肢各动脉分支、分布概况。

（二）全身静脉的配布

1. 肺静脉

观察每侧肺有两条肺静脉，肺静脉离开肺门后，横行向内，注入左心房。

2. 头颈部静脉

头颈部静脉有两条静脉主干，即颈内静脉和颈外静脉。

（1）颈内静脉：自颅底的颈静脉孔，伴颈内动脉，继而伴颈总动脉下行，至胸锁关节后方，与锁骨下静脉会合，形成头臂静脉。注意静脉角。属支包括颅内支及颅外支。颅内支见神经系。观察颅外支：面静脉、下颌后静脉，由颞浅静脉和上颌静脉在腮腺内汇合。观察走行及收集范围。

（2）颈外静脉：沿胸锁乳突肌表面下降，注入锁骨下静脉。

3. 上肢的静脉

深静脉多与同名动脉伴行，最后合成腋静脉，在第1肋外侧缘延续为锁骨下静脉，与锁骨下动脉伴行。浅静脉有两条主干：头静脉和贵要静脉，两者在肘窝正中相连。辨认位置和流注关系。

4. 胸部的静脉（观察）

胸部静脉有奇静脉、半奇静脉和副半奇静脉的行径，注意流注关系。

5. 盆部与下肢的静脉

主干是髂总静脉，伴同名动脉走行，由同侧髂内、外静脉合成。两侧髂总静脉约在第5腰椎高度合成下腔静脉。下腔静脉是下腔静脉系主干，是全身最粗大静脉，位于主动脉腹部右侧。盆部主干是髂内静脉，注意盆腔脏器的静脉丛。下肢的深静脉均伴同名动脉走行，最后注入股静脉。股静脉位于股动脉内侧，经腹股沟韧带深面移行为髂外静脉，与同名动脉伴行。下肢的浅静脉有两条：大、小隐静脉。辨认二血管的位置，观察它们的走行及流注关系。

6. 腹部的静脉

有直接注入下腔静脉或先入肝，出肝后再注入下腔静脉两种流注方式。直接注入下腔静脉的有肾静脉、睾丸（卵巢）静脉、肝静脉等。在肝标本上，辨认肝静脉。观察肝十二指肠韧带内胆总管及肝固有动脉后方一短而粗的静脉干，由肝门入肝，即门静脉。由肠系膜上静脉和脾静脉在胰头后方合成。肠系膜下静脉注入脾静脉。观察门—腔静脉吻合模型,辨认食管静脉丛,直肠静脉丛和脐周静脉网。

(三)淋巴系统观察

1. 胸导管及右淋巴导管

观察胸导管的位置,查看乳糜池的位置,寻认肠干和左、右腰干的汇入。观察胸导管的行径,寻认注入胸导管末端的支气管纵隔干、左锁骨下干和左颈干。在右静脉角附近,寻找右淋巴导管,注意其属支右支气管纵隔干、右锁骨下干和右颈干的注入。

2. 淋巴结及全身淋巴结群

观察淋巴结形态,辨认其输出、输入淋巴管。在标本和模型上观察全身各部淋巴结群的分布情况。

3. 脾

查看脾腹腔内位置。观察脾的形态:膈面、脏面、脾门、2～3个脾切迹。注意脾的前缘与左肋弓的位置关系。

4. 胸腺

观察小儿胸腺位置、形态。胸腺位于上纵隔前上部,为两块长扁条状器官,上窄下宽。

【实验报告】

(1) 绘人体主要动脉分布图,并标注全身主要动脉的名称。

(2) 绘人体主要静脉图,说出穿刺常用静脉的名称。

(3) 总结人体全身常用的动脉压迫止血点。

(4) 以左心室为出发点,设想流向全身各部的血液所经的主要动脉。

(5) 在体表辨认颈外静脉、头静脉、贵要静脉、肘正中静脉、大隐静脉和小隐静脉。

(6) 描述门静脉系与上、下腔静脉系之间吻合及门静脉的侧支循环。

(7) 摸认人体浅淋巴结群的位置。

(8) 写出输液治疗阑尾炎时药液发挥作用的路径(自手背静脉网输入)。

(9) 写出口服消炎药治疗支气管炎时药物发挥作用的路径。

实验二十五　人体动脉血压的测量及运动对血压的影响

【实验目标】

熟悉间接测定动脉血压的原理,掌握测定人体肱动脉血压的方法。初步学会测量人体动脉血压的方法,通过观察运动前后血压的变化,加深对影响血压因素的理解。

【实验原理】

测量人体动脉血压通常用间接方法,用具为血压计与听诊器。测量部位通常为肱动脉。从理论上来说,血液在通畅的血管内以层流形式流动,并不发出声音,如果流经狭窄处形成涡流,则因振动而发声,在相应的体表部位,以听诊器可探测到。如果近端血管受压,血流则被完全阻断,远端血管内也没有声音。

测量人体动脉血压时,用打气球给缠缚于上臂的袖带内气囊加压。当其内部压力超过肱动脉收缩压而完全阻断血流时,以听诊器置于股动脉被压部位临近的远端,听不到血流搏动声音,同时远端的桡动脉脉搏消失,逐渐降低气囊内压,当其在肱动脉收缩压与舒张压之间变动时,血流经过受压的血管而形成涡流,可听到与心搏一致的断续声音。音量随动脉受压程度而变化:在气囊内压刚等于或略小于收缩压峰值时,少量血流挤过被压迫的狭窄部位形成涡流,可听到微弱的声音;随着气囊内压力的降低,此断续声由弱到强,又逐渐减弱,此时亦可触到桡动脉脉搏,强度变化与血管涡流声相似;在气囊内压等于舒张压时,血流由断续变成连续,声音突然由强变弱或消失。因此,动脉内血流刚能发出声音时的最大外加压力相当于收缩压,而动脉内血流的声音突变或消失时的外加压力则相当于舒张压。

【实验对象】

人。

【实验用品】

听诊器、血压计。

【实验方法】

(一)熟悉血压计的结构

血压计由检压计、袖带和打气球三部分组成。目前常用的血压计是一个以 kPa(mmHg,0~260)为单位进行双重标度的玻璃管(部分老式血压计仅标有以 mmHg 为单位的刻度),上端通大气,下端和水银槽相通。袖带是一个外包布套的长方形橡皮囊,借橡皮管分别和检压计的水银储槽及打气球相通。打气球是一个带有螺丝帽的橄榄球状橡皮囊,螺丝帽拧紧时可用打气球充气,逐渐旋松时可有控制地放气。

(二)测量动脉血压(实验图 25-1)

(1)让受试者脱去一臂衣袖,静坐桌旁 5 min 以上。

(2)松开血压计上打气球的螺丝帽,排出袖带内的残留气体,然后将螺丝帽拧紧。

(3)让受试者上臂平放于桌上,手掌向上,使前臂与心脏位置等高。将袖带缠在该上臂,袖带下缘至少位于肘关节上 2 cm,松紧度以能较容易地插入食指为宜。

(4)将听诊器两耳器塞入外耳道,务必使耳器的弯曲方向与外耳道一致。

(5)在肘窝内侧先用手指探及肱动脉脉搏,将听诊器探头放于上面。

(6)用打气球将空气打入橡皮气囊内使血压表上水银柱逐渐上升到听诊器内听不到动脉音后,再继续打气使水银柱上升,一般打气至 19.95~23.94 kPa(150~180 mmHg)左右。逐渐松开打气球螺丝帽降低气囊内压力,在水银柱缓缓下降的同时仔细听诊,刚听到"嘣嘣"样的声音时,血压表上所示水银柱刻度即代表收缩压。

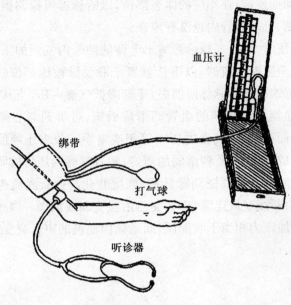

血压计

绑带

打气球

听诊器

实验图 25-1　血压测量

（7）继续缓慢放气,这时声音有系列的变化:先由弱到强,而后由强突然变弱,最后则完全消失。在声音由强变弱的这一瞬间,血压表上所示水银柱刻度即代表舒张压;如声音突然变弱不明确时,也可以声音突然消失时的数值代表舒张压[两者相差 0.665～1.333 kPa(5～10 mmHg)]。必要时可同时记录这两个读数。

（8）如果认为所测量数值正确,可以一次测定为准;如果认为所测数值不正确,则可重复测定一次或两次。血压记录值原则上要求以"收缩压 kPa/舒张压 kPa"表示,但习惯上常以"收缩压 mmHg/舒张压 mmHg"表示之(例如 120 mmHg/75 mmHg,120 mmHg 代表收缩压值,75 mmHg 代表舒张压值)。血压的国际单位为 kPa,1 mmHg=0.133 3 kPa,故上述例子可写为 15.96kPa/9.98 kPa。

【注意事项】

（1）保持室内安静,以利听诊。

（2）袖带松紧须适宜。

（3）上臂位置应与心脏同高;血压计袖带应缚在肘窝以上;听诊器探头不应塞入袖带底下进行测量,应放在袖带下方的肱动脉搏动位置上,探头不要压得太紧或太松。

（4）对一名受试者多次连续测量会有不适,且影响结果准确性,最好轮流充当受试者。如发现多次测量后血压超过正常范围时,应让受试者休息 10 min 后再测。

（5）使用血压计过程中,开始充气时打开水银槽开关,使用完毕后应关上开关,以免水银溢出。

【实验报告】

(1) 什么是血压？其形成机制如何？

(2) 血压间接测定法的原理是什么？如何表示血压？

(3) 如何避免血压测定的误差？

(4) 思考：正常人从卧位转为立位时，动脉血压有否明显变化，为什么？

实验二十六　期前收缩和代偿间歇

【实验目标】

通过在体心脏活动的不同时期给予刺激，观察心肌兴奋性、阶段性变化的特征。

【实验原理】

心肌每兴奋一次，其兴奋性就发生一次周期性变化。心肌兴奋性的特点在于有效不应期特别长，约相当于整个收缩期加上舒张早期。因此，在心脏的收缩期和舒张早期内，任何刺激均不能引起心肌兴奋而收缩。但在舒张早期以后，给予一次较强的阈上刺激就可以在正常节律性兴奋到达之前，产生一次提前出现的兴奋和收缩，称之为期前收缩。同理，期前收缩亦有不应期，因此，如果在下一次正常的窦性节律兴奋性到达时正好落在期前兴奋的有效不应期内，便不能引起心肌兴奋而收缩，这样在期前收缩之后就会出现一个较长的舒张期，这就是代偿间歇。

【实验用品】

蛙或蟾蜍、任氏液、计算机生物信号采集处理系统、张力换能器、蛙类手术器械一套、双极直刺电机、铁支架、双凹活动夹、棉线、蛙心夹、玻璃小烧杯、吸管等。

【实验方法】

(一) 准备工作

(1) 取蟾蜍或蛙一只，破坏脑和脊髓，将其仰卧固定于蛙板上。从剑突下将胸部皮肤向上剪掉，然后从剑突向两侧锁骨肩峰端剪掉胸骨，打开心包，暴露心脏。

(2) 将与张力换能器相连的蛙心夹在心室舒张期夹住心尖。将刺激电极固定，使其两极与心室壁在舒张期与收缩期均能接触(实验图 26-1)。

(二) 观察项目

(1) 描记正常蛙心的搏动曲线，分清曲线的收缩相和舒张相。

(2) 分别在心室舒张期的早、中、晚期刺激心室(注意每刺激一次后，要待恢复正常几个心跳曲线之后再行第二次刺激)。观察心跳曲线有何变化？注意能否引起期前收缩，它的后面是否出现代偿间歇？

（3）以上述同等刺激强度的电刺激，在心室收缩期给予心室一次刺激，观察心跳曲线有何改变，如增加刺激强度，在心缩期再给予一次刺激，心跳曲线是否发生改变？为什么？

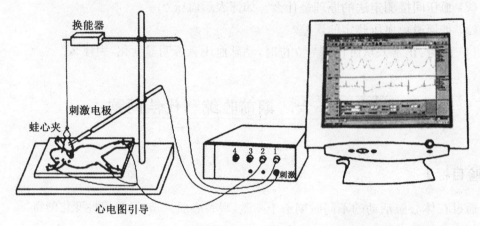

实验图 26-1　在体蛙心期前收缩实验仪器连接示意图

【注意事项】

（1）破坏蛙的脑和脊髓要完全。

（2）蛙心夹与张力换能器的连线应有一定的紧张度。

（3）实验过程中，应经常用任氏液湿润心脏。

（4）心跳曲线的上升支应代表心室收缩，下降支代表心室舒张，如相反则应将换能器倒向。

（5）选择适当的阈上刺激强度时，可先用刺激电极刺激蟾蜍的腹壁肌肉，以检测强度是否适宜。

【实验报告】

（1）分析期前收缩和代偿间歇产生的原因。

（2）与骨骼肌比较，实验结果表明心肌的什么特性？有什么意义？

（3）心肌有效不应期长有何生理意义？

（4）当心率过速或过缓时，期前收缩是否一定会出现代偿间歇？为什么？

实验二十七　哺乳动物动脉血压调节（示教）

【实验目标】

（1）掌握某些神经、体液因素对哺乳动物动脉血压的影响及其作用原理。

（2）了解哺乳动物动脉血压直接测量的方法。

【实验原理】

心血管活动受神经和体液因素的影响，而动脉血压则是心血管活动的指标，故可通过动脉血压的变化来观察各种因素对心血管活动的影响。

本实验应用液压传递系统直接测定动脉血压，即将动脉插管、测压管道及压力换能器相互连通，其内充满抗凝液体，构成液压传递系统。将动脉套管插入动脉内，动脉内的压力及其变化，可通过密闭的液压传递系统传递，通过压力换能器将压力变化转换为电信号，用生物信号采集处理系统记录并处理动脉血压变化曲线。

【实验用品】

家兔、兔手术台、哺乳动物手术器械、动脉夹、动脉插管、玻璃分针、三通开关、铁支架、保护电极、注射器、有色丝线、纱布、生理盐水、血压换能器、生物信号采集处理系统、200 g/L 氨基甲酸乙酯溶液、1 000 U/mL 肝素溶液、1：10 000 肾上腺素溶液、1：10 000 去甲肾上腺素溶液、10^{-2} g/L 乙酰胆碱溶液等。

【实验方法】

（1）将血压换能器固定于铁支架上，连接于动脉插管，输出线接生物信号采集处理系统。

（2）家兔称重后，氨基甲酸乙酯溶液按 1 g/kg 体重的剂量注射于耳缘静脉麻醉。

（3）动物仰卧固定缚于手术台上，固定四肢，用棉绳钩住兔门齿，将绳拉紧并缚于兔台铁柱上，剪去颈部手术部位的毛。

（4）在颈部沿正中线切开皮肤，暴露颈部气管、颈总动脉、颈静脉、迷走神经和减压神经（实验图 27-1）。用玻璃分针仔细分离上述血管、神经，在其下面各穿一线备用。

（5）将左侧颈总动脉的远心端结扎，在近心端用动脉夹夹住，用眼科剪在结扎处稍下方剪一斜形小切口，将充满肝素溶液的动脉插管向心脏方向插入动脉，并结扎固定，打开动脉夹。

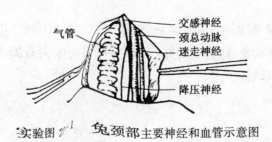

实验图 27-1　兔颈部主要神经和血管示意图

【观察项目】

（1）观察记录正常血压。

（2）用动脉夹夹闭右侧颈总动脉 5~10 s,观察血压的变化。

（3）剪断右侧减压神经,然后用中等强度脉冲电分别刺激该神经的中枢端和外周端,观察血压各有何变化。

（4）剪断右侧迷走神经,用中等强度脉冲电刺激其外周端,观察血压的变化。

（5）从耳缘静脉注射 1:10 000 肾上腺素 0.5 mL,观察血压的变化。

（6）从耳缘静脉注射 1:10 000 去甲肾上腺素 0.3 mL,观察血压的变化。

（7）从耳缘静脉注射 10^{-2} g/L 乙酰胆碱(0.1 mL/kg),观察血压的变化。

（8）股动脉放血 30 mL,观察血压变化,然后静脉注射生理盐水 50 mL,观察血压变化。

【注意事项】

（1）麻醉动物应注意保温和观察一般情况,以防意外死亡。

（2）每项实验须待血压恢复正常后方可进行,以作对照。

（3）防止连接管道的扭曲。

【实验报告】

（1）以表格形式列出每个实验项目的结果并解释其原理。

（2）写出动脉血压的成因,归纳影响动脉血压的因素,并说明维持动脉血压相对稳定的意义。

（3）简述减压反射的过程及生理意义。

（4）试分析减压神经放电和血压变化之间的关系。

实验二十八　呼吸器官大体结构

【实验目标】

（1）掌握肺的位置、形态和分叶,以及气管、主支气管的位置、走行。

（2）熟悉鼻与喉的构成、鼻旁窦的开口、肺与胸膜的体表投影。

（3）了解肺的组织结构。

【实验用品】

（1）气管、肺的各类标本及模型。

（2）头颈部正中矢状面标本、喉标本或模型。

（3）胸腔解剖标本、纵隔标本或模型。

【实验方法】

（一）外鼻、鼻腔及鼻旁窦

（1）外鼻：观察鼻根、鼻背、鼻尖、鼻翼、鼻孔。

（2）鼻腔：观察鼻前庭、固有鼻腔——上、中、下鼻甲，上、中、下鼻道，鼻泪管开口。观察嗅区及呼吸区的范围的黏膜。

（3）鼻旁窦：观察额窦、上颌窦、筛窦、蝶窦。观察各窦与鼻腔的位置关系。

（二）喉：活体观察喉的位置及吞咽时喉的运动

1. 喉的软骨及连结

观察喉的软骨及连结的位置、形态，并观察构成喉的软骨、甲状软骨、环状软骨、会厌软骨、杓状软骨。

2. 喉腔

喉腔上通咽腔的喉部，下接气管腔。观察时要注意会厌与喉口的位置关系。辨认喉腔中部侧壁的两对矢状位黏膜皱襞，前庭襞、声襞、前庭裂、声门裂。观察喉腔分三部分，即喉前庭、喉中间腔和声门下腔的分界标志，喉中间腔两侧凹入——喉室。

（三）气管与主支气管

1. 气管

观察气管 14～16 个"C"形透明软骨环，缺口均朝后，且被膜性组织封闭。气管分颈、胸两部分，观察气管颈部的位置关系。

2. 主支气管

观察左、右主支气管形态特点。左主支气较细长走向略水平，右主支气管较粗短走向略垂直。

（四）肺

观察肺的质地、颜色、形态及位置。注意左、右肺外形的差异，辨认出入肺门的主支气管及血管等重要结构。

（1）比较肺的后缘、前缘和下缘的形态特点。

（2）查看左肺心切迹与心的位置关系。

（3）观察两肺位置，注意肺尖与锁骨、肺底与膈的位置关系。

（4）记忆肺的体表投影。

（五）胸膜和纵隔

（1）胸膜分脏胸膜、壁胸膜两部分。观察其配布，注意观察肋胸膜与膈胸膜转折形成的肋膈隐窝。肋胸膜与膈胸膜的返折线即胸膜下界，观察胸膜下界与肺下缘的位置关系。

（2）纵隔通过胸骨角平面分上、下纵隔。

【实验报告】

（1）呼吸道器官名称及位置，上、下呼吸道。

(2) 绘出气管、主支气管和肺的模式图,注明肺、肺叶名称。

(3) 喉主要由哪些部分构成? 喉腔结构有何重要特点?

(4) 写出肺下缘、胸膜下界的体表投影。

实验二十九 胸膜腔负压观察

【实验目标】

(1) 熟悉胸膜腔负压形成的原理及生理意义。

(2) 了解胸膜腔负压测定的方法。

【实验原理】

胸膜腔负压是以大气压为标准,且低于大气压而言。本实验采用连通器原理,将与水检压计相连通的穿刺针插入胸膜腔,通过水检压计液面的升降,验证胸膜腔内为负压,且随呼吸运动而变化。

【实验用品】

家兔、兔手术台和哺乳动物手术器材、18 号注射针头、50 cm 长橡皮管 1 根、水检压计、1.5％戊巴比妥钠溶液、0.9％ NaCl 溶液。

【实验方法】

(一) 手术操作及仪器连接

(1) 用 1.5％戊巴比妥钠溶液将兔麻醉,并仰卧位固定,作气管插管。

(2) 将穿刺针头通过橡皮管与水检压计相连,检压计内的水中加少许红墨水,以利观察液面波动。检压计内液面应与刻度 0 一致,并调整检压计的高度,使刻度 0 与动物胸膜腔在同一水平。

(3) 在兔右腋前线第 4～6 肋间做 0.5～1.0 cm 的皮肤切口,通过切口,用与水检压计相连的注射针头,沿肋骨上缘顺肋骨方向缓慢斜向插入胸膜腔,同时观察检压计液面,当其水柱突然向胸膜腔一侧升高,并随呼吸波动时,用胶布将针头固定于胸壁上。

(二) 观察项目

1. 平静呼吸时的胸膜腔内压

通过水检压计液面的升降高度,比较吸气和呼气时,胸膜腔负压的大小有何不同。

2. 用力呼吸时的胸膜腔内压

在气管插管的一侧管上接一根长约 0.5 m 的橡皮管,然后堵塞另一侧管,以增大无效腔,使兔呼吸运动加深加快。观察胸膜腔负压的变化,并与平静呼吸时相比较有何不同。

3. 憋气的效应

在吸气末和呼气末,将气管插管的两支侧管同时堵塞。此时动物虽用力呼吸,但不能呼出或吸入气体,处于憋气的状态。观察此时胸膜腔内压变化的最大幅度,胸膜腔内压是否可高于大气压。

【注意事项】

（1）穿刺针头与橡皮管和水检压计的连接必须严密,切不可漏气。

（2）作胸膜腔穿刺时,切勿过深过猛,以免刺破肺和血管。

（3）穿刺前,检查穿刺针是否通畅。

【实验报告】

（1）记录并描述各项实验时胸膜腔内压值的变化。

（2）分析胸膜腔内压产生的原因以及随呼吸运动波动的波动机制,讨论胸内负压的生理意义。

（3）思考:维持胸膜腔内压的条件有哪些? 气胸时可出现哪些病理情况?

实验三十　肺活量测定

【实验目标】

（1）熟悉肺通气功能测定的方法。

（2）熟悉肺容量各组成部分。

【实验原理】

肺通气在于稳定肺泡气的成分,保证肺泡气体交换和机体新陈代谢的正常进行,故肺通气功能的测量是反映人体健康水平的客观指标之一。

【实验用品】

FJD-80 单筒肺量计及其附件（实验图 30-1）、75%酒精和棉球、鼻夹。

【实验方法】

调整台座螺丝,使肺量计保持水平位,浮筒垂直悬浮;扭动三通管上的金属活塞使浮筒内空气与外界相通,升降浮筒数次使筒内气与环境气

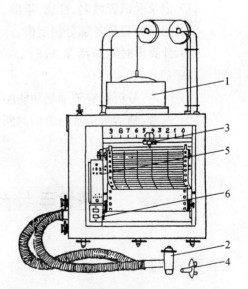

实验图 30-1　闭锁回路立式单筒肺量计
1. 浮筒;2. 三通管;3. 记录笔;
4. 橡皮口瓣;5. 变速器开关;6. 电源开关

充分更换,调整浮筒高度,使记录笔处于 4～5 间;受检者取合适的坐位或站立姿势。衔口瓣于唇牙之间。用鼻夹夹紧鼻翼,用口呼吸空气习惯约 1 min。扭动三通管上金属活塞使受试者呼吸气与浮筒相通,按电源开关,将变速器开关按下,记录呼吸曲线。

【观察项目】

(1) 潮气量:安静呼吸,待呼吸基线趋于平稳后,走纸超过 1 min(2 大格以上)。

(2) 补呼气量:受试者在安静呼吸的基础上尽力呼气一次,然后平静呼吸。

(3) 补吸气量:待平静呼吸恢复到原水平时,尽力吸气一次。

(4) 肺活量:补吸气量和补呼气量分别代表呼气和吸气储备量,与潮气量之和即为肺活量,肺活量为静态的一次通气功能。

(5) 时间肺活量:受试者尽力吸气,并按下变速器"1",然后尽快地做最大呼气,作出记录后,将纸速改回到"3"。时间肺活量是肺活量的动态指标,它主要反映气道阻力,尤其小气道阻力是否正常。气道阻力增大的人肺活量可能正常,但呼气时间延长,尤其第 1 秒末和第 2 秒末所能呼出的气量都显著减少。

【注意事项】

(1) 注意套筒内的水保持在水平刻度线,防止水溢出,水过多时可用仪器背面的放溢出水管放出。

(2) 平静呼吸时,呼吸逐渐加深加快,则钠石灰应更换。

(3) 注意添加描笔墨水,使记录清晰。

【实验报告】

(1) 记录受试者姓名、性别、年龄、肺活量。

(2) 记录肺容量各部分测定值,计算出每分通气量、肺活量。

(3) 计算出时间肺活量 1,2,3 s 末呼出气量占肺活量的百分比,与正常值(83%,96%,99%)比较。

(4) 讨论:分析影响肺通气功能的各项因素。

(5) 思考:肺活量正常与否的判断指标是什么? 试分析肺活量和用力呼气量过低的原因。

实验三十一　　呼吸运动的调节

【实验目标】

(1) 掌握若干因素对家兔呼吸运动的影响及作用原理。

(2) 熟悉神经、体液因素对呼吸运动的调节作用。

【实验原理】

呼吸运动能够有节律地进行,并与机体代谢水平相适应,主要是通过神经和体液因素调节的结果。体内外各种刺激可通过外周或中枢化学感受器,或直接作用于呼吸中枢,反射性地调节呼吸运动。

【实验用品】

家兔、生物信号采集系统、张力换能器、电磁标、刺激器、计时器、兔手术台、哺乳动物手术器材、气管插管、20 mL 与 1 mL 注射器、橡皮管、钠石灰、气囊、1.5%戊巴比妥钠溶液、CO_2 气袋、0.9%氯化钠溶液、3%乳酸溶液、纱布、线等。

【实验方法】

(一)手术操作与仪器连接

(1)取家兔 1 只,称重后用 1.5%巴比妥钠溶液静脉麻醉,并仰卧位固定于手术台上。

(2)施行气管插管术后在颈部分离出两侧迷走神经,各穿一线备用,用盐水纱布覆盖手术野。

(3)将张力换能器与生理记录仪或生物信号采集系统相连,与张力换能器连接丝线的下端拴有一个金属钩,用于钩住动物胸部测量呼吸波。

(4)开始实验。

(二)观察项目

1. 正常呼吸运动

描记一段正常呼吸运动曲线,注意观察呼吸的频率、节律和幅度及所描记曲线与吸气和呼气的关系(曲线向上为呼气,向下为吸气)。

2. 增加吸入气中二氧化碳

将气管插管开口端与二氧化碳气袋的橡皮管口相对,打开二氧化碳气袋上的螺旋开关,使一部分二氧化碳进入气管插管内,观察呼吸运动有何变化。

3. 造成缺氧

将气管插管的开口侧通过一钠石灰瓶与盛有一定量空气的气囊相连,使呼出的二氧化碳被钠石灰吸收。随着呼吸的进行,气囊内的氧气便越来越少,观察呼吸运动的变化。

4. 增大无效腔

将气管插管开口端连接一长约 0.5 m 的橡皮管,使无效腔增大,观察对呼吸运动的影响。

5. 改变血液 pH

由耳缘静脉注入 3%乳酸溶液 0.2~0.5 mL,观察呼吸运动的变化。

6. 观察迷走神经在调节呼吸运动中的作用

先剪断一侧迷走神经,观察呼吸运动的改变;再剪断另一侧,对比切断迷走神经前后的呼吸频率和幅度的变化情况。以中等强度的电刺激连续刺激颈部一侧迷走神经向中端,观察呼吸运动的改变。

【注意事项】

(1)每项实验前都要有正常呼吸曲线对照。

(2)麻醉剂量要适度,尽量保持动物安静,以免影响正常呼吸曲线。

(3)当吸入二氧化碳引起呼吸明显变化时,应立即停止吸入。

【实验报告】

(1)总结正常呼吸形成原理,以表格的形式列出每项实验的结果并解释其原理。

(2)比较二氧化碳、氢离子浓度升高和氧气浓度降低对呼吸的影响及其作用途径有何差异。

(3)假如摘除或麻醉家兔颈动脉体后,给家兔吸入高浓度二氧化碳或低浓度氧气,家兔呼吸运动各有何变化?为什么?

(4)在本实验过程中,在没有给处理因素的情况下,如呼吸突然变得深快,最有可能的原因是什么?如何解决?

实验三十二　消化器官形态结构

【实验目标】

(1)掌握阑尾根部和胆囊底的体表投影、肝下界的体表定位。

(2)熟悉消化系统的位置、组成、分部、各器官的重要结构。

(3)了解口腔的境界、恒牙的名称和排列、舌乳头和舌系带。

【实验用品】

(1)消化系统各器官各类标本及模型。

(2)消化系统各器官各类挂图、图谱等。

(3)消化系统影像资料:VCD、消化系统解剖、CAI。

【实验方法】

在教师的指导下,结合挂图、图谱、VCD 和 CAI 以及活体观察辨认。

(1)观察口腔界域及口腔各壁:结合对照镜子活体观察唇、腭、口底,人中、唇沟。

在活体上利用压舌板观察口腔上壁——硬腭、软腭、腭帆、腭垂、腭舌弓、腭咽弓、扁桃体窝。

(2)口底和舌:在活体上观察舌背面的白色丝状乳头、菌状乳头。

(3) 牙:在活体及模型上观察牙龈、牙冠、牙冠腔、牙颈、牙根管。

(4) 大唾液腺:在标本和模型上观察腮腺、下颌下腺、舌下腺。

(5) 咽:在头颈部正中矢状切面上观察咽的位置、分部、交通和咽峡的构成。

(6) 食管:在尸体标本和模型上并结合 X 光片观察。

(7) 胃、小肠、盲肠、阑尾、结肠:在尸体标本和模型上观察胃的位置、形态及分部以及胃壁的结构,十二指肠位置、分部和毗邻,空肠与回肠位置以及形态上的差异,盲肠与阑尾的位置和形态,结肠带、结肠袋和肠脂垂,结肠的分部和毗邻关系,肝胆胰的位置、肝外胆道的组成。

【实验报告】

用箭头表示食物在体内经过的消化器官的名称

实验三十三　兔胃肠运动观察

【实验目标】

(1) 熟悉胃肠的形式及神经和某些药物对胃肠运动的影响。
(2) 了解胃肠运动功能的神经体液调节机制。

【实验原理】

胃肠运动功能是在神经和体液因素调节下,通过胃肠平滑肌的活动来完成的,因此,神经和体液因素的改变可使胃肠运动发生相应改变。

【实验用品】

家兔、哺乳动物手术器械一套、电刺激器、保护电极、台氏液、1.5%戊巴比妥钠溶液、阿托品注射液、新斯的明注射液、1:10 000 乙酰胆碱、1:10 000 肾上腺素、生理盐水、恒温水浴槽、滴管、注射器。

【实验方法】

(1) 用 1.5%戊巴比妥钠溶液将兔麻醉、仰卧位固定于手术台上,剪掉颈部的毛,沿颈部正中线切开皮肤,分离出气管,插入气管插管。

(2) 将腹部的毛剪掉,自剑突到耻骨联合沿正中线切开腹壁,打开腹腔,暴露胃和肠,在膈下食管的末端找出迷走神经的前支,再在左侧腹后壁肾上腺的上方找出内脏大神经,将两条神经分别套以保护电极备用。

【观察项目】

(1) 观察正常情况下胃肠的运动形式和紧张度。

（2）用中等强度和频率的电刺激连续刺激膈下迷走神经,观察胃肠运动及其紧张度的变化。

（3）同法,刺激左侧内脏大神经,观察胃肠运动及其紧张度的变化。

（4）在一段肠管上滴加 1∶10 000 乙酰胆碱 5～10 滴,观察其变化。

（5）在一段肠管上滴加 1∶10 000 肾上腺素 5～10 滴,观察其变化。

（6）由耳缘静脉注射新斯的明 0.2～0.3 mg,观察胃肠运动的变化。

（7）在新斯的明作用的基础上,由耳缘静脉注射阿托品 0.5 mg,观察胃肠运动的变化。

【注意事项】

（1）麻醉不宜过深,以免各项现象不明显。麻醉动物要保温,电刺激强度要适中,不可太强。

（2）为避免胃肠暴露时间过长,使腹腔内温度下降影响胃肠运动以及造成表面干燥,应随时用温热台氏液或生理盐水湿润胃肠。

【实验报告】

（1）用表格形式列出每项实验的结果并解释其原理。

（2）消化道常见的共有的运动形式有哪些？胃和小肠特有的运动形式是什么？

实验三十四　消化系统的组织结构

【实验目标】

（1）熟悉食管、胃、小肠壁的层次和黏膜的组织结构特点。

（2）掌握肝小叶的基本结构和门管区的三种管道。

【实验用品】

光学显微镜,食管切片,胃底切片,小肠切片,肝、胰切片（HE 染色）。

【实验方法】

（一）观察切片

1. 食管

（1）取材和染色

取食管横切面材料,HE 染色。

（2）观察

肉眼:椭圆形的食管横切面中央有不规则的裂隙,是由黏膜皱襞突入*腔内*所致。腔

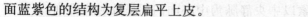

面蓝紫色的结构为复层扁平上皮。

低倍:由腔面向外依次观察。黏膜表面为未角化的复层扁平上皮,上皮下方的固有层结缔组织内可见食管腺导管。黏膜层与黏膜下层之间是黏膜肌层,为纵走的平滑肌,在横切的标本上呈点状。肌层较厚,可分为内环肌和外纵肌。黏膜下层的结缔组织中可见食管腺及较大的血管。外膜为疏松结缔组织,无间皮被覆。

高倍:注意观察复层扁平上皮的结构特征,仔细辨认肌层。

2. 胃

(1)取材和染色

取胃底切片材料,HE 染色。

(2)观察

肉眼:胃底壁的切片呈条状,凹凸不平的一面染成紫色的为黏膜;另一面表面光滑,是浆膜;黏膜下层呈淡红色;较厚且红色较深的结构为肌层。

低倍:单层柱状上皮,上皮向结缔组织内凹陷处为胃小凹。切片中可找到胃腺开口于胃小凹,固有层内充满胃底腺。黏膜下层为疏松结缔组织。肌层很厚,内斜、中环、外纵三层平滑肌分界不清楚。外膜为浆膜。

高倍:单层柱状上皮细胞排列整齐、境界清楚,核椭圆形近基底部,细胞顶部胞质透亮。胃底腺的壁细胞主要分布于体部,染成深红色,胞体大,呈圆形或多边形,核位于中央。主细胞多见于腺体底部或嵌在壁细胞之间,胞体呈柱状,胞质嗜碱性,核圆而偏于细胞基部。颈黏液细胞位于腺体颈部,数量较少,夹于其他细胞之间。胞质着色浅,胞核呈扁平形,位于细胞基底部。

3. 小肠

(1)取材和染色

取人空肠纵切面材料,HE 染色。

(2)观察

肉眼:切面的一侧可见数个大皱褶,是小肠腔面环形皱襞的横断面。每个皱襞表面可见许多指状突起,为绒毛。切面的另一侧染成深红色的厚带为肌层。

低倍:皱襞是黏膜与黏膜下层共同突向肠腔的结构。绒毛结构以固有结缔组织为轴心,覆盖一层柱状上皮细胞,其间夹杂有环状细胞。肌层分出内环肌、外纵肌两层。两层间可见肌间神经从。外膜为浆膜。

高倍:选一结构典型的绒毛,观察其表面覆盖的单层柱状上皮。

4. 肝脏

(1)取材和染色

取人肝脏切片材料,HE 染色。

(2)观察

肉眼:红色实质性的组织为肝的一部分,其中有些腔隙的为门管区或小叶下静脉。

低倍:表面为致密结缔组织膜,可见间皮覆盖。正常人肝小叶周围结缔组织较少,故肝小叶的范围不明显。应先找到中央静脉,再观察肝小叶。中央静脉为一形态不规则、管腔不完整,管壁很薄的小静脉。肝索以中央静脉为中心向四周呈放射状排列,不规则的网眼间隙为肝血窦。门管区可见三种伴行的管道,即小叶间动脉、小叶间静脉、小叶间胆管。

高倍:肝细胞索由多边形肝细胞组成。细胞体积较大,核呈圆形,位于中央,染色淡,核膜清晰,有1～2个核仁。肝血窦窦腔内可见肝巨噬细胞,体积较大,形态不规则,核呈卵圆形,染色较淡。

(二)示教切片

1. 潘氏细胞

(1)取材和染色:小肠,HE染色。

(2)观察细胞:细胞成群分布,位于肠腺基底部,呈锥体形;核圆,位于细胞基底部;细胞顶部有嗜酸性颗粒。

2. 胰岛

(1)取材和染色:胰腺,Mallory 三色染色。

(2)观察三种细胞。A 细胞较大,染成红色;B 细胞较多,染成橘黄色;D 细胞较少,染成蓝色。

【实验报告】

(1)绘出胃黏膜结构模式图并标注下列结构:胃上皮、壁细胞、主细胞、胃底腺、固有层。

(2)说明消化管各段在结构与功能上有哪些异同点?

(3)绘出部分肝小叶(低倍)及一个门管区,并标注下列结构:中央静脉、肝细胞索、肝血窦、小叶间动脉、小叶间静脉、小叶间胆管。

4. 肝细胞、肝血窦、胆小管三者关系如何?

实验三十五　观察泌尿系统的形态结构

【实验目标】

(1)掌握泌尿系统的组成。

(2)掌握肾的位置、肾门的体表投影(肾区)的位置,熟悉肾的形态、表面的被膜和剖面结构。

(3)掌握输尿管 3 个狭窄和膀胱三角的位置。

(4)熟悉输尿管的起止、行程和 3 个狭窄。

(5)熟悉膀胱的形态、位置和毗邻。

(6)掌握女性尿道的形态结构特点和尿道外口的开口位置。

【实验用品】

（1）男、女性泌尿生殖系统概观标本或模型。

（2）离体肾及肾的剖面标本。

（3）腹膜后间隙的器官标本。

（4）通过肾中部的腹后壁横切标本。

（5）肾单位的模型。

（6）男性和女性骨盆腔正中矢状切面标本或模型。

（7）离体膀胱标本。

【实验方法】

（1）在泌尿生殖系统概观标本上，观察泌尿系统的组成及器官的连续关系。

（2）在离体肾和在腹膜后间隙的器官标本上观察肾门的位置，辨认出入肾门的肾动脉、肾静脉及肾盂，观察肾盂与输尿管的移行关系。

（3）在通过肾中部的腹后壁横切标本上，观察肾的3层被膜。

（4）在肾的剖面标本，分辨肾皮质和肾髓质的构造和特点。观察肾窦及其内容物，注意肾盂与肾大盏和肾小盏的连属关系。

（5）取泌尿生殖概观标本结合腹膜后间隙的器官标本，观察输尿管的形态、位置，注意认清3个狭窄的部位。

（6）取离体膀胱标本，结合男、女性盆腔正中矢状切面标本，观察膀胱的位置、形态和毗邻。

（7）取切开的膀胱壁标本，辨认输尿管的开口和尿道内口，观察膀胱三角的形态特点。

（8）在女性骨盆腔正中矢状切面标本上，观察女性尿道的形态特点和尿道外口的开口部位。

【实验报告】

（1）列出泌尿系统各器官的名称，说明肾的位置。

（2）说明输尿管全程3处狭窄的位置和女性尿道的特点。

（3）写出膀胱的位置以及男性、女性膀胱的毗邻。

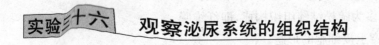

实验三十六　观察泌尿系统的组织结构

【实验目标】

（1）掌握肾单位的组成，肾小球的光镜、电镜结构及其与原尿生成的关系，近曲小管曲部的光镜、电镜结构。

(2)熟悉肾小管和集合管系的组织结构特点。熟悉球旁复合体的组成。

(3)了解膀胱的组织结构。

【实验用品】

光学显微镜、肾切片、膀胱切片、电镜照片、肾单位模型、透明肾、肾小球、滤过膜的放大模型等。

【实验方法】

(一)观察切片

1. 肾切片(HE染色)

肉眼:染色深的部分为皮质,染色淡的是髓质。髓质又有深浅之分,尖端很淡的部分为内带,靠近皮质略深的部分为外带。

低倍:肾表面为结缔组织被膜。被膜内面为皮质,可见许多球形的肾小球和管径粗细不等、形状不一的泌尿小管断面,多为近端小管曲部和远端小管曲部。将视野由皮质向髓质移动,可见染色较淡的髓质,内无肾小球而均为管子。在皮质和髓质交界处,可见较大的小动、静脉,即为弓形动、静脉。

高倍:① 肾小球是散布于皮质内的球形结构,由血管球和肾小囊组成。血管球为一团毛细血管,盘曲在一起,切成各种断面,毛细血管腔内可见血细胞,结构较难以辨认。肾小囊分脏、壁两层。脏层紧贴在血管球毛细血管的外面,足细胞不易辨认;壁层为单层扁平上皮。在脏层和壁层之间的腔隙即是肾小囊腔。② 肾小管中近端小管曲部的管腔小而不规则,管壁较厚,其上皮呈单层立方形或锥体形,胞质染色嗜酸性很强,细胞之间界限不清楚,核呈圆形偏于基底部,细胞游离面有刷状缘。远端小管曲部的管腔较大,管壁较薄,上皮细胞较低,胞质染色较近端小管曲部淡。③ 致密斑位于肾小管血管极处,可见其管壁的上皮细胞较高,核呈卵圆形,排列紧密,与对侧的较低的单层立方上皮细胞有明显的区别,此即致密斑。

2. 膀胱切片(HE染色)

肉眼:染色较深的一面为黏膜上皮,另一面为外膜。

低倍:从内向外分3层,即黏膜、肌层、外膜。

(1)黏膜由上皮和固有层组成。上皮为变移上皮。

(2)肌层很厚,由内纵、中环和外纵三层平滑肌构成,排列不十分规则。

(3)外膜多为疏松结缔组织构成,即纤维膜。

高倍:注意上皮细胞的形态。

(二)示教切片

1. 球旁细胞

(1)取材和染色:肾,HE染色。

(2)观察:在人球小动脉近血管极处,可见明显的内皮和中膜,其中膜平滑肌已演变为单层立方形的上皮样细胞,核为圆形位于中央,胞质弱嗜酸性,即为球旁细胞。

2. 致密斑

(1) 取材和染色:肾,HE 染色。

(2) 观察:肾小体附近的远端小管,在靠近血管极一侧,上皮细胞呈高柱状,排列紧密。核卵圆形,靠近细胞顶部,胞质染色淡。致密斑与对侧较低的细胞有明显区别。

(三) 电镜照片

(1) 肾小球滤过屏障:注意观察血管球毛细血管有空内皮、基膜和足细胞的裂孔膜这3层结构。

(2) 肾小球毛细血管袢(扫描电镜):注意观察足细胞的立体形态。

(3) 肾小球毛细血管腔(扫描电镜):注意观察毛细血管内皮细胞孔的立体结构。

(4) 肾小体的球内系膜细胞及毛细血管:注意观察球内系膜细胞与毛细血管、基膜之间的关系。

(5) 近端小管曲部:注意观察上皮细胞游离面的微绒毛、侧面的侧突、基底部的质膜内褶和大量的线粒体。

【实验报告】

(1) 绘出肾皮质局部,并标出以下结构:血管球、肾小囊脏层、肾小囊腔、肾小囊壁层、近端小管曲部、远端小管曲部。

(2) 试述肾单位的组织结构及其与功能的关系。

(3) 试述肾小球的组织结构与原尿生成的关系。

(4) 在光镜下如何鉴别近端小管曲部和远端小管曲部?试述其结构与功能之间的关系。

(5) 在电镜照片中所观察的结构哪些与滤过屏障有关?

(6) 简述膀胱的组织结构。

实验三十七　影响尿生成的因素(示教)

【实验目标】

观察某些体液因素及神经调节对家兔尿量的影响,并分析其作用机理,掌握影响尿生成的若干因素及其作用原理。

【实验原理】

尿的生成过程包括肾小球的滤过与肾小管和集合管的重吸收、分泌过程。凡影响这3个环节的因素均可引起尿的质或量发生变化。

【实验用品】

家兔、哺乳类动物实验通用器材和用品、记录仪、膀胱插管、血压记录装置、试管及试管架、试管夹、酒精灯、培养皿、生理盐水、乌拉坦、肝素、0.01％肾上腺素、0.01％乙酰胆碱、20％甘露醇、20％氨基甲酸乙酯溶液、50％葡萄糖溶液、抗利尿激素、速尿、班氏试剂等。

【实验方法】

（1）连接好仪器装置。

（2）麻醉、固定家兔。颈部手术，分离迷走神经备用；在一侧颈总动脉插入动脉插管，并与血压描记装置相连。尿液记滴选用膀胱插管法。

膀胱插管法：在耻骨联合前方沿正中线做一长约 2～3 cm 皮肤切口，沿腹白线切开腹壁，暴露膀胱。在膀胱顶部用连续缝线做一个荷包缝线，在缝线中心作一小切口，插入膀胱插管，收紧缝线，结扎关闭切口。膀胱插管下接事先装满生理盐水的橡皮管，引导尿液至受滴器以便记滴。手术部位用浸有生理盐水的纱布覆盖。

【观察项目】

（1）开动记录仪，记录正常血压和每分钟的尿滴数。

（2）静脉注射抗利尿激素 1 mL，观察尿量变化。

（3）耳缘静脉注射 37 ℃生理盐水 40 mL，观察血压和尿量有何变化。

（4）静脉注射 0.01％肾上腺素 0.3～0.5 mL，观察血压和尿量的变化。

（5）静脉注射 20％甘露醇 1～2 mL，观察尿量变化。

（6）结扎左侧迷走神经远心端，剪断后用保护电极以中等强度的电刺激刺激近心端的迷走神经 30 s，使血压下降到 6.67 kPa(50 mmHg)以下，观察尿量的变化。

（7）静脉注射 0.1％速尿 2 mL，观察尿量的变化。

（8）静脉注射 50％葡萄糖 2 mL，观察动脉血压与尿量的变化。注射出现效应后收集尿液作尿糖定性试验。

（9）静脉注射 0.01％乙酰胆碱 0.2～0.3 mL，观察血压和尿量的变化。

（10）由颈总动脉快速放血，使血压迅速下降到 6.67 kPa(50 mmHg)以下，观察尿量的变化，再将收集的血液快速输入，观察血压和尿量的变化。

【注意事项】

（1）麻醉时，静脉穿刺应从耳尖开始，逐渐移向耳根。

（2）手术操作应轻柔以减少出血，避免造成操作性尿闭，在实验过程中保持输尿管道通畅。

（3）输尿管插管一定要插入管腔内，不要误入管壁和肌层与黏膜之间。

（4）试验中，若兔挣扎时，可从腹腔一次性补充麻药 1～2 mL，不可过多或多次补充

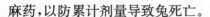
麻药,以防累计剂量导致兔死亡。

(5)试验中,各种药物应观察 10 min 左右,见到尿量有变化即可。

(6)每进行一项实验,均应等待血压和尿量基本恢复到对照值后再进行。

【实验报告】

(1)分析每个实验项目动物血压和尿量的变化,解释其原理,填在实验表 37-1 中。

实验表 37-1　动物血压与尿量分析表

观察项目	血压	尿量	结果分析
1. 静脉注射抗利尿激素 1 mL 2. 耳缘静脉注射 37 ℃生理盐水 40 mL 3. 静脉注射 0.01%肾上腺素 0.3~0.5 mL 4. 静脉注射 20%甘露醇 1~2 mL 5. 电刺激刺激近心端的迷走神经 6. 静脉注射 0.1%速尿 2 mL 7. 静脉注射 50%葡萄糖 2 mL 8. 静脉注射 0.01%乙酰胆碱 0.2~0.3 mL 9. 颈总动脉快速放血 10. 血液快速输入			

(2)分析总结哪些因素影响肾小球滤过? 哪些因素影响肾小管和集合管的重吸收和分泌?

(3)本实验中哪些因素是通过影响肾小球滤过,哪些是影响肾小管的功能来改变尿的质和量的? 为什么?

(4)大量饮水、静脉快速注射生理盐水和静脉注射高渗葡萄糖所引起的多尿,其机制有何不同?

实验三十八　生殖器官大体结构

【实验目标】

(1)掌握男、女性生殖系统的组成,男性尿道的分部、狭窄和弯曲,子宫的位置、形态和分部。

(2)熟悉卵巢的位置、形态和结构,子宫的结构及固定装置,会阴的概念。

(3)了解睾丸的位置、形态和结构,阴道的位置、形态和阴道后穹。

(4)了解乳房的位置和形态,广义会阴和狭义会阴。

【实验用品】

(1)男、女性生殖系统器官各标本及模型。

（2）生殖系统各类挂图、图谱等。

（3）会阴解剖标本和模型。

（4）乳房标本和模型。

【实验方法】

在教师的指导下，结合挂图、图谱在模型或标本上观察辨认男、女性生殖系统各器官的形态结构。

（一）男性生殖器

（1）观察睾丸和附睾的位置和形态，辨认睾丸的剖面结构和附睾的三部分。

（2）观察输精管、射精管和精索的形态、行程和分部。

（3）在男性正中矢状面的标本和模型上辨认前列腺、精囊腺和尿道球腺的位置，以及前列腺的毗邻结构。

（4）观察阴茎海绵体、阴茎包皮及包皮系带。

（5）在男性盆腔正中矢状面的标本或模型上辨认男性尿道的分部、狭窄和弯曲。

（二）女性生殖器

（1）在女性盆腔正中矢状面的标本或模型上观察卵巢的位置和形态。

（2）在女性盆腔正中矢状面的标本或模型上观察输卵管的位置、形态和分部。

（3）在女性盆腔正中矢状面的标本或模型上观察子宫的位置、形态和分部。

（4）观察阴道的形态、位置、开口及阴道穹，并注意阴道后穹与子宫直肠陷凹的关系。

（5）观察外生殖器的组成，注意尿道外口和阴道口的位置关系。

（6）在乳房标本或模型上观察乳房的位置、形态和构造，注意输乳管的排列方向。

（7）在会阴模型上观察广义会阴和狭义会阴的范围和分区。

【实验报告】

（1）列出男女性生殖腺、生殖管道、附属腺的名称及其主要功能。

（2）描述男性尿道的分部、狭窄和弯曲。

（3）描述子宫的位置、形态、分部及固定装置。

（4）描述广义会阴和狭义会阴的范围和分区。

实验三十九　影响酶促反应速度的因素

【实验目标】

加深对酶的化学本质的认识，了解温度、pH、激动剂和抑制剂对酶促反应的影响。

【实验原理】

温度与酶促反应速度关系密切。温度降低时，酶促反应速度降低以至完全停止；随着温度升高,反应速度逐渐加快。在某一温度时反应速度达到最大值,此温度称酶作用的最适温度。温度继续升高,反应速度反而下降。人体内大多数酶的最适温度在 37 ℃左右。

pH 影响酶促反应速度,是由于酶本身是蛋白质。pH 不仅影响酶蛋白分子某些基团的解离,也影响底物的解离程度,从而影响酶与底物的结合。当酶促反应速度达到最大值时的溶液 pH,称为该酶的最适 pH。不同的酶最适 pH 不尽相同,人体多数酶的最适 pH 在 7.0 左右。

另外,有些物质可用做激活剂,能提高酶的活性;有些物质可用做抑制剂,能降低酶的活性,从而影响淀粉被水解的程度。

本实验中,淀粉酶能催化淀粉逐步水解,生成分子大小不同的糊精,最后水解成麦芽糖。糊精按分子大小遇碘可呈蓝色、紫色、暗褐色和红色,麦芽糖遇碘不变色。由于不同温度、不同酸碱度下,或者在有激活剂或抑制剂存在的条件下,唾液淀粉酶的活性高低不同,则淀粉被水解的程度也不一样。因此,通过与碘产生的颜色反应判断淀粉被水解的程度,了解温度、pH、激活剂和抑制剂对酶促作用的影响。

【实验用品】

(1) 1‰淀粉溶液、1‰ NaCl 溶液、1‰ $CuSO_4$ 溶液、1‰ Na_2SO_4 溶液、蒸馏水。

(2) 磷酸缓冲溶液系列(0.2 mol/L):① pH 4.8;② pH 6.8;③ pH 9.8。

(3) 稀碘液:称取 2 g 碘和 3 g 碘化钾溶于 1 000 mL 水中。

(4) 器材:烧杯、电炉、恒温水浴锅、试管、滴管、玻棒、白色反应瓷板等。

【实验方法】

(1) 制备稀唾液:将痰咳尽,用清水漱口,含蒸馏水少许行咀嚼动作以刺激唾液分泌,2 min 后吐入烧杯中备用(可收集混合唾液,以免个别人唾液淀粉酶活性过高或过低,影响实验进行)。

(2) 制备煮沸唾液:取稀唾液少许置沸水浴中煮沸至少 5 min。

(3) 取试管 8 支,按实验表 39-1 加入试剂。

实验表 39-1　实验试剂剂量表　　　　单位:滴

试管＼试剂	pH4.8 缓冲液	pH6.8 缓冲液	pH9.8 缓冲液	1‰ NaCl 溶液	1‰ CuSO₄ 溶液	1‰ Na₂SO₄ 溶液	1‰ 淀粉	蒸馏水	稀释唾液	煮沸唾液
1	—	20	—	10			10		5	
2	—	20	—	10			10		5	
3	—	20	—	10			10			5
4	20	—	—	10			10		5	
5	—	—	20	10			10		5	
6	—	20	—	—	10		10		5	
7	—	20	—	—		10	10		5	
8	—	20	—	—			10	10	5	

（4）上述各管混匀后，3 号管置于沸水浴中，2 号管置于冰浴中，其余放入 37 ℃水浴箱中。

（5）观察反应时以第一管为标准，保温 2 min 后，隔 0.5 min 用玻棒蘸取第一管反应液置白色反应瓷板上（白色反应瓷板上已加入半滴稀碘液），检查淀粉水解程度，若呈淡黄色则全部取出。

（6）在各管中分别加入稀碘液 1 滴，观察颜色变化。

实验四十　血糖测定

【实验目标】

学习和掌握葡萄糖氧化酶法测定血糖含量的方法。

【实验原理】

血液中的糖称为血糖，绝大多数都是葡萄糖。血糖可用葡萄糖氧化酶法、邻甲苯胺法等测定。葡萄糖氧化酶法特异性强，价廉、方法简单。邻甲苯胺法结果较可靠，由于血中绝大部分非糖物质及抗凝剂中的氧化物同时被沉淀下来，因而不易出现假性过高或过低。正常人空腹血糖为 3.9～6.1 mmol/L。下面主要介绍葡萄糖氧化酶法。

葡萄糖氧化酶（GOD）利用氧和水将葡萄糖氧化为葡萄糖酸，同时释放过氧化氢。过氧化物酶（POD）在色原性氧受体存在时将过氧化氢分解为水和氧，并使色原性氧受体4-氨基安替比林和酚去氢缩合为红色醌类化合物。红色醌类化合物的生成量与葡萄糖含量成正比。

醌亚胺在 480～550 nm 范围内有最大光吸收峰，且醌亚胺的量与葡萄糖的量成正比，利用比色法测定醌亚胺的量，即可计算出血糖的含量。

【实验用品】

（1）酶-酚混合试剂（内含 GOD，POD，4-氨基安替比林和酚等）、葡萄糖标准应用液（5.56 mmol/L）、血清。

（2）器材：刻度吸量管、微量加样器、试管、试管架、恒温水浴箱、分光光度计等。

【实验方法】

（1）取干燥试管 3 支，编号后按实验表 40-1 操作。

实验表 40-1　血糖测定表

试剂/mL ＼ 试管	空白管	标准管	测定管
血清	—	—	0.02
葡萄糖标准应用液	—	0.02	—
蒸馏水	0.02	—	—
酶-酚混合试剂	3.0	3.0	3.0

(2) 上述各管混匀,置 37 ℃水浴中保温 15 min 后取出冷却。在 500 nm 波长下进行比色,空白管调零,读取标准管和测定管的吸光度 A。

【实验报告】

计算:

$$血糖(mmol/L) = \frac{A_{测定}}{A_{标准}} \times c_{标准}(葡萄糖标准应用液浓度)$$

实验四十一　血清蛋白醋酸纤维薄膜电泳

【实验目标】

学习电泳技术的原理和醋酸纤维薄膜电泳的操作方法。

【实验原理】

带电颗粒在电场作用下,向着与其电性相反的电极移动,称为电泳。各种蛋白质都有它特有的等电点。在 pH 比其等电点较高的缓冲液中时,例如,在 pH 8.6 的缓冲液中,由于血清中一些蛋白质的等电点均低于 pH 7.0,它们都游离成负离子。在电场中,均会向阳极移动,等电点离 pH 8.6 越远者,移动速度越快。各种血清蛋白质因等电点不同,其电离程度或带电数量也就不同,所以,在电场中泳动速度就有差异。蛋白质相对分子质量小而带电多者,移动速度较快;相对分子质量大而带电少者,移动较慢。如此,则血清中所含的各种蛋白质在电场中按其移动快慢可分为清蛋白,α_1,α_2,β,γ 球蛋白等五条区带。

醋酸纤维(二乙酸纤维素)薄膜电泳具有微量快速、简单易行、分辨率高和无拖尾现象等优点。目前已广泛用于血清蛋白、脂蛋白、血红蛋白、糖蛋白、酶的分离和免疫电泳等方面。

【实验用品】

(1) 巴比妥缓冲液(pH=8.6):取巴比妥钠 12.76 g 和巴比妥 1.66 g 溶于少量蒸馏水,稀释至 1 000 mL。

(2) 染色液(氨基黑):含氨基黑 10B 0.25 g、甲醇 50 mL、冰醋酸 10 mL、水 40 mL(可重复使用)。

(3) 漂洗液:取乙醇 45 mL、冰醋酸 5 mL、蒸馏水 50 mL 混匀。

(4) 0.4 N 氢氧化钠:取氢氧化钠 16.0 g,蒸馏水加至 1 000 mL。

(5) 器材:电泳仪及电泳槽、醋酸纤维薄膜、血清等。

【实验方法】

（1）薄膜准备：取醋酸纤维薄膜一条（2 cm×8 cm），将膜置于巴比妥缓冲液中浸泡约 20 min，待充分浸泡后取出，用滤纸吸去多余的缓冲液，在薄膜的无光泽面距一端 1.5 cm 处，用铅笔画一横线，此即为点样线，并在另一端写上学号作标记。

（2）点样：用点样器醮取少量血清，将此醮有血清的点样器垂直，在点样线上迅速地压一下，待血清渗入薄膜后，以无光泽面向下，加血清的一端放在电泳槽阴极侧，使薄膜平贴于电泳槽的纱布引桥上，将电泳槽盖好平衡约 5 min。

（3）通电：电压 120～160 V，通电 45 min。

（4）染色：通电完毕，关闭电源将薄膜取出，直接浸于染色液中 5 min。

（5）漂洗：将染色后的薄膜取出浸入漂洗液中，连续漂洗 3～4 次，直至背景完全脱色。

（6）脱色：将漂洗干净的薄膜用滤纸吸干，剪下各蛋白区带及一小段未着色的空白区作为空白管，分别置于各试管中，向各管中加 0.4 N NaOH 4 mL，反复振摇使色泽充分浸出。

（7）测定吸光度：选用波长为 520 nm 的单色光，以空白管调零，测定各管吸光度 A。

【实验报告】

计算

光密度总和 $T = A + \alpha_1 + \alpha_2 + \beta + \gamma$　　　清蛋白(A)(%) $= \dfrac{A}{T} \times 100$

α_1-球蛋白 % $= \dfrac{\alpha_1}{T} \times 100$　　　　　α_2-球蛋白(%) $= \dfrac{\alpha_2}{T} \times 100$

β-球蛋白 % $= \dfrac{\beta}{T} \times 100$　　　　　γ-球蛋白 % $= \dfrac{\gamma}{T} \times 100$

血清蛋白正常值见实验表 41-1。

实验表 41-1　血清蛋白正常值

名称	清蛋白	α_1-球蛋白	α_2-球蛋白	β-球蛋白	γ-球蛋白
正常值/(%)	57～72	2～5	4～9	6.5～12	12～20

实验四十二　血清尿素氮测定

【实验目标】

学习和掌握血清尿素氮测定的原理及方法。

【实验原理】

本法测定分两个步骤,首先用尿素酶水解尿素,产生 2 分子氨和 1 分子二氧化碳。然后,氨在碱性介质中与苯酚及次氯酸反应,生成蓝色的吲哚酚,此过程需用亚硝基铁氰化钠催化反应。在 550 nm 波长比色测定,蓝色吲哚酚的生成量与尿素含量成正比。

【实验用品】

（1）试剂 1：尿酶应用液。

（2）试剂 2（显色剂Ⅰ）：内含苯酚、亚硝基铁氰化钠。

（3）试剂 3（显色剂Ⅱ）：内含氢氧化钠、次氯酸钠。

（4）尿素标准应用液（7.14 mmol/L）。

【实验方法】

（1）取干燥试管 3 支,编号后按实验表 42-1 操作。

实验表 42-1　实验操作表

管　号	空白管	标准管	测定管
血清/μL	—	—	10
尿素标准应用液/μL	—	10	—
蒸馏水/μL	10	—	—
试剂 1 尿酶应用液/mL	0.50	0.50	0.50
混匀,并在 37 ℃水浴中保温 15 min			
试剂 2 显色剂Ⅰ/mL	1.00	1.00	1.00
混匀后,加入			
试剂 3 显色剂Ⅱ/mL	1.00	1.00	1.00

（2）上述各管混匀,再在 37 ℃水浴中保温 20 min 后取出冷却至室温。用分光光度计在 550 nm 波长下进行比色,空白管凋零,读取标准管和测定管的吸光度 A。

【实验报告】

计算：

$$尿素(\text{mmol/L}) = \frac{A_{测定}}{A_{标准}} \times c_{标准}(尿素标准应用液浓度)$$

$$1 \text{ mmol/L} 尿素 = 2.802 \text{ mg/dL} 尿素氮$$

附录　实验室规章制度

一　实验室安全管理制度

实验室是教学、科研的重要场所,为加强其科学管理,保障实验安全,特制定本规章制度。

1. 在实验室内严禁吸烟和吃食物,严禁任何火种。

2. 在实验前要全面检查、落实安全措施。若仪器设备正在运行中,则实验人员不得离开现场。

3. 学生必须在教师或实验技术人员的指导下按操作规程进行实验。危险性的实验必须有安全防护措施,并要有人监护。

4. 未经管理人员许可,任何人不得随意动用实验室内的仪器设备。

5. 严格用电管理,不准私自乱拆、乱装电器设备和乱拉电线,要经常检查和维修线路,确保用电安全。

6. 各种安全防范器材要准备齐全,且放在明显和便于取用的位置,不准任何人随意借用或移作他用。

7. 加强安全保卫工作,重要部位要加强防范和管理。

8. 实验人员在实验结束后,必须切断电源、水源,关锁好门窗。检查无问题后,方可离开实验室。

9. 发生事故时,必须按规定及时上报有关部门。不准隐瞒不报或拖延上报,重大事故发生后,要立即组织抢救,保护好事故现场。

二　学生实验守则

为了在实验中培养学生严谨的科学态度和作风,确保学生的人身安全,顺利做好实验,特制定本实验守则。

1. 学生一律穿工作服进入实验室,进入实验室后应保持安静,不得高声喧哗和打闹,不准抽烟,不准随地吐痰,不准乱抛纸屑杂物,要保持实验室整齐清洁。

2. 爱护仪器设备,节约使用材料,未经许可,不得动用与本实验无关的仪器设备及其他物品,不准将实验室中任何物品带出实验室。

3. 遵守纪律,必须在指定的时间内参加实验,不得迟到、早退。

4. 在实验前必须认真预习相关实验内容,明确实验目的、步骤、原理;在实验准备就绪后,须经指导教师检查后,方可进行实验。

5. 实验时必须严格遵守实验室的规章制度和仪器设备操作规程,如实记录实验数据,不得抄袭他人实验结果。

6. 必须服从实验指导老师的指导,严格按操作规程进行实验,注意安全,严禁带电接线或拆线;若发生事故,应立即切断电源,保护好现场,及时向指导教师报告,待查明原因并排除故障后,方可继续实验;若损坏仪器设备,需填写仪器设备损坏单,按规定进行赔偿。

7. 在实验完毕后,应及时将所用仪器设备恢复原位,并切断电源;经指导教师检查仪器设备、工具、材料及实验记录后,关好门窗,方可离开实验室。

8. 每次实验,要按要求撰写实验报告,认真分析实验结果,精确处理实验数据,不得更改原始数据。

三 实验室规则

1. 实验室是师生进行教学实验和科研实验的场所,一般不做他用。

2. 进入实验室的一切人员,必须遵守实验室的各项规章制度,爱护公物,保持室内安静,严禁吸烟、吃东西、乱抛纸屑杂物、随地吐痰,严禁大声喧哗、打闹等。

3. 实验室的仪器设备、器材,要专人保管;登记建账、卡,做到账、卡、物相符。严禁随意搬动、拆卸改装。对违犯规定,造成事故者要追究责任,仪器设备需报废时,按有关规定办理。

4. 实验室仪器设备的存放,必须合乎放置要求,整洁有序,便于检查、维护保养。

5. 实验室的工作人员,要落实岗位责任制,仪器设备要定期检查、维护保养,出现故障及时修复,确保仪器设备处于正常状态。

6. 实验室仪器设备(包括主机、附件、说明书)、工具一般不外借,如实验室之间相互调剂借用,要经实验室主任批准,由管理人员办好手续,方可外借,用完后要及时归还。若校外或外单位借用时,须经院系领导批准。

7. 非本实验室人员到实验室做实验的,对院内人员须经实验中心主任批准,院外人员须经系部主任批准,并办理有关手续,按规定收取费用。

8. 实验仪器设备应按操作规程正确使用,未经实验教师批准,学生不得连接电源以免接错线路,损坏仪器。如出现事故,要立即查明原因,同时上报中心,填写报告单(包括丢失或其他事故),视情节按有关规定赔偿。

9. 学生实验结束后,由辅导教师检查仪器设备有无损坏等有关情况,经教师签字后,方可清理桌面,整理好仪器。大型精密贵重仪器设备,应认真如实填写使用记录。

10. 实验室要有定期安全检查制度,明确责任人,做好防盗工作,必备防火器材。最后离开实验室者,要认真检查门、窗、水、电以及室内存放的高压容器等,杜绝不安全隐患,确保实验室安全。

四 实验室仪器设备损坏（遗失）赔偿制度

1. 损坏实验仪器设备，实验教师应迅速查明情况和原因，分清责任，提出处理意见并形成书面报告；重大事故应及时上报系部，并做好应急处理、现场保护等工作，报系部备案；对隐瞒、欺骗或推迟不报者，应加重处理。

2. 经技术人员、管理人员和系主任鉴定查证后，凡属责任事故造成仪器设备损失的，当事人要承担相应责任和经济赔偿；凡属客观原因的非责任事故，经技术鉴定或有关负责人证实，可以不予赔偿。

3. 实验器材赔偿费计算办法规定如下：

（1）损坏、丢失零部件的，只计算零部件的价值；

（2）局部损坏可以修复的，只计算修理费及由于损坏造成的损失；

（3）损坏后质量显著下降的，应按其质量下降程度酌情计算损失价值；

（4）损坏的仪器设备，一般按新旧程度及仪器设备单价，在5%～30%范围内合理折算；

（5）对于主观故意损坏实验器材者，发生责任事故后隐瞒不报及包庇袒护者，一经查出，每人处以损坏器材价值3～5倍的罚款，并按照本院有关规定严肃处理。

4. 赔偿费的偿还期一般不得超过半年，如果赔偿金额较大，赔偿者一次交款有困难时，可申请分期或缓期交清，属于几个人共同承担责任事故的，应根据各人责任大小和认识态度分别承担赔偿费用。

5. 赔偿费的收入只能作为修理或补充仪器设备的经费。

6. 因责任事故造成仪器设备损失，除按上述规定处理外，一般还应责令当事人进行检讨，并给予适当的批评教育或处分，以吸取教训，提高认识。

参考文献

[1] 窦肇华. 人体解剖学和组织胚胎学(第 5 版)[M]. 北京：人民卫生出版社, 2006.

[2] 林乃祥. 人体解剖组织学[M]. 南京：江苏科学技术出版社, 2006.

[3] 董华群. 正常人体结构[M]. 北京：高等教育出版社, 2004.

[4] 高明灿. 正常人体机能[M]. 北京：高等教育出版社, 2004.

[5] 刘贤钊. 组织学和胚胎学(第 3 版)[M]. 北京：人民卫生出版社, 1997.

[6] 窦肇华. 人体结构与功能[M]. 北京：人民卫生出版社, 2002.

[7] 张镜如. 生理学(第 4 版)[M]. 北京：人民卫生出版社, 2000.

[8] 董美蓉. 护理应用生理学[M]. 北京：人民卫生出版社, 2006.

[9] 邱一华, 彭聿平. 生理学[M]. 北京：科学出版社, 2004.

[10] 周爱儒. 生物化学(第 5 版)[M]. 北京：人民卫生出版社, 2001.